# 内外美容成分

## —食べる化粧品の素材研究—

Inside-Outside Beauty Ingredients, Raw Material Research on Health Foods

《普及版／ Popular Edition》

監修　島田邦男



シーエムシー出版

# はじめに

本著の中で取り上げられている“食べる化粧品”の製品化の進むべき道が見えているのか？と言えば，国内外で美と健康を求める食品にトレンドであることに間違いない。しかし，現在正しい知識・情報が過不足なく提供されているとは言いがたいと思う。

例えば，乾燥して水分が蒸発し，カチカチになる物質をよく見ると思うが，食べる化粧品の主剤となる油の場合はこうした固まり方とは異なる仕組みである。油は酸化して互いの分子が結合する。サラサラだった油は粘っこくなり，やがて流動性を失って固まる。食用油の主な成分はトリグリセリドと呼ばれグリセリンと脂肪酸からなる。ヒトの体内で消化によってこの２つに分解する。その一つ脂肪酸には大きく分けると，「飽和脂肪酸」と「不飽和脂肪酸」の２種類。後者は不安定な性質のため空気中の酸素と反応して酸化されやすく，食用油が多いのもこの不飽和脂肪酸である。オリーブ油に豊富に含まれているオレイン酸は，腸を刺激し便秘を改善して減量に役立つほか悪玉コレステロールを減らすなど，多様な健康効果があることは周知である。ダイエットへの効果的かもしれないが，もちろん油なのでとり過ぎると当然，減量にマイナスである。

内外美容という考え方に定説はない。チャップリン映画のラストシーンのように，つねに茫漠とした行く手に向かって歩む後ろ姿のように，定まった道など存在しないように感じている。

私は本年４月26日より大学客員教授とともに，沖縄で琉球大学発ベンチャーの化粧品会社を起業した。組織に縛られない比較的自由な立場から，製造販売業として前に進まない倒れる自転車操業の日々だ。技術者としての成功や自分自身の幸せも同じだろう。変化に向かって，躊躇せず前へ進み新しい一歩を踏み出すしかないように思う。そして進むための正しい情報が必ず必要になるであろう。本著が監修者にとって，読者諸氏の実用的・実践的な情報書籍として，一つの答えを出すというよりも活用の一助となれば幸甚である。

最後に，ご多忙の中分担執筆を賜った各々分野の諸先生をはじめ，㈱シーエムシー出版編集部の深澤郁恵女史の労に対して，心から感謝申し上げるものである。

2017年10月吉日

琉球ボーテ株式会社代表取締役　島田邦男

# 普及版の刊行にあたって

本書は2017年に『内外美容成分 ―食べる化粧品の素材研究―』として刊行されました。普及版の刊行にあたり内容は当時のままであり加筆・訂正などの手は加えておりませんので，ご了承ください。

2024年9月

シーエムシー出版　編集部

## 執筆者一覧（執筆順）


| | |
|---|---|
| 島 田 邦 男 | 琉球ボーテ㈱　代表取締役 |
| 日比野英彦 | 日本脂質栄養学会　監事 |
| 香 西 雄 介 | 神奈川歯科大学　顎顔面病態診断治療学講座　准教授 |
| 印 南 　 永 | 神奈川歯科大学　顎顔面病態診断治療学講座　助教 |
| 矢 野 嘉 宏 | 知財問題研究家 |
| 渡 辺 章 夫 | 中部大学　生物機能開発研究所　研究員 |
| 米 澤 貴 之 | 中部大学　生物機能開発研究所　准教授 |
| 照 屋 俊 明 | 琉球大学　教育学部　准教授 |
| 禹 　 済 泰 | 中部大学　応用生物学部　応用生物化学科　教授；㈱沖縄リサーチセンター　代表取締役 |
| 坪 井 　 誠 | 一丸ファルコス㈱　開発部　執行役員，開発部長；岐阜薬科大学　客員教授 |
| 田 川 　 岳 | 丸善製薬㈱　研究開発本部　応用開発部　食品開発グループ |
| 向 井 克 之 | ㈱ダイセル　研究開発本部　先端材料企画部　上席技師 |
| 下 田 博 司 | オリザ油化㈱　研究開発本部　本部長 |
| 築 城 寿 長 | ダイワボウノイ㈱　機能材料研究開発室；信州大学　繊維学部　ダイワボウ先端機能繊維研究部門 |
| 宮 本 　 達 | ㈱アイフォーレ　研究顧問 |
| 大 門 奈 央 | キユーピー㈱　研究開発本部　商品開発研究所　ファインケミカル開発部 |
| 吉 田 英 人 | キユーピー㈱　研究開発本部　商品開発研究所　ファインケミカル開発部 |
| 森 藤 雅 史 | ㈱明治　研究本部　食機能科学研究所 |
| 竹 田 翔 伍 | オリザ油化㈱　研究開発本部　食品開発部 |
| 山 下 修 矢 | 農業・食品産業技術総合研究機構　果樹茶業研究部門　研究員 |
| 立 花 宏 文 | 九州大学　大学院農学研究院　主幹教授 |
| 上 岡 龍 一 | 崇城大学　名誉教授；表参道吉田病院　免疫医学研究室　研究顧問 |
| 上 岡 秀 嗣 | 健康予防医学研究所 |


執筆者の所属表記は，2017年当時のものを使用しております。

# 目　　次

## 【第Ⅰ編　総論】

### 第１章　我が国における内外美容の規制の現状　　**島田邦男**



### 第２章　最近の脂質に関するトピックスと内外美容への応用　　**日比野英彦**



### 第３章　骨構造解析とその技術を応用した肌構造評価法

**香西雄介，印南　永**



### 第４章　内外美容の最新特許事情　　**矢野嘉宏**

## 【第Ⅱ編 内外美容素材の研究動向】

### 第5章 ノビレチン（シークヮーサー抽出物）の化粧品・健康食品原料への有用性

**渡辺章夫，米澤貴之，照屋俊明，禹 済泰**



### 第6章 サケ鼻軟骨プロテオグリカンとアーティチョーク葉抽出物シナロピクリンの肌老化改善

**坪井 誠**



### 第7章 パイナップル由来グルコシルセラミドの内外美容

**田川 岳**

## 第8章 うんしゅうみかん由来β-クリプトキサンチンの美容効果について 向井克之



## 第9章 紫茶エキスの抗肥満およびスキンケア効果 下田博司



## 第10章 機能性フタロシアニンと皮膚への作用

## 第11章 脂質の内外美容素材としての機能 日比野英彦



## 第12章 高付加価値を持つヒアルロン酸の内外美容 大門奈央，吉田英人



## 第13章 乳由来スフィンゴミエリンの皮膚バリア機能改善効果 森藤雅史



## 第14章 イチゴ種子エキスの角層セラミドおよび表皮バリアー機能分子に及ぼす作用 竹田翔伍，下田博司

## 第15章 フラボノイドの抗アレルギー作用 山下修矢，立花宏文



## 第16章 焼酎もろみエキスの美白効果に関する研究 上岡龍一，上岡秀嗣



# 【第Ⅲ編 機能性表示食品市場と内外美容】

## 第17章 機能性表示食品制度における注目企業と商品

## 第18章　主要機能性素材の市場動向

# 【第Ⅰ編　総論】

## 第１章　我が国における内外美容の規制の現状

島田邦男*

### 1　はじめに[1)]

健康食品とは，日本の法律上は単なる食品であり，健康の保持増進に寄与するとされる食品全般のことである。本項目で一緒に解説する法律において承認されているもの以外，俗に健康食品と呼ばれている食品のことである。成分を補給するものはサプリメントとも呼ばれる。

現在，薬事法により規制される医薬品と健康増進法で定められた保健機能食品（栄養機能食品，特定保健用食品，機能性表示食品）があり，それ以外の枠の部分にいわゆる健康食品がある（図1）。

1991年の保健機能食品の制度は，科学的研究を実施し承認された特定保健用食品（トクホ）の制度と共に出発し，2001年より特定の栄養素を含んでいるという栄養機能食品，2015年より他で実施された科学的根拠をもとに表示ができる機能性表示食品と拡充してきた。中にはトクホの根拠となった研究の参加者が６人と少数であったり，含有される成分が足りなかったなど，その信頼性について議論を生じてきた。

この本で述べる食べる化粧品，つまり健康食品とは法律的観点からすると食品となんら変わらず，法的な枠組みの内外にあり，効果のような文言を書くことはできないものもある。また，健康食品とトクホ，栄養機能食品などを合わせると大きな市場を形成しているにも関わらず，これまで産業として認識されていない。しかし，こうした健康食品やサプリメント市場は，さまざまな領域の商品が新規参入しても，過去３年間，売上はほぼ横ばいである。マーケティングリサーチ会社[3)]のインテージの調べ（図2）によると，2015年の健康食品・サプリメント市場の推定市場規模は，１兆5785億円で対前年2.9％の増加だった。調査が始まった13年から市場の拡大傾向は続いている。分野別に見ると「美肌・肌ケア」が1432億円と最も割合が大きく，前年から165億円売り上げを伸ばし，美肌・肌ケア分野は新製品の発売が続いている。

インテージ健康食品・機能性表示プロジェクト桜木祐之アナリストは「サプリメントユーザーのほぼ半数を60歳以上の男女高齢者層が占め，高齢者層は年間購入金額も高く，市場拡大に貢献している」と指摘する。また「サプリメント市場のポテンシャルは３兆5000億円と推計しており，約２兆円の伸び代があり，今後も段階的な市場拡大が見込まれる」とする。

健康食品の機能性表示に関して積極的に議論していくことで，新たな産業振興が期待できる。一方トクホ，栄養機能食品に関しても従来の枠組みの中では非常に使いにくいという点があり，企業が積極的に活動できる環境づくりも必要である。

---

*　Kunio Shimada　琉球ボーテ㈱　代表取締役

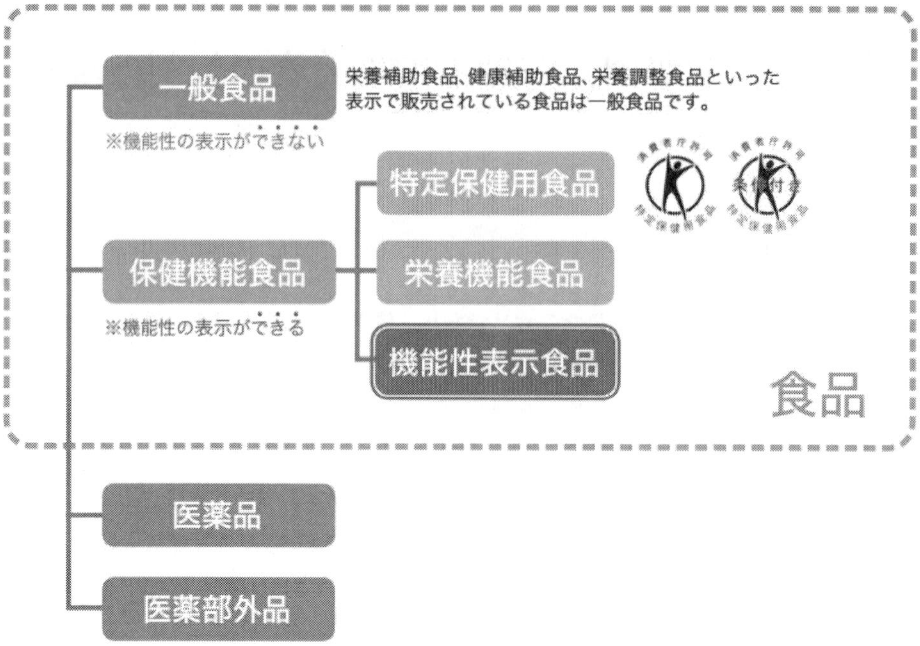


図１　健康食品による機能性表示食品制度[2)]

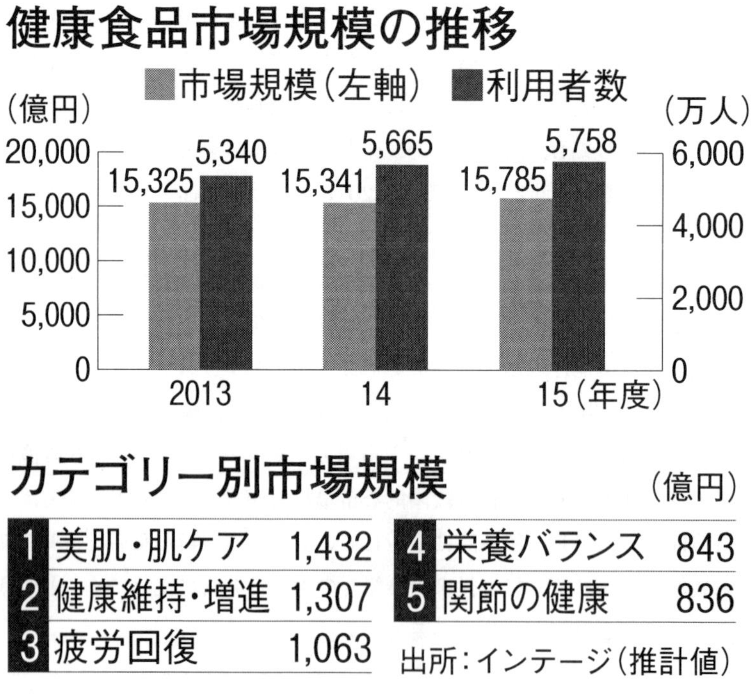


図２　健康食品市場規模の推移／カテゴリー別市場規模[3)]

## 2　食品領域と内外美容

### 2. 1　変遷

我が国では，医薬品，食品ともに厚生労働省の医薬食品局（ただし，食品は，局内部組織の食品安全部）が監督してきた。食品の区分からの健康食品の変遷について，順に特定の区分，特定の品目において食品として販売できるよう基準が緩和されてきた。

1991年9月　栄養改善法に基づいた特定保健用食品の制度がはじまる。

1996年　市場開放問題苦情処理体制（OTO）により，国内でサプリメント販売が可能となる。

1997年「ビタミンの取扱いについて」（平成9年3月31日薬務局長通知）により，13種類のビタミンが食品として販売可能となる。

1998年「いわゆるハーブ類の取扱いについて」（平成10年3月31日医薬安全局長通知）により，168種類のハーブ類（生薬）が食品としての販売が可能となる。この時点ではアメリカに倣い，こうしたハーブは食品であり，医薬品としては取り扱わないこととされた。

1999年「ミネラル類の取扱いについて」（平成11年3月31日医薬安全局長通知）により，12種類のミネラルが食品として販売可能になる。

2000年　OTOによって海外で栄養補助食品として流通しているものが医薬品として規制されることなく食品として販売できるよう決定される。

2001年「医薬品の範囲に関する基準の改正について（医薬発第243号平成13年3月27日）」，アミノ酸23種類が食品として販売できると記載される。

2003年　OTOによって「成分本質（原材料）が専ら医薬品」とされているものについて，積極的に食薬区分の見直しを行うことが決定される。

「医薬品的効能効果を標榜しない限り食品と認められる成分本質」のリストに載っている1000ほどの成分は，効能効果を表示すれば医薬品，表示しない場合は食品として販売される。

### 2. 2　科学的根拠と表示

健康の維持増進，病状の改善，ニンニクやスッポンなど滋養強壮，痩身，様々な効能効果が強調される。

2004年の「健康食品に係る制度のあり方に関する検討会」では，表示への規制も強く曖昧な表示や誇大広告も増えているとされ，こうした情報提供の歪みを是正し食品の機能を十分に理解できるような信頼できる正確な情報提供が求められるという方向性が示された。また，表示のための科学的根拠のレベルが高すぎることについても「条件付き特定保健用食品」の制度が示された。厳格な科学的証拠がある場合にしか表示ができないことも，曖昧な表示が氾濫する一因であるとされた。そして，食品の機能に関する表示の信頼性が高まっていくことによって，国民の健康づくりに寄与されることが期待されるという方向性が示された。

さらに，食育の観点から，食品の機能や用法に関するデータベースが活用されるべきであるとされ，厚生労働科学研究費補助金によって国立健康・栄養研究所が健康食品に関するデータベースを公開している。健康食品に関するデータベースを作り国民に広く普及させるという意見に基づいて，消費者の立場に立った科学的な根拠のある情報の公開がなされている。

2006年，OTOで「消費者にとってより判り易いサプリメントに係る情報提供の推進」として国立健康・栄養研究所のデータベースの紙媒体等への情報提供手段を整備することが決定された。

### 2. 3　一般食品

健康食品には，エビデンス（科学的根拠）のないもの，エビデンスが不十分なものも存在し，また逆にエビデンスがあっても保健機能食品でなければ，表示すれば医薬品医療機器等法違反となるため表示できない。このため，効能を連想させるような曖昧な表現にならざるを得ない。チラシや刊行物でも効能効果の表示が許されていない。

健康食品において謳われる効能などは，行政による公的な検証（確認）を経ないため，商品の信頼性は消費者側が客観的に評価，検証することになる。

2005年，「いわゆる健康食品の摂取量及び摂取方法等の表示に関する指針について」（平成17年2月28日食安発第0228001号）で表示の指針がある。

1. 1日当たりの摂取目安量
2. 通常の形態及び方法によって摂取されないものにあっては，摂取の方法
3. 摂取をする上での注意事項
4. バランスの取れた食生活の普及啓発する文面「食生活は，主食，主菜，副菜を基本に，食事のバランスを。」の記載

また生薬の取り扱いなど，日本では漢方などで用いられる在来の生薬の一部が医薬品として認められているが，西洋ハーブ（生薬）が健康食品として流通している。

西洋ハーブは，アメリカではサプリメントとしてEUでは医薬品（ハーバルメディスン）として流通していたが，日本ではアメリカの外圧によって1998年のハーブ類の形態に関する規制緩和をしたため，健康食品として流通・販売できることとなった。

2003年6月24日，「一般用医薬品としての生薬製剤（西洋ハーブを含む）の審査のあり方に関する検討会」で，こうした西洋ハーブに関して厚生労働省でも検討会を開いた。以下のような意見が寄せられた。薬効があり注意を要するものがあるが，食品であるため表示ができない。ダイレクトOTCとして合成医薬品のレベルでしか審査が受けられないが，これは承認されるのが難しい。

さらに日本とEU諸国では承認制度が違い，EU諸国ではこうした既存の生薬は動物実験で安全性を確認するだけでいいのに対し，日本では高額な費用と数年以上の期間を必要とする通常の治験が必要とされる。（詳しくは，「治験」の項目を参照）生薬は特許がとれないため事業者は採算が取れないことから治験が行われない。

2007年3月22日，厚生労働省医薬食品局審査管理課は，日本で承認が難しく健康食品として流通していた西洋ハーブなどの生薬については海外のデータの利用を承認し，今後は医薬品の承認申請の負担が軽減されることとなった。2007年7月以降，「健康食品の安全性確保に関する検討会」が行われた。

## 2. 4　保健機能食品

保健機能食品は，健康食品のうち安全性や有効性等が国の設定した一定の基準を満たした食品である。健康食品の品質を見極める時，評価基準の一つとすることが出来る。健康増進法及び食品衛生法により定義され，特定保健用食品と栄養機能食品，機能性表示食品の3つに分けられる。

特定保健用食品はマーク（図3）を製品に表示し，実験データに基づいて審査を受け，健康づくりのための食習慣改善のきっかけとして「～が気になる方に」という効能効果を表示することを日本政府から認可された食品。通称「トクホ」「特保」と呼ばれる。健康増進法に基づく特別用途食品に含まれる。1991年に導入された制度だが，認知度が低かったため，日本政府がヤクルト本社にトクホを取得するように提案し，1998年認可された。

医薬品ほどの効能がない食品機能を保証する制度であるが，審査が厳しく認可取得に関する費用と時間がかかり過ぎることが問題視されてきた。当初の所管は厚生労働省であったが，2009年9月に製造所固有記号の届出などとともに，消費者庁の食品表示課に所管が変更されている。

審査にあたっては消費者庁から専門家からなる内閣府消費者委員会へ諮問がなされ，消費者委員会の出した答申を参考にして消費者庁が許可・不許可を決める。通常は消費者委員会の答申通りの決定がなされるが，消費者委員会が「適切でない」としたノンアルコール飲料2種について，消費者庁が許可する事例が発生した。消費者委員会の答申が覆されたのはこれが初めてである。臨床試験では，数十人の被験者数で行っていた企業が多かったが，6人といった企業もあり，2012年には基準策定が模索されてきた。

商品ごとに個別に実験データを提出し審査を受け許可される必要がある。形態としては，通常

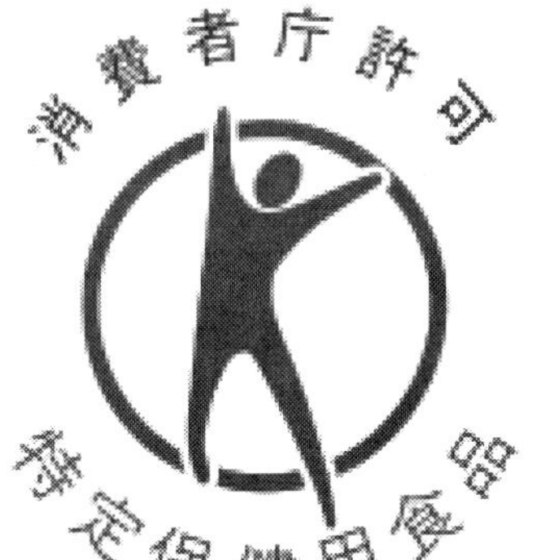


**図3　特定保健食品のマーク**[2)]

の飲食物（ヨーグルト，乳酸菌飲料，納豆，お茶など）や調味料（オリゴ糖など），食用油などの形態をしたものが多く，錠剤やカプセル，粉末状の物は少数である。

**許可された成分と表示内容の例**

キシリトール－「虫歯の原因になりにくい食品です」

ラクトトリペプチド－「血圧が高めの方に適する食品です」

ジアシルグリセロール－「体脂肪が体につきにくい食品です」

これ以外に，その成分を含んだ特定保健用食品許可実績が十分（おおよそ100件以上）であり，科学的根拠が蓄積されている一定の基準を満たしている食品（成分）に関しては，国が規格基準を定めたうえで，個別審査なしで許可をうけることができる規格基準型もある。

2005年に制度化された条件付き特定保健用食品がある。特定保健用食品のうち，特定保健用食品の許可のレベルには届かないが一定の有効性が「根拠は必ずしも確立されていませんが」という但し書きが必須となる。トクホの場合に数千万円とも言われる認可取得に要する費用が大幅に軽減されるわけでもなく，食品企業にとって取得のメリットがないため認可をとろうとする企業が少なく，開発された条件付き特定保健用食品はほとんど無いのが現状である。

## 2. 5　機能性表示食品

2015年4月に導入される。事業者の責任において，「おなかの調子を整える」「脂肪の吸収を抑える」などの科学的根拠に基づいた機能性を表示した食品である。販売の60日前までに安全性及び機能性の根拠に関する情報を消費者庁長官へ届け出ることにより表示できる。ただし，特定保健用食品とは異なり，消費者庁長官の個別の許可を受けたものではない。特定保健用食品の審査が厳しく，認可取得までの時間と費用がかかり過ぎるという問題を受けて導入された制度であるが，消費者庁の審査が不要になったことにより食品の機能性表示が容易に行えるようになった反面，「チェックの方法があいまいである」「国は健康被害のリスクを全面的に消費者に負わせている」など制度を問題視する意見もある。また，届け出のあった商品の一部には消費者団体などから効果や安全性を疑問視する意見が消費者庁へ提出されている。

## 2. 6　栄養機能食品

2001年に導入される。食生活等の理由により，不足しがちな栄養成分の補給を目的とした食品。特定の栄養素を厚生労働省の設定した基準を含んでいれば，食品衛生法に基づき，表示が許可される（規格基準型）。前述の特定保健用食品とは異なり，厚生労働大臣の認可は必要なく，基準を満たしていれば表示できる。ただし，その際に「この食品の摂取によって，特定の疾病や症状が改善するものではない」という旨の注意書きや目安となる摂取量の記載，その他バランスの良い食事の啓発などの表記が義務付けられている。主にサプリメントに用いられるが，調味料やお菓子（一例として，明治製菓のハイレモン，ヨーグレット），飲料水などにも表示されている。対象となっているのは2008年時点で，ビタミン類，ミネラル類の17種。許可の対象となる栄養成分は以下の通りである。

水溶性ビタミン－ビタミンC，ビタミンB1，ビタミンB2，ビタミンB6，ビタミンB12，ナイアシン，ビオチン，パントテン酸，葉酸

脂溶性ビタミン－ビタミンA，ビタミンD，ビタミンE

ミネラル－カルシウム，マグネシウム，鉄，銅，亜鉛

### 2.7　健康補助食品

日本健康・栄養食品協会は厚生省の指導により規格基準を設定し，1986年より「健康補助食品」の認定マーク（JHFAマーク）を発行している。これは表示される成分がきちんと含まれているかを保証しているとのことである。

## 3　おわりに

生活者が普段から関心があること，心がけている，気にかけている機能[4]は，男女別に違いを見ると男性は目の健康，女性は美肌・肌ケアに関心がある（表1）。また，実際に使用している健康食品は男女合計では，整腸・便秘の改善，栄養の補給・栄養バランスが健康維持／体力増進を抜いて2位にきている。男性は，高血圧予防・改善，女性は整腸・便秘の改善が1位にきていることかから，興味・関心のある利用目的の商品と実際に利用している商品が異なること，また利用している生活者は関心を持っている生活者の半分にも満たない（表2）。食べる化粧品，

**表1　男女所別普段「関心があり，気にかけていること」[4]**

| | TOTAL | | 男性 | | 女性 | |
|---|---|---|---|---|---|---|
| | 利用目的 | 割合 | 利用目的 | 割合 | 利用目的 | 割合 |
| 1 | 健康維持／体力増進 | 35.5 | 健康維持／体力増進 | 31.7 | 美肌・肌ケア | 40.6 |
| 2 | 疲労回復 | 34.1 | 疲労回復 | 31.7 | 健康維持／体力増進 | 39.3 |
| 3 | 目の健康 | 30.8 | 目の健康 | 28.6 | 疲労回復 | 36.5 |
| | ひとつもない | 15.7 | ひとつもない | 20.7 | ひとつもない | 10.8 |

弊社自主企画「ヘルスケアフーズ利用調査」

2016年9月／サンプル数10,173/WEBリサーチ/MA（マルチアンサー）

**表2　男女別普段「関心があり，気にかけている」健康食品の利用目的[4]**

| | TOTAL | | 男性 | | 女性 | |
|---|---|---|---|---|---|---|
| | 利用目的 | 割合 | 利用目的 | 割合 | 利用目的 | 割合 |
| 1 | 整腸・便秘の改善 | 12.6 | 高血圧予防・改善 | 11.2 | 整腸・便秘の改善 | 17.8 |
| 2 | 栄養の補給・栄養バランス | 11.6 | 疲労回復 | 10.8 | 美肌・肌ケア | 15.4 |
| 3 | 健康維持／体力増進 | 11.2 | 健康維持／体力増進 | 10.3 | 栄養の補給・栄養バランス | 14.0 |
| | ひとつもない | 42.9 | ひとつもない | 47.6 | ひとつもない | 38.3 |

弊社自主企画「ヘルスケアフーズ利用調査」

内外美容のキーワードは『美肌・肌ケア』が直接関連している領域である。この領域について，40.6％の女性が気にかけているが，健康食品の利用者は15.4％である。『美肌・肌ケア』に効果のある食べる化粧品の潜在需要はまだまだ大きいと思う。

## 文　献


1） 森下竜一，**42**(**1**)，Fragrance Journal，12-19（2014）
2） http://yakujihou-marketing.net/archives/12（2017/9/5 アクセス）
3） http://president.jp/articles/-/17722（2017/9/19 アクセス）
4） 新川博巳，**11**(**6**)，COSMETIC STAGE，35-42（2017）

# 第2章　最近の脂質に関するトピックスと内外美容への応用

日比野英彦*

## 1　皮膚の構造と脂質

皮膚は，皮下組織の上部の真皮層と表皮層からなる。真皮層は，ヒアルロン酸，毛根，皮脂腺，コラーゲンからなり，神経や血管が張り巡らされている。皮膚の最外層を構成する表皮は，四層の細胞からなり，下から上に向かって基底層，有棘層，顆粒層，角質層に分化する。基底層には，未分化細胞の新しい表皮細胞やメラニンを合成するメラノサイトがある。最上層である角質の細胞間隙には，脂質層があり体内からの水分蒸発を防ぐと共に，外界からの微生物や異物の侵入を防ぐことからバリア脂質と呼ばれる。バリア脂質の破綻は，皮膚に重篤な異常をもたらす。その典型的な疾患が，アトピー性皮膚炎や魚鱗症である。バリア脂質の主要な構成成分はセラミドであり，残りをコレステロールと脂肪酸が占める。脂肪酸は，バリア脂質層を弱酸性に保つことによりセラミドやコレステロールの合成を促進すると共に，皮膚への細菌の侵入も防ぐと考えられている。

皮膚における脂質代謝に関わる分子の欠損は，皮膚異常として表現型が現れ外観で容易に判別でき，皮膚は脂質と関連の深い組織である。皮膚疾患には紫外線かぶれや接触性皮膚炎などの皮膚炎があるが，実際，脂質からのエイコサノイドの受容体や合成酵素の欠損，炎症性細胞の遊走や活性化に影響して皮膚炎を改善したり増悪したりすることも知られている。この現象は皮膚に限られたものではなく，皮膚で観察されたものに過ぎない[1)]。

この角質脂肪酸は，表皮顆粒層細胞のラメラ小体から分泌されたリン脂質が，細胞外に存在する何らかの分泌性ホスホリパーゼ$A_2$：$sPLA_2$により分解されて生じると考えられてきた。一方で，不飽和脂肪酸の代謝物は，表皮の分化やバリア脂質形成のためのシグナル分子として機能することが報告されており，実際にヒト魚鱗症患者の中には，ALOX12BやALOXE3などリポキシゲナーゼ遺伝子の変異が見つかっている[2)]。

## 2　セラミドの役割

皮膚の角質層には，スフィンゴシン骨格を持つ分子種のセラミド（図1）[3)]が豊富に存在し，角質細胞間脂質の主成分として肌の潤いに欠かせない役割を持つ。若くて健康な肌にはセラミドが豊富に含まれるが，加齢と共に減少し乾燥肌の原因となる。セラミドを含むサプリメントには，

---

＊　Hidehiko Hibino　日本脂質栄養学会　監事

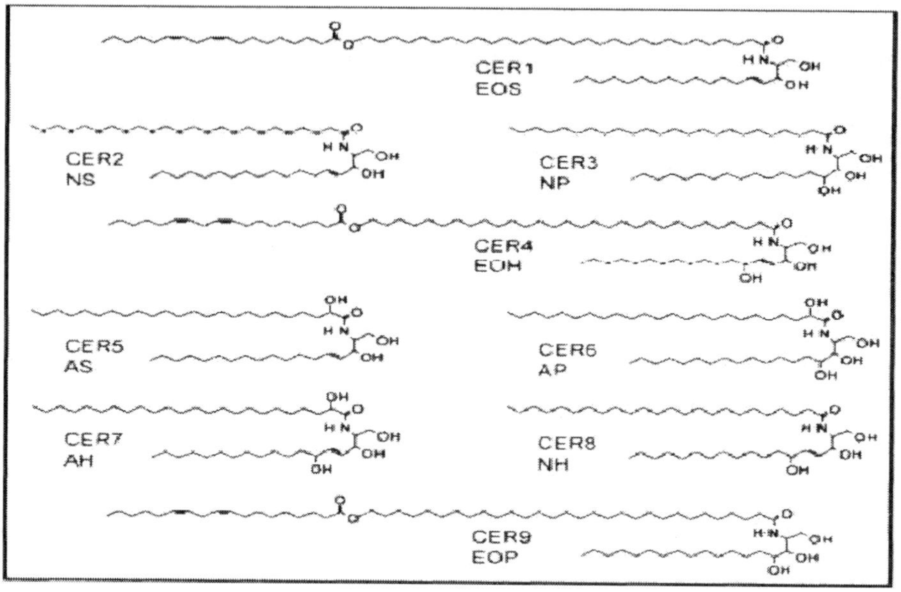


**図1　皮膚に存在するセラミド（CER）の分子種9種類の構造**

皮膚の水分保持能を改善する効果があると言われている。

セラミドに1-10個以上の糖が結合したスフィンゴシン糖脂質で，糖がガラクトースの場合は，ガラクトシルセラミド，糖がグルコースの場合には，グルコシルセラミドと呼ばれる。ガラクトシルセラミドは小麦，蒟蒻，油糧種子原料の米，大豆などの植物からも抽出されている。ヒトの皮膚には9種類のセラミドが存在することから上記のグルコシルセラミドがコラーゲン同様，肌への美容効果が期待され利用されている。植物からの抽出脂質には，これ以外にリン脂質，DGの*sn-3*位に1および2個のガラクトースが結合した糖脂質（MGDG, DGDG）も豊富に共存し同様な用途に利用されている。

## 3　アシルセラミド

皮膚のセラミドの中には非常に長い脂肪酸（炭素数28-36）を持つ分子種がある。この超長鎖脂肪酸を持つセラミドの$\omega$末端に水酸基が結合したものが$\omega$水酸化セラミドであり，この水酸基にリノール酸が結合したものがアシルセラミドである。PNPLA1［アシルセラミド合成酵素(patatin；ジャガイモ由来アシル水酸酵素-like phospholipase domain-containing 1)］は，中性脂質（TG）に含まれるリノール酸を$\omega$水酸化セラミドの水酸基に転位しアシルセラミドを合成する反応を担う[1)]。

### 3. 1　アシルセラミドの機能[1)]

皮膚に特異的に発現しているこの脂質代謝酵素 PNPLA1 が欠損すると，アシルセラミドの合成低下により表皮角化細胞の恒常性が乱れ，皮膚バリア機能が保てなくなる。ヒト遺伝性魚鱗癬の中には，このアシルセラミドの代謝系に関わる遺伝子に変異を持つ例が複数見つかっている。皮膚における PNPLA1 やその産物であるアシルセラミド量は，難治性皮膚疾患の診断のための新規バイオマーカーや予防・治療法の開発につながることが期待されている。

### 3. 2　表皮の構造とアシルセラミド[5)]

基底板の４層（基底部，有棘層，顆粒層，角質層）からなる皮膚構造の最上位層部の角質層は，脂質ラメラを主体とする微細多層構造になっている。角質層の微細構造は，脂質ラメラ，角質細胞表面脂質（CLE：cornified lipid envelope），辺縁体，角質細胞膜の裏打ち構造から構成されている。辺縁体は，インボルクリン，ロリクリンなどの架橋体があり，ケラチンに囲まれたフィラクリンなどと接している。脂質ラメラは，セラミド，アシルセラミド，コレステロール，遊離脂肪酸，硫酸コレステロールなどの脂質から形成される。CLE の結合型セラミドは，脂質ラメラと辺縁体を結合させるためカルボキシル基末端にグルコース-インボルクリンなどの蛋白質を結合し，脂質ラメラのアシルセラミドと結合している。

### 3. 3　アシルセラミドの生合成[4)]

アシルセラミドの生合成の酵素は，上述したように PNPLA1 であり，その合成経路（図２）も解明され，このアシルセラミドの代謝物が，皮膚バリア機能を保つ角質細胞表面脂質や角質細胞間脂質を形成することが見出された。分化の進んだ表皮角化細胞に発現する酵素であるPNPLA1 が，表皮バリア機能に不可欠な *ω-O-*アシルセラミドの生合成において重要な役割を担っていることが示された。*Pnpla1*$^{-/-}$表皮では，アシルセラミド，アシルグルコシルセラミド，(*O*-アシル)*ω*-ヒドロキシ脂肪酸などの皮膚に固有のリノール酸含有脂質がほとんど消失し，その代わりにこれらの推定前駆体が増加していた。PNPLA1 がリノール酸の *ω-O-*エステル化を触媒してアシルセラミドを形成することが明らかとなった。さらに，*Pnpla1*（−/−）角化細胞の分化異常は，アシルセラミドを添加することで部分的に回復した。

図２のアシルセラミド代謝経路の全容図では，各反応における代謝物の構造と関係する酵素（斜体）を示す。PNPLA1 は，*ω* 水酸化セラミドの末端水酸基にリノール酸を転移してアシルセラミド（EOS）に変換する。ESO は，さらに代謝されて細胞外に放出され，最終的に角質細胞間脂質の主成分になるとともに，その一部は角質細胞と共有結合して CLE を形成する。これらの特殊な脂質構造が皮膚脂質バリアに不可欠である。PNPLA1 ホモ欠損（−/−）と野生児マウスをトルイジンブルーで染色液に浸すと，欠損マウスは，皮膚バリアの喪失のため色素が体内に浸透して青く染まる。PNPLA1 ホモ欠損（−/−）と野生型（+/+）やヘテロ欠損（+/−）野生児マウスと比べ皮膚バリアの喪失のため経皮水分蒸散量が著しく増加する。皮膚の組織像，野

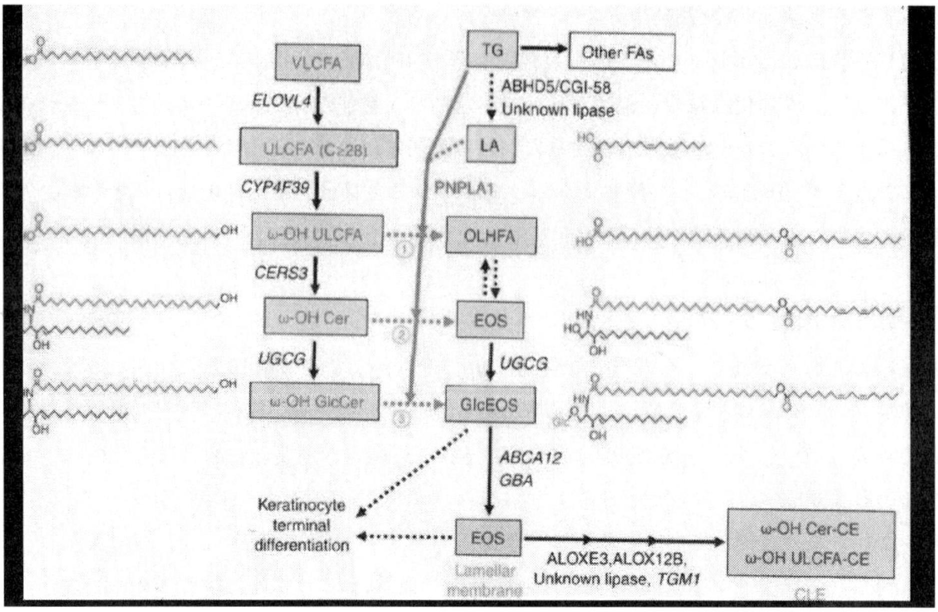


**図2　PNPLA1（アシルセラミド合成酵素）の皮膚バリア機能における役割**
Y. Mizutani *et al., Biochem J*, **390**, 263（2005）より引用

生型（+/+）では角質細胞間脂質層（矢印）が見られるが，ホモ欠損（−/−）ではこれが消失する。

図2にアシルセラミドの生合成経路で使われた酵素の略号の説明を下記に示した。

略号の説明

ELOVL4：Elongation of very long chain fatty acids protein 4；極長鎖脂肪酸延長酵素，

CYP4F 39：cytochrome P450 4F 39；脂肪酸 $\omega$ 水酸化酵素，

CERS 3：Ceramide Synthase 3；セラミド合成酵素 3，

ABHD5：1-acylglycerol-3-phosphate O-acyltransferase；アシルグリセロールリン酸アシル転位酵素，

UGCG：UDP-Glucose Ceramide Glucosyltransferase；UDP-グルコースセラミドグルコシル転位酵素，

ABCA 12：ATP-binding cassette sub-family A member 12；ATP-結合カセットサブファミリAメンバー12，

GBA：$\beta$-glucocerebrosidase；$\beta$-グルコセレブロシダーゼ，

ALOXE3：Epidermis-type lipoxygenase 3；上皮型リポオキシゲナーゼ，

ALOX12B：Arachidonate 12-lipoxygenase；アラキドン酸 12-リポオキシゲナーゼ，

TGM1：Protein-glutamine gamma-glutamyltransferase K；蛋白質-グルタミン $\gamma$-グルタミル転移酵素

### 3. 4　表皮におけるセラミドと皮膚バリア機能

皮膚バリア機能は，表皮最上層に位置する角質層により形成され角質細胞間に充填された脂質ラメラが重要である。脂質ラメラの脂質成分の約50％はセラミドであり，皮膚バリア形成に重要である。アトピー性皮膚炎患者では，表皮のセラミド含量低下，セラミド分子種の組成変化，鎖長の低下などが観察される[5]。

通常組織のスフィンゴ脂質では，C24極長鎖脂肪酸が主体であるが，表皮のセラミドには最大C36に及ぶ極長鎖脂肪酸が存在する。その中のC30以上の極長鎖脂肪酸は，$\omega$末端が水酸化後，リノール酸によりアシル化される。このセラミドがアシルセラミドであり，リノール酸は必須脂肪酸である。必須脂肪酸欠乏で正常なアシルセラミドが産生されないと皮膚状態に異常が生じる。一部のアシルセラミドのリノール酸部分は，加水分解後，角質細胞の蛋白質（インボルクリン，ロリクリンなど）と共有結合を形成する（図3）。この結合型セラミドは，脂質ラメラと角質細胞を結びつけるCLEの構成成分である[6]。

アシルセラミドは，脂質ラメラの構成成分の他，結合型セラミドの前駆体としても重要である。セラミド合成酵素は，C26以上の脂肪酸を持つセラミド産生を触媒する。その基質となる極長鎖脂肪酸アシルCoAは脂肪酸伸長サイクルによって産生される。脂肪酸伸長酵素ELOVL（エロンガーゼ）は，このサイクルの律速段階を触媒し，極長鎖脂肪酸の産生は，ELOVL4が行う。皮膚セラミドには図1に示したように，フィトスフィンゴシン，6-ヒドロキシスフィンゴ

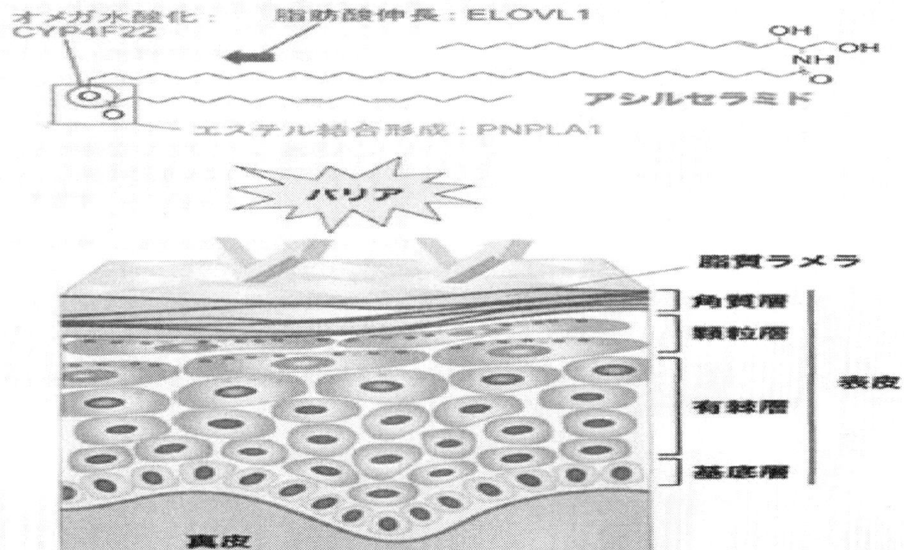


**図3　アシルセラミドの皮膚バリア機能獲得結合位置**

（国研）日本医療研究開発機構　HP 2017 3, 2 より引用

https://www.pharm.hokudai.ac.jp/seika/researches/1.html

シンのような長鎖塩基や $\alpha$ 位が水酸化された脂肪酸を含有したセラミドが存在する[4]。

サントリーは2006年9月13日，BIOJAPAN2006でプレゼンテーションを行い，出芽酵母を用いたヒト型スフィンゴ脂質の合成系の確立に目処が立ったことを発表した。まだ解決すべき課題はあるものの，サントリー知的財産部の児玉由紀子主任研究員によれば「出芽酵母によるこの合成系を用いれば，現状のスフィンゴ脂質よりも安価で大量に生産できる」としている。

### 3. 5　スフィンゴ脂質の経口摂取が皮膚に与える影響

スフィンゴ脂質の経口摂取が，皮膚バリアー機能の向上に寄与することが報告されている[7~11]。

しかし，吸収率が極めて低いため（図4），皮膚に到達して利用されている可能性は低い。間接的なメカニズムの関与が考えられ，例えば菅原[12]の検討からは，スフィンゴ脂質の吸収により内因性スフィンゴ脂質の合成促進が，皮膚バリア機能向上作用の機構の一つである可能性が示されている[13]。しかしながら，例えばヒトの場合，日常的に摂取していると考えられる量に対して極端に少ない投与量（0.6～1.8 mg/日）で効果が認められている[14, 15]。

実際の回収に関し，グルコース-N-パルミトイルスフィンゴ含有エマルジョンをラットに注入した胸管リンパへの回収では経時と共に累積回収量が増加した（図5）。コーンセラミドのように植物に特有のスフィンゴイド塩基（4,8-スフィンガニン）は投与量に対して約0.2%程度がリンパ液から回収され，スフィンゴシン（異化を受けていないもの）と比べて半分以下である（図6）[16]。食事性コーングルコシルセラミドからスフィンゴシンと食事性グルコシル-N-パルミトイ

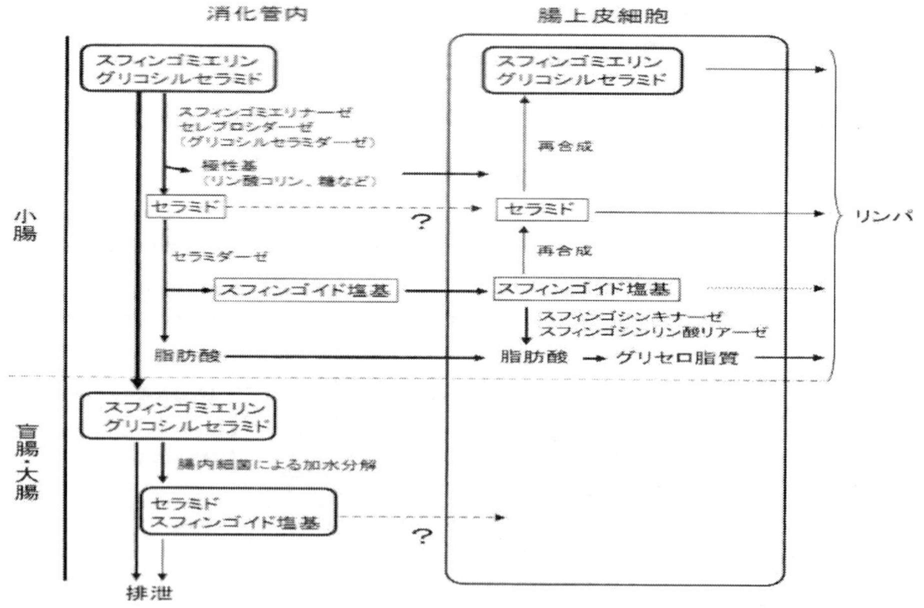


**図4　スフィンゴ脂質の消化と吸収**

オレオサイエンス，17，136（2017）より引用

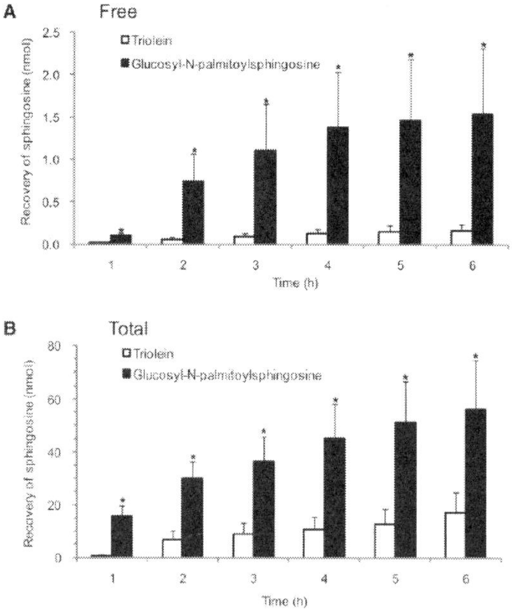


**Fig. 8.** Cumulative recovery of sphingosine in the thoracic duct lymph of rats infused with an emulsion containing glucosyl-N-palmitoylsphingosine. The dosage of glucosyl-N-palmitoylsphingosine was 7.14 μmol/rat. Control experiments used emulsions without glucosylceramide (triolein only). The recovery of sphingosine was corrected by the amount of sphingosine in the lymph collected from −2 h to 0 h individually. A: Free sphingoid base fraction. B: Total sphingoid base fraction. Data are reported as means ± SEM (n = 5). *Significantly different from triolein only at each time point, $P < 0.05$.



**図5　グルコシル–N–パルミトイルスフィンゴシン注入の胸管リンパのスフィンゴシンの累積回収**

1768　Journal of Lipid Research, Volume 51, 2010 より引用

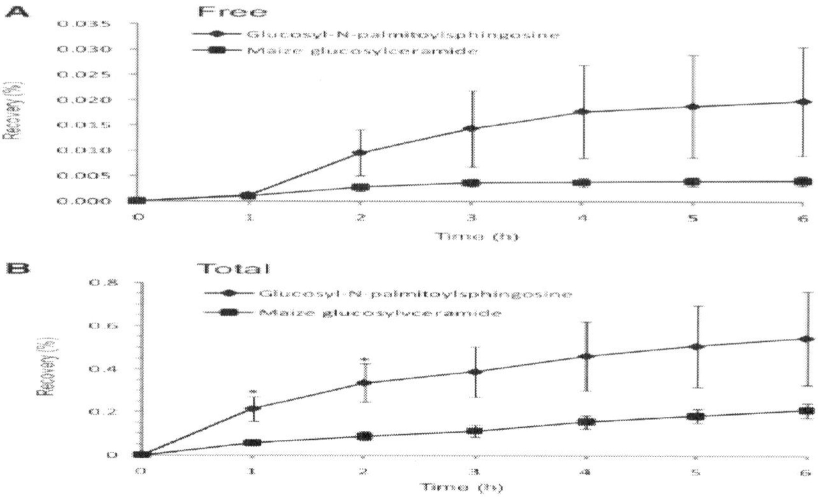


**Fig. 9.** Calculated recovery rates of sphingosine from dietary glucosyl-N-palmitoylsphingosine and sphingadienine from dietary maize glucosylceramides. The recovery of sphingosine after administration of glucosyl-N-palmitoylsphingosine was corrected by the mean value of sphingosine in rats infused with triolein at each time point. Data are reported as means ± SEM (n = 5). *Significantly different from maize glucosylceramide at each time point, $P < 0.05$.

**図6　経口摂取グルコシル–N–パルミトイルスフィンゴシンとコーンセラミドの累積回収速度**

1768　Journal of Lipid Research, Volume 51, 2010 より引用

ルスフィンゴシンからスフィンゴシンの累積回収速度が比較されたが，コーングルコシルセラミドの回収速度は，グルコシル-N-パルミトイルスフィンゴシンの半分以下であったが，量は微量ではあるが回収は認められた[16]。

## 4　皮膚におけるホスホリパーゼの役割

### 4. 1　脂質メディエーター[5]

皮膚における脂質代謝に関わる分子の欠損は，皮膚異常として表現型が現れ外観で容易に判別でき，皮膚は脂質と関連の深い組織である。多様な脂質メディエーターが，外的刺激で産生することが表皮角質のバリア機能の形成に脂質が必須であることから，皮膚の病態生理を考える上で脂質が非常に重要な要素であることが明白である。脂質メディエーターに関してアラキドン酸（AA）代謝や炎症との関連でよく検討されているリン脂質代謝酵素ホスホリパーゼ $A_2$（$PLA_2$）が，本来の皮膚生理機能にも注目されている。接触皮膚炎を例にして脂質メディエーターの役割を概観すると，まず皮膚への抗原暴露に伴い，炎症性の脂質メディエーターが表皮細胞から放出される。そしてランゲルハンス細胞（皮膚樹状細胞：DC）は活性化し抗原を取り込み成熟しながら所属リンパ節へ遊走しT細胞へ抗原提示を行う。この際，表皮細胞，マスト細胞，DCなどから多様な脂質メディエーターが産生され，各自様々な機能を発揮する。その後，再度同一抗原に外部から皮膚が暴露されると表皮細胞は炎症性メディエーターやケモカインを産生され細胞性

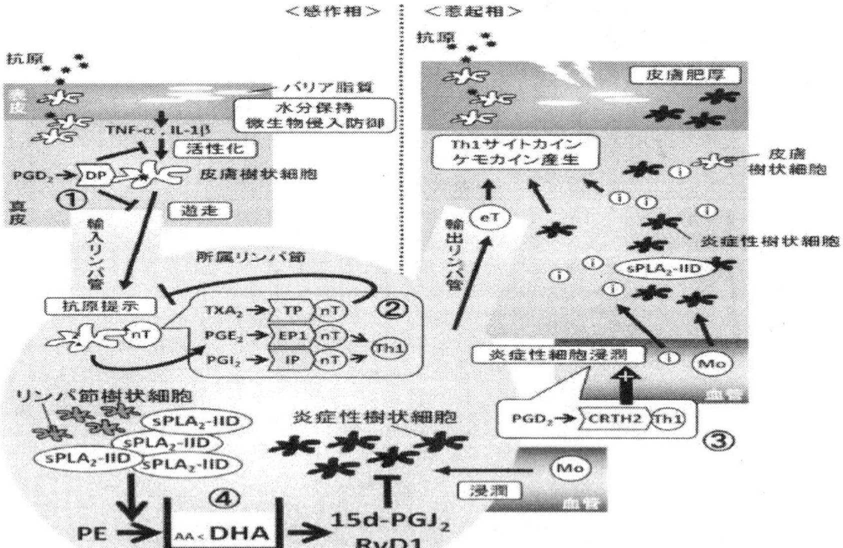


**図7　接触性皮膚炎における脂質メデュエーター**

オレオサイエンス，**13**，485（2013）より引用

の遅延型過敏反応を惹起する。感作面と惹起面の個々の脂質メディエーターの役割はまだ多く解明されていないが，脂質代謝物がその中心的役割を果たしていることは重要である[20]。

図7ではDCの活性化および活性化DCの遊走は，①プロスタグランジン(PG)$D_2$-DPシグナルにより抑制される。②トロンボキサン(TX)$A_2$-TPシグナルはDCとT細胞の相互作用を抑制し，$PGE_2$-EPシグナルおよび$PGI_2$-IPシグナルは炎症細胞（Th1）分化へ方向付ける。③Th1の皮膚への浸透は$PGD_2$-$CRTH_2$（Chemoattractant receptor-homologous molecule on Th2 cells：CD294；Th2細胞に発現する化学物質誘因受容体類似分子）により促進される。④リンパ節DCに発現している$sPLA_2$-ⅡDは主にDHAプールの供給を調整し，抗炎症性脂質メディエーターレゾルビンD1の産生を制御して免疫寛容に関わる。図7のnT：ナイーブT細胞，eT：エフェクターT細胞，i：炎症性細胞，Mo：単球細胞である[20]。

### 4.2　分泌性ホスホリパーゼ$A_2$

皮膚固有の恒常性に関し，分泌性ホスホリパーゼ$A_2$：$PLA_2$:（$sPLA_2$）の作用がある。$sPLA_2$の阻害剤が皮膚のバリア機能や弱酸性を阻害すること[17]，またⅡA型$sPLA_2$，X型$sPLA_2$過剰発現マウスが，炎症に無関係に皮膚異常を発症する[18]ことも知られている。二種の異なる$sPLA_2$サブタイプが皮膚の異なる微小環境に存在し，それぞれの発現部位で固有の機能を発揮している。

表皮の$sPLA_2$は，アイソザイムであるⅡF型$sPLA_2$（$sPLA_2$-ⅡF）が表皮上部の顆粒層と角質層に局在し，肥厚した表皮の上部に強く発現している[18]。$sPLA_2$-ⅡFは，脂質メタボローム解析の結果，$sPLA_2$-ⅡFは，表皮上部の顆粒層と角質層に局在する「表皮$sPLA_2$」であり，表皮の恒常性維持に寄与している。具体的には，表皮ケラチノサイトの分化を促進し，高度不飽和脂肪酸含有ホスファチジルエタノールアミン（PE）およびアルケニルPEを基質として表皮角質の弱酸性に関わる遊離脂肪酸を供給し，表皮分化に関わり得る作動性の脂質メディエーターの産生を促進することが明らかになっている[19]。

$sPLA_2$-ⅡDは，接触性皮膚炎の治癒過程（寛解）を制御する。$sPLA_2$-ⅡDは，二次リンパ組織のDC，特に活性前のDC集団に高発現しており，DCの活性化に伴い発現が抑制された。$sPLA_2$-ⅡD KOマウスは，接触性皮膚炎モデルに適応され，抗原塗布すると皮膚の肥厚が増悪した。リピドミクス解析（質量分析による脂質の網羅的解析）の結果，$sPLA_2$-ⅡD KOマウスのリンパ節では，AA，EPA，DHAなど高度不飽和脂肪酸（PUFA）が構成的に減少していた。このことは，$sPLA_2$-ⅡDが主要発現部位であるリンパ節において遊離PUFAプールの供給に関与している。炎症促進性のAA代謝物（PG，ロイコトリエン類）の産生は，$sPLA_2$-ⅡDの欠損の影響は受けなかったが，抗炎症性の15-デオキシ-$PGJ_2$はKOマウスで有意に減少した。抗炎症性脂質のEPA，DHAの代謝産物は，抗原の有無にかかわらずKOマウスで大きく減少した。$sPLA_2$-ⅡDに依存した遊離PUFAプールは，抗炎症性脂質メディエーターと選択的に関連している。リンパ組織より抽出したリン脂質のリピドミクス解析の結果，$sPLA_2$-ⅡDは，主に

PUFAを含有するPEを加水分解してDHAやAAを遊離することが確かめられた[20]。

$sPLA_2$-ⅡDは，二次リンパ組織のDCに特異的に発現しており，抗炎症性脂質メディエーターを動員してTh1免疫応答の寛解に関わる分子種である。$sPLA_2$は，炎症増悪酵素に認識されていたが，抗炎症性機能を持つ「Resolving（解消性）$sPLA_2$」も見出された。DHA由来脂質メディエーターの上流に位置する$sPLA_2$である$sPLA_2$-ⅡDは皮膚免疫疾患治療に有望な酵素である[20]。

### 4.3 皮膚に特異的に発現しているホスホリパーゼ

皮膚は基底層→有棘層→顆粒層→角質層と分化が進行するに従い，各層に特異的マーカー蛋白質のケラチン5→ケラチン1→ロリクリンが発現する。各蛋白質，例えば角質蛋白質ロリクリンが発現しているサイトには$sPLA_2$のPLA2G2Fも発現している。さらに，各層の特異的マーカー蛋白質の発現部位に重複してPLA2GF2も発現していることから皮膚の分化誘導にPLA2GF2が重要な役割を果たしている。

ヒト表皮ではPLA2G2Fが角質層に正常に発現しているが，皮膚病の乾癬では表皮肥厚部位では発現が増加していた。表皮の恒常性にはPLA2G2Fも重要である[21]。

## 5 おわりに

皮膚は，蛋白質と糖鎖により階層性に整然と配列されている臓器である。その最外層の角質層の肌に外部から多様なアプローチが，化粧品として実施されている。皮下組織の上部にある真皮層には，表皮層に酸素，皮膚構築材料を送達する皮脂腺と血管，情報を伝達する神経，組織を整然と構築するヒアルロン酸，コラーゲンが存在して組織化されている。また，表皮層の厳密なヒエラルキーも皮膚組織固有の脂質分子のセラミド生合成や皮膚特異的リン脂質代謝酵素の$PLA_2$の代謝産物により調整され，基底層から真皮層に一定期間で代謝回転するように分化誘導するのも$PLA_2$である。このように皮膚の特に，肌の恒常性を保つために身体内，皮膚組織内からのアプローチも重要である。

最近の皮膚の脂質化学の解明の進歩により，セラミド，特にアシルセラミドが角質層の脂質ラメラの皮膚バリア機能を保つ角質細胞表面脂質や角質細胞間脂質を形成することが見出された。皮膚バリア機能を改善することが期待されるセラミドの消化と吸収に関して，吸収量は少ないが吸収する結果は紹介した。

本章では最新の皮膚脂質の進歩が，皮膚機能にどのように影響を与えているかを述べ，これらの事実が，肌の恒常性や皮膚病に多い炎症性皮膚炎のようなアレルギー疾患などの治療の基礎になることを期待したい。

## 文　　献


1) 東京都医学総合研究所，脂質代謝プロジェクト（村上誠研究室）HP2015.10.05
2) Vahlquist A *et al.*, *J. Investi Dermatol*, **130**, 433 (2010)
3) オリザ油化㈱，オリザセラミドカタログ，Ver.14.0MM
4) T. Hirabayashi *et al.*, *Nature Comminications*, **8**, 14609 (2017)
5) 木原章雄，医学のあゆみ，**248**，1112 (2004)
6) Y. Mizutani *et al.*, *Biochem J*, **390**, 263 (2005)
7) A. Nisson, *Bichim. Biophys. Acta*, **176**, 339 (1969)
8) A. Nisson, *Bichim. Biophys. Acta*, **187**, 113 (1969)
9) R. D. Duran *et al.*, *J. Biol. Chem.* **278**, 38528 (2003)
10) J. Wu. *et al.*, *Bichim. Biophys. Acta*, **1687**, 94 (2005)
11) J. Wu. *et al.*, *Am. J. Physil.* **287**, G967 (2004)
12) 菅原達也，オレオサイエンス，**17**，136 (2017)
13) J. Duan *et al.*, *Exp. Dermatol. Soc.* **21**, 448-452 (2012)
14) 平河聡ら，薬理と治療，**41**，1051-1059 (1023)
15) 野島潤ら，応用薬理，**87**，81-85 (2014)
16) T. Sugawara *et al.*, *J Lipid Res*, **51**, 179 (2010)
17) K. Yamamoto *et al.*, *J Biol Chem*, **286**, 11616 (2011)
18) D. S. Grass *et al.*, *J Clin Invest*, **97**, 2233 (1996)
19) 山本圭ら，生化学，**83**，449 (2011)
20) 三木寿美ら，オレサイエンス，**13**，485 (2013)
21) K. Yamamoto *et al.*, *J. Exp. Med., in press* (doi:10.1084/jem.20141904) (2015)

# 第3章　骨構造解析とその技術を応用した肌構造評価法

香西雄介*1，印南　永*2

## 1　はじめに

骨は全身におよそ200個ほど存在する硬組織である。その機能は様々で，体格や姿勢の維持，臓器の保護，生命維持活動に必要なミネラルの貯蔵，筋肉の運動支持，各種関節における円滑な運動，造血機能などが挙げられる。運動器の障害や衰えによって要介護となるリスクが高まるロコモティブシンドロームが提唱され[1)]，健康的な生活における運動器の重要性が広く認知されているが，骨もまたその中で重要な役割を果たしている。

骨組織はその表面や骨髄組織に存在する「骨芽細胞」と「破骨細胞」がそれぞれ絶えず活動し，骨の吸収と新生を繰り返している。これを骨代謝サイクルと呼び，成長期を過ぎても終わることなく骨を繰返し作り変えることで骨質の劣化を防ぎ丈夫な骨組織を形成し，血液にミネラルを供給し続けている。しかし，生活習慣の変容やホルモンバランスの変調などによって骨代謝のバランスが崩れた場合，特に骨吸収が亢進した場合に骨塩の病的な減少が生じる。それに伴い骨の機械的強度が減少し，転倒などで安易に変形や骨折が生じやすくなる状態を「骨粗鬆症」と称する。近年，骨密度の他にも骨強度に影響する様々な因子が明らかになってきたことから，2000年の米国立衛生研究所（NIH）におけるコンセンサス会議にて，骨粗鬆症を「骨折リスク増加の素因となる骨強度の低下を特徴とする骨組織の異常」と定義し，骨密度と骨質の二つを骨強度の要因とした[2)]。その中で骨質を規定するのは微細構造，骨代謝，微小骨折，石灰化としている。このことから，骨粗鬆症は骨密度の低下や骨構造の変化から骨組織の機械的強度の低下につながり変形や骨折をきたす疾患と見ることができる。骨構造解析はこの微細構造を画像工学的手法を用いて非破壊的に観察する手法であり，以前から骨の健康に関する指標として用いられた骨密度測定とは異なる観点から骨組織の特徴を捉える技術として主に *in vivo* での実験動物の骨組織解析に用いられている。本稿では骨構造と骨構造解析の概要について触れ，その技術を応用した皮溝構造解析ついて紹介する。

## 2　骨構造と骨密度

骨組織は骨周囲を覆う骨膜，骨形成の際に骨芽細胞が分泌した基質（コラーゲン）とその周囲

---

＊1　Yusuke Kouzai　神奈川歯科大学　顎顔面病態診断治療学講座　准教授
＊2　Hisashi Innami　神奈川歯科大学　顎顔面病態診断治療学講座　助教

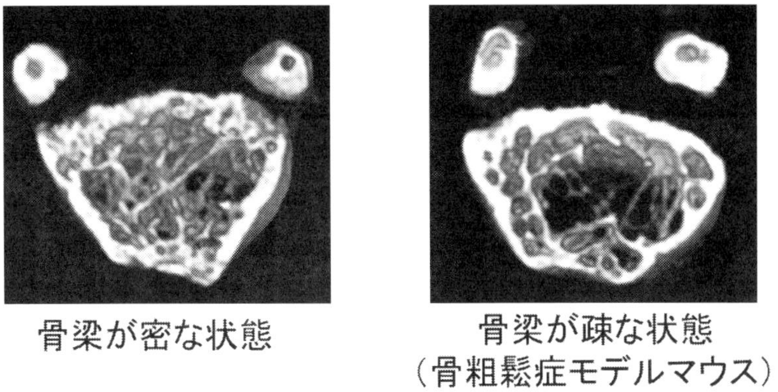


**図1　マウス大腿骨端部骨梁構造の3次元画像**

に集積した骨塩（ミネラル），骨髄組織内に存在する骨髄や栄養血管などによって構成される。ここでの骨構造とは骨塩によって形成される皮質骨ならびに海綿骨（骨梁）の幾何学的構造を，骨密度は骨組織の体積における骨塩量を表す。

骨梁が密な状態と疎な状態のマウス大腿骨骨端部の $\mu$CT 画像を図1に示す。皮質骨は骨組織の外殻を形成し，海綿骨は皮質骨の内側で様々な方向に走行する複雑な構造を持ち，建築物の耐震構造のように内側から骨組織の変形や骨折を防ぐ役割を持っている。しかし，海綿骨は細い梁状の骨塩によって形成されることから骨代謝による骨塩の吸収と形成のバランスに影響を受けやすく，骨吸収が亢進し骨梁が減少するとその構造は単純化し骨構造解析の各要素や骨密度の低下に繋がる。

## 3　骨構造解析

骨構造解析は主に骨梁の微細な構造を観察するが，かつては骨組織の非脱灰標本を作製し顕微鏡で観察をするなど，測定に時間と手間を要していた。我々は骨組織を切断することなくデジタルエックス線画像内の骨組織から数理形態学的手法を利用した mathematical morphological filter を用いて骨梁を抽出し骨構造解析を行う技術を開発した[3]。右大腿骨頸部のデジタルエックス線画像から抽出した骨梁構造を図2，骨構造解析の項目を表1，2に示す。このように，骨組織のエックス線撮影または CT スキャンを行い，骨梁と骨髄およびノイズが混在したデジタルエックス線画像上から画像工学的処理技術を用いて骨梁のみを抽出し，「骨梁の解析」と「骨梁の骨格の解析」に分け各々において細分化された項目を測定する。

「骨梁の解析」とは骨梁自体の形態学的な特徴を解析することで，骨梁の総数や面積（体積），幅（太さ），骨梁同士の間隔（中心間距離），周囲長（表面積）などを計測するもの，幾何学的構造としての複雑性を数値化したもの（TBPf, Fractal Dimention, SMI 等）がパラメーターとして多用される。「骨梁の骨格」とは抽出された骨梁から太さ成分を取り除き，人体における骨格

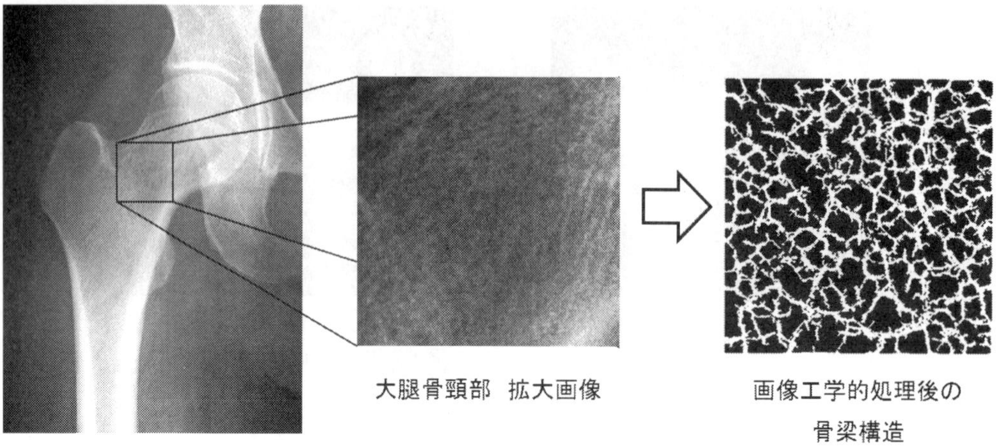


**図２　大腿骨エックス線画像からの骨梁構造抽出**

**表１　骨構造解析項目**
（一部抜粋）

| | | |
|---|---|---|
| 骨梁の解析項目　※一部抜粋 | | |
| 骨梁構造計測項目 | | |
| BV / TV | 骨組織における海綿骨骨塩の割合 | 骨組織全体での骨量体積の割合として算出 |
| Tb.Th | 骨梁幅 | 骨梁の太さの平均 |
| Tb.N | 骨梁数 | 計測料域内の骨梁の数 |
| Tb.spac | 骨梁中心間距離 | 骨梁同士の中心の距離の平均 |
| TBPf | 骨パターンファクター | 骨梁構造の凹凸構造の指標 |
| Fractal Dimention | フラクタル次元 | 骨梁構造の複雑さの指標<br>骨粗鬆症では単純化し次元が小さくなる |
| SMI | ストラクチャーモデル　インデックス | 骨梁構造の形態を板状（0），棒状（3），球状（4）とし，混合状態を中間値で表現する。 |

**表２　骨梁の骨格解析項目**
（一部抜粋）

| | | |
|---|---|---|
| 骨梁の骨格解析項目（Node-Strut）　※ 一部抜粋 | | |
| Nd | 骨格線の接点数 | 骨梁同士が接続する点の数 |
| Tm | 骨格線の端点数 | 骨梁が接続せずに終わる端点の数 |
| Ct | 皮質骨との接点数 | 皮質骨と骨梁が接続する点の数 |
| TSL | 総骨格線長 | 骨格線の総長 |
| NdNd / TSL | 総骨格線における接続性のある骨格線の長さの割合 | 骨格線全体での接続性を持つ骨格線の割合<br>大きいほど骨梁同士が接続し外力に対する抵抗性を示しやすい構造を持つ。 |

のように骨梁構造の骨格成分だけを取り出したもので，骨梁構造の複雑な網目状をネットワーク構造として捉え，それらの接続 / 終端の数と割合を計測することでその接続性を定量的に評価す

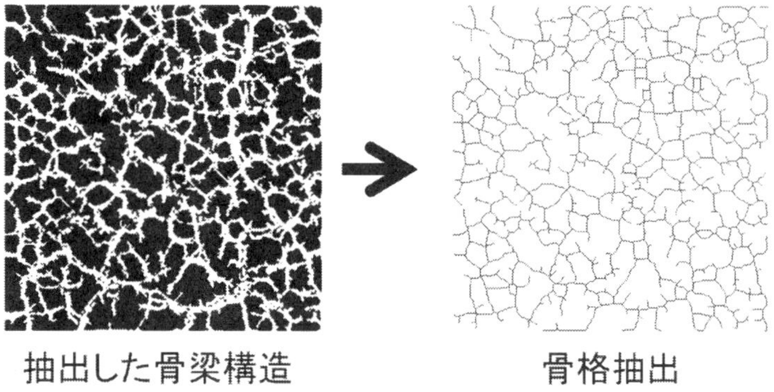


図 3　抽出された骨梁構造からの骨格抽出

る。抽出された骨梁の骨格を図 3 に示す。

これらの解析を行うためには，骨構造をより精細かつ正確な画像として捉え，解析を行うための複雑な演算処理を繰り返し行う必要がある。実験動物の骨組織に対しては近年ではマイクロフォーカスエックス線 CT 装置（$\mu$CT）などの 3 次元撮影装置や演算処理を行うコンピューターの高性能化によって正確かつ短時間に 3 次元計測を行うことが可能となっている[4]。また，ヒトを対象とした骨構造解析では医療用 CT 装置による 3 次元画像の骨構造解析には様々な問題があり実用性は低いが，CT 装置の性能向上とともに実用性を高めるべく数多くの研究が行われており，将来は骨粗鬆症の診断を行うにあたり骨密度測定との併用でより正確な診断が行えることが期待される。

## 4　皮溝の構造解析

皮膚は，表面から順に表皮，真皮，皮下脂肪の 3 層構造から成っており，表皮は常に外気や紫外線等の放射線にさらされている。真皮は骨や筋肉の動きに連動して形を変える弾力を持った組織であり，皮下脂肪は外界からの物理的衝撃を吸収する役割を持つ。表皮は 95％以上が角化細胞から構成され，残りは色素細胞，ランゲルハンス細胞，メルケル細胞が占める。表皮は重層扁平上皮であり，組織学的に下方から基底層，有棘層，顆粒層，角層の 4 層に分けられる[5]。このいちばん下にある基底層で新しい表皮細胞が造られ，約 28 日かけて上にせり上がっていき，外側の角質層になる。骨が代謝によって数年かかって全て入れ変わるように，皮膚の外側の角質層もおよそ 28〜56 日程度かけて新しく生まれ変わっている。

皮表は，「皮溝」と呼ばれる細かい大小の溝が交叉し，その間は菱形または三角形に隆起した「皮丘」と呼ばれる構造を形成する。この皮溝は 20〜250 $\mu$m の幅を持った U 字型をしており，この皮溝が一般的に“キメ”と呼ばれる。図 4 に 18 歳女性と 51 歳女性の皮溝構造の写真を示す。年齢とともに皮溝が粗造化していることがわかる。一般的に“キメ”の細かい肌とは，皮丘と皮溝によって形成される網目状構造が，均一で規則正しく広がっている状態をいう。そして，

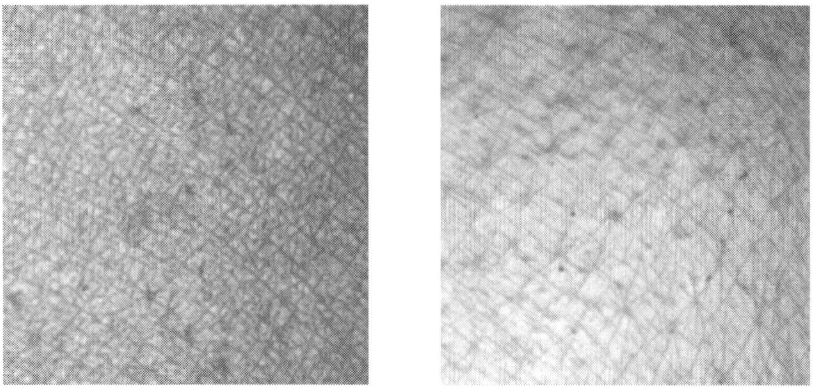

18歳女性の皮溝構造　　51歳女性の皮溝構造

図4　若年および中年女性の皮溝構造の拡大写真

皮丘は弾力性を有し小さく適度に盛り上がっており，皮溝は細くて浅く，肌の表面全体が均一で整った起伏を形成している。一方，“キメ”が粗い肌とは，皮丘と皮溝によって形成される網目構造が不規則で断裂や連続性の消失が見られる状態をさす。

皮溝構造を定量評価する手法としては，従来，顕微鏡的3次元皮膚表面解析装置（VISIO-SCAN）などの3次元的画像解析装置が用いられてきた。これらは医師のスキルに頼らざるを得なかった皮膚科的診察による評価と異なり，皮膚の状態を定量評価し，客観的な情報を多く取得できる点では有用である[6]。一方で，これらの手法は3次元画像解析を行うことから，費用，時間，データ量などのコストが大きくなり，日常的に皮膚表面の状態をモニタリングする手法としては，必ずしも有用とは言えなかった。外界からの影響が大きい表皮の微細な変化を検出し，適切なスキンケアを行うためには，日常的な皮膚のモニタリングが必要と考えられるが，このような肌質の状態の変化を日常的に，しかも経済的でかつ簡便敏速に行う方法はなかった。そこでこれらの問題を解決するため，前段に詳細を記述した骨構造解析の手法を皮溝構造解析に応用した。骨梁構造も皮溝構造も同様の線状構造であり，網目構造を有していることから，同様の手法による解析が可能であると考えられたためである。

皮溝構造の解析に用いたのは数理形態学的手法を基本としたmorphological filterである。mathematical morphologyの理論は，1960年第後半にSerra Jらにより鉱石の解析手法として考案された手法である[7]。我々はこの理論をデジタルエックス線画像情報に応用し，骨梁の骨格特徴抽出を行うことにより，新しい骨梁構造解析法を開発した。その詳細は章の前半で述べた通りである。mathematical morphologyでは構造要素（structuring element）と呼ばれるフィルタリング要素によって，画像の引き算（erosion）と足し算（dilation）を基本として演算式を行う。我々の用いているSkeleton演算式は図5に示す通りである[8]。

図6に皮溝構造に対するmorphological filter処理のブロックダイアグラムを示す。一般に，皮溝構造の定量評価を行う場合，画像上で皮溝の領域と皮丘の領域を指定することが必須とな

$$SK(X) = \bigcup_{n=0}^{N} Sn(X) = \bigcup_{n=0}^{N} [(X \ominus nB) - (X \ominus nB)_B]$$

図 5　デジタル画像からの皮溝構造抽出に使用する Skeleton 演算式

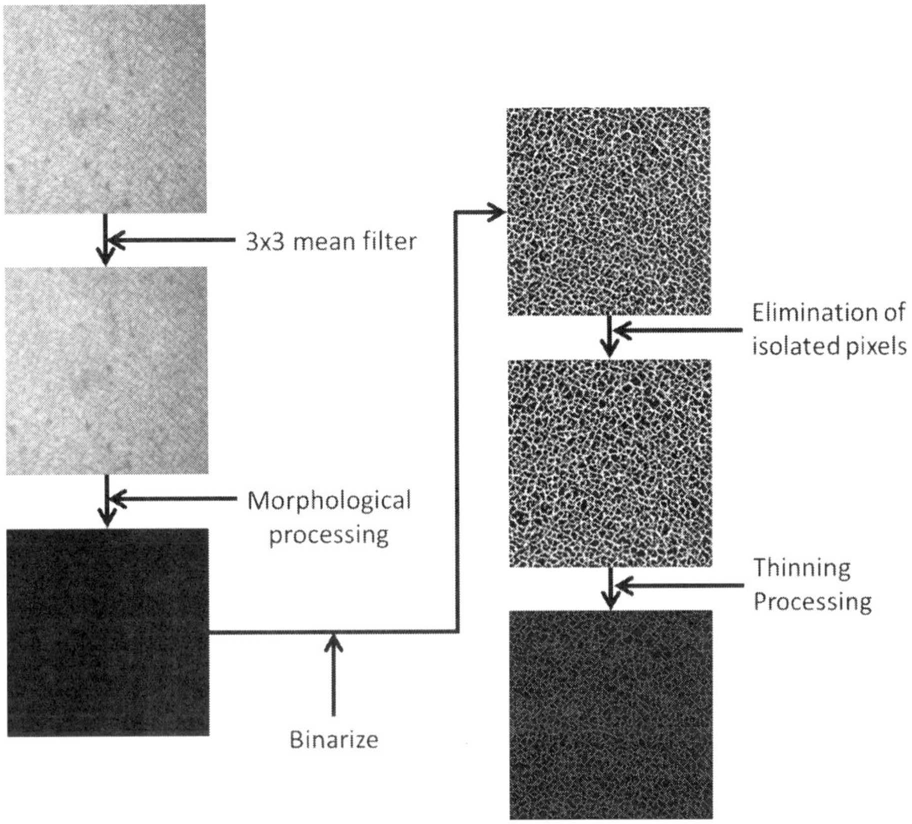


図 6　皮溝構造に対する morphological filter 処理のブロックダイアグラム

る。その手法として，判別分析法などによる単純二値化や細線化処理が用いられていたが，これらの手法では画像の撮像条件などによる局所的なバックグラウンドの輝度変化の影響やノイズの影響を大きく受けることから，皮溝のようなごく細く複雑な形態をした線状構造の解析には不向きであった。その点，morphological filter を用いた本手法はそれらの影響を受けにくく，簡便に皮溝構造を反映した骨格特徴抽出が可能となることが大きな特徴といえる。

morphological filter を用いて，年齢と肌質の異なる 3 人の女性の皮溝構造を解析した。33 歳で普通肌（A），31 歳で乾燥肌（B）そして 57 歳で普通肌（C）を自覚する女性を対象に歯科用シリコン印象剤を用いて被験者の頬部の皮膚の印象採得を行ったのち，得られたレプリカをマイクロスコープデジタルカメラ（SG200PC-L，松電舎製）にて拡大撮影した。デジタル画像は拡大率20倍，解像度600dpi，Bitmap形式にて取得した（図7）。取得したデジタル画像に対してmorphological filterを用いて皮溝構造の定量評価を行った。関心領域の皮膚表面画像からMedian filter処理（マスクサイズ；3×3）によってノイズが除去された。次いでこの画像データから，3 × 3ピクセルの矩形構造要素を用いて，皮溝の骨格特徴抽出を行い，骨格特徴画像を作製した。演算処理回数（n）は，n = 2-6とした。今回の解析に使用した演算はskeleton演算式にて行った。得られた骨格多値画像は最も低い閾値1.0で二値化された後，選択的孤立成分除去処理により20 pixel以下の骨格孤立成分の除去が行われた。孤立成分の除去された骨格二値化画像を図8に示す。結果の画像から皮溝構造は，網目状を示すキメの細かい普通肌を自覚する肌質（A），斜め方向の皮溝が目立つ乾燥肌を自覚する肌質（B），そして（A）の女性ほど緻密ではないが，57歳にもかかわらず網目構造を維持している肌質（C）の3パターンを示した。図9に皮溝の配向性指標であるMIL（Mean Intercept Length）の結果を示す。グラフの形が真円に近いほど皮溝が規則的に配列していることを示し，円が楕円に近づくほど皮溝が不規則であることを示している。（A）に示した普通肌を自覚する女性は，外枠の真円にほぼ一致している様子が確認できる。しかし，（B）の乾燥肌を自覚する女性は，一定の方向性を持って円の中央に収縮しているため，楕円形をしている。すなわち，網目状を示す（A）と，斜め方向の皮溝が目立つ（B）との違いが反映されており，それを定量的に比較することが可能であった。一方，（C）に示した57歳の女性は，年齢に応じて皮溝が粗になっているものの，網目状の構造を

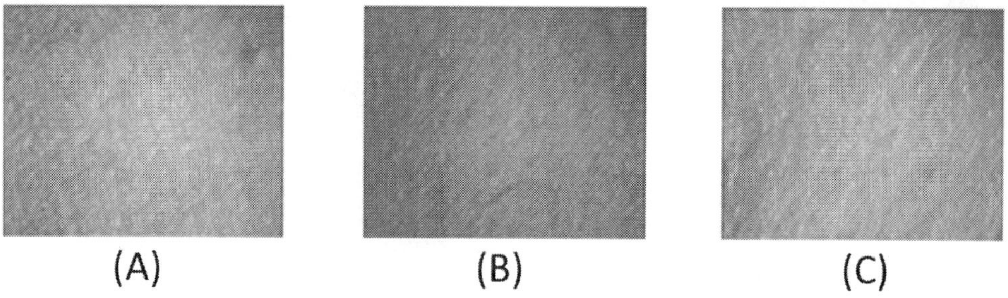

図7　成人女性3名の頬部皮膚レプリカの拡大画像

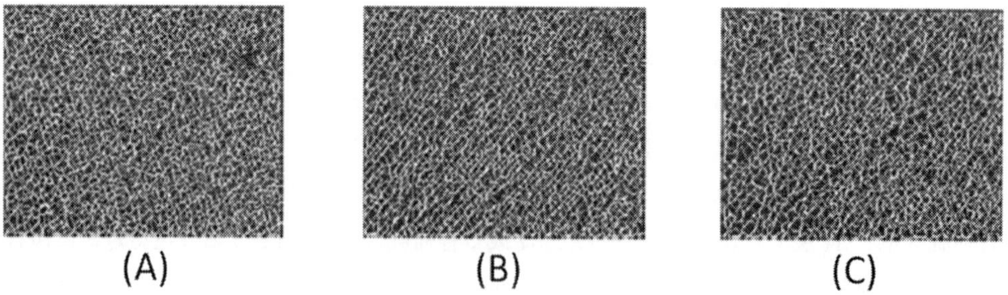

図8　成人女性3名の頬部皮膚レプリカの皮溝構造

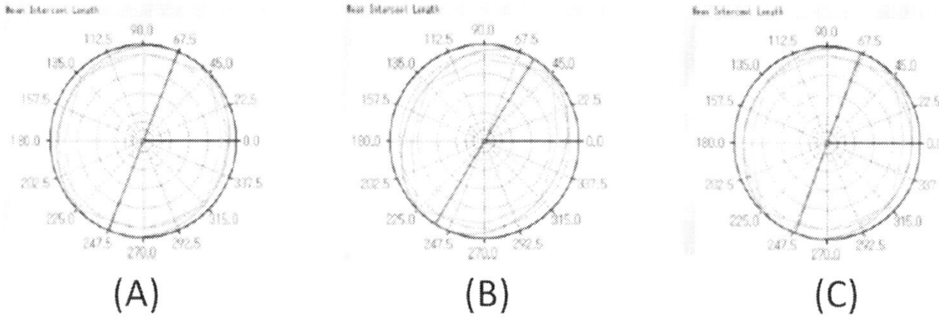


**図9　抽出した皮溝構造の MIL（Mean Intercept Length）**

維持しており，ほぼ（A）の結果と同様な円形を示していることが確認できる。

Morphological filter は対象物の形状に注目し，目的の構造物と他の構造物との分離を行うところが特徴である。このことから，皮溝構造などの複雑な形態を持つ構造物の描出や計測が可能となった。今後，構造要素の形，大きさ，演算方法などの検討により，皮溝構造を正確に，そして安価，簡便迅速に解析できる定量評価法となることが期待できる。

## 文　　献

1） Nakamura K, *J. Orthop. Sci.*, **13**(**1**), 1-2 (2008)
2） NIH Consensus Statement, *Osteoporosis Prevention, Diagnosis, and Therapy*, **17**, 1-36 (2000)
3） 鹿島勇ほか，*THE BONE.*，**10**(**4**)，67-75 (1996)
4） 陣内浩司，*THE BONE.*，**15**(**1**)，57-62 (2001)
5） 大塚藤男，皮膚科学第 10 版，P1-13，金芳堂 (2016)
6） 梶本修身ほか，日本食品化学工学会誌，**48**(**5**)，335-343 (2001)
7） Serra J, *Image Analysis and Mathematical Morphology*, P10, Academic press (1982)
8） 鹿島勇ほか，医用画像情報学会雑誌，**22**(**2**)，113-119 (2005)

# 第4章　内外美容の最新特許事情

矢野嘉宏*

## 1　はじめに

一口に特許事情の調査と言っても，調査が簡単な分野とそうでない分野がある。内外美容の分野はどうかと言えば，これは簡単ではない。簡単ではないどころか，途方に暮れる部分がある。それについて説明したい。

今，特許庁のウェブサイトから，特許情報プラットホームを使って，「内外美容」をキーワードに特許情報を検索してみる。すると特許の請求の範囲（請求項）に「内外美容」という言葉を含む出願はゼロであった（2017年7月末検索）。しかし，この結果は予測出来るものであり，筆者から見て，それ程，意外なものでは無かった。つまり「内外美容」という言葉は，技術の範囲を特定する用語というより，ある種の技術的な方向性，その概念を示す言葉のように思われ，権利範囲を明確に示さねばならない請求項に記載する言葉としては，相応しく無い言葉だと考えられたからだ。

そこで再び特許情報プラットホームにより，検索可能な全ての特許について，同様のキーワード検索を今度は全文検索で行ってみた（即ち検索対象を「請求項」限定から「全文」に広げた）。ところが結果は，またしてもヒット件数ゼロだったのだ（2017年7月末検索）。これには，筆者も驚いた。

何故驚いたかと言えば，特許出願して特許を取得するためには，先行する従来技術と差を付ける必要があり（いわゆる新規性，進歩性），そのため研究者や特許技術者には，新しい技術用語であっても，発明の効果を示す目的で新たな概念を積極的に説明に用いる習性があるのを知っているからである。

それにも関わらず，「内外美容」という用語を使った特許出願が，現時点で一つも存在しなかったのだから驚きだ。普通，新しい言葉を知れば，取り敢えず使ってみたくなるのが技術者なのだから。しかし現実にヒットした出願は一つも無いのである。

さて，それでは内外美容に関わる特許出願は一つも無いというのが結論なのだろうか？

そんな事はある訳が無い。

特許明細書に「内外美容」という言葉が一言も見あたらないとしても，内外美容という概念に含まれ得る特許を考えた場合に，その様な特許出願は容易に発見できるからである。

例えば，乳酸飲料のヤクルト（商標）が，「内外美容」を営業上のキーワードに新たな切り口

＊　Yoshihiro Yano　知財問題研究家

で市場展開を推進している事例がある。インターネット上で，商品名「ヤクルト」と，キーワード「内外美容」とをアンド検索して見れば，無数のサイトが検索結果として出てくる。それら記載によると，乳酸菌は腸内細菌の状態を良好にし，肌の状態を改善するとされる。いわゆるプロバイオティクス（腸内フローラのバランスを改善するカラダに良い微生物）の考え方であり，確かに乳酸菌による美容効果については，専門誌でも紹介されている[1)]。そしてヤクルトに関連する特許も，毎年，無数に出願されている。

だとすると，これは「内外美容」という言葉が特許に使われていなくても，内外美容関連の特許が存在するという証拠になる。

更にヤクルトについて続ければ，ヤクルトの製造・販売が開始されたのは戦前にまで遡る。つまり乳酸菌は，その当時からあったのであるから，見方によれば内外美容技術は遥か昔から有ったのだ，…とも強弁出来そうだ。しかし，ここで注意しなければならないのは，ヤクルトは昔からあったとしても「内外美容」という言葉については，恐らく，ごく最近登場したという事実である。そうでなければ，特許明細書のどこにも「内外美容」という用語が発見出来ないのはおかしい。その現象を説明できないのだ。

つまり，現実に「内外美容」という言葉が宣伝などで多用されているにも関わらず，その言葉が特許明細書中に見当たらないというのは，「内外美容」の用語自体が比較的新しいか，或いは認知度が低く，専門家の間で十分に理解・共有されていないからだと推測出来るのである。

それでは，「内外美容」という言葉は，一体何時から専門家に認識されるようになって来たのであろうか？

一つの目安にするため，文献に登場する「内外美容」という言葉を追いかけてみる。医学論文の検索が出来るメディカルオンラインのウェブサイトで，「内外美容」をキーワードに検索すると 33 件のヒットがあった（2017 年 7 月末時点）。それを発行年毎に記すと表 1 になる。

表 1 を見ると，医学文献に「内外美容」という言葉が登場するのが 2004 年であり，それから 10 年後の 2014 年頃に言葉が広まったと見てとれる。ここから考えると，特許文献に何故「内外美容」が登場しないか理由が分かる。

特許文献は，出願されてから公開されるまでに凡そ 1 年半のタイムラグがある。だから最新の特許を検索しても，それは 1 年半前の情報である。即ち 2017 年現在に於いて，チェックできる最新の公開公報は，大体 2015 年頃の特許出願なのだ。即ち専門家の間に「内外美容」という言葉が広まって僅か一年くらい経った頃の特許情報しか検索できない。よって，現時点での特許検索で「内外美容」という言葉がヒットしなくても全く当然だと考えられるのである。

**表 1　「内外美容」のワードを含む国内医学文献の年度毎件数推移（2004～2016 年）**

| 年 | 2004 | 2005 | 2006 | 2007 | 2008 | 2009 | 2010 | 2011 | 2012 | 2013 | 2014 | 2015 | 2016 |
|---|---|---|---|---|---|---|---|---|---|---|---|---|---|
| 件数 | 1 | 0 | 0 | 2 | 1 | 0 | 0 | 4 | 0 | 2 | 11 | 2 | 10 |

因みに，メディカルオンラインでヒットした2004年の文献は，シマリンに関するものである[2]。シマリンはキク科マリアアザミから抽出されるフラボノリグナンであり，一般には酸化防止剤として使われる。では，これが「内外美容」に言及した一番古い文献なのか？…とも思ったが，どうやらそうではない。探せば色々あるもので，2003年のフレグランスジャーナルに「内外美容を目指した研究開発の展望」[1]という記事が掲載されているのを偶然発見した。検索に乗らないこうした情報もあるので，内外美容の元ネタが何かは判然としない。

## 2　内外美容の特許事情全体をどのように調べるか？

さて前節までの調査で，「内外美容」という用語を検索キーワードとしても，内外美容に関する特許を調べる事は出来ないと分かった。それでは他に，内外美容特許について調べる手立てがあるだろうか。一つの考え方として，国際特許分類（IPC）を使うやり方が思いつく。

化粧品関連特許を検索するのに，IPCとしてA61Kが付与される公報を検索するのは常套手段である。しかし，単純にA61Kだけを調べたのでは，「内外美容」について調べた事にはならない。A61Kを検索しても，単なる化粧品や医薬品の技術動向を調べるだけになるからだ。そこで内外美容特許を調べる為に，食品関連のキーワード，或いは食品関連のIPC（例えばA23B，A23C，A23D，A23F，A23G，A23J，A23L，A23N，A23Pなど）と，A61Kとをアンド検索してみる手法を思いつく。

けれども，製品開発の過程で天然物から何らかの抽出物を得た場合，それを化粧品と食品の両方に使えるものとして特許に記載するのは，実は化粧品や食品の分野で，良く行われている作業であると気が付く（化粧品と食品の両方に使えるからと言って，それが直ちに内外美容の特許発明に結びつくのか？）。

つまり，ここで何を述べたいかと言えば，単に食品と化粧品の両方について書かれている特許をアンド検索で見つけただけでは，内外美容に関する特許を調べた事には全然ならないと言いたいのだ。それは食品と化粧品の両方に使える成分について書かれた特許を見つけただけの話で，内外美容の発明を見つけたのとは違うのである。内外美容の特徴は，単純に化粧品と食品の両方に使える素材という簡単なものではないからだ。

ここまで来ると，内外美容とは一体何かという言葉の定義から考えなければならない嵌めになる。それを明確にしなければ，調査対象を絞れないのである。さてでは一体，内外美容とは何ぞや？

それを考えるに当たり内外美容と似た概念として，「美容健康食品」，「美容サプリメント」，「食べる化粧品」，「飲む化粧品」等々，幾つかの言葉が思いつく。しかし，それらの言葉の意味は，内外美容と完全に同一では無い。

例えば「美容健康食品」と言う場合，カロリー制限したダイエット食品などをイメージしないだろうか。肥満を防ぐことで美容と健康を保つ事を主眼とする食品と，内外美容とは，明らかに概念として異なる部分があるように思える。

更に言えば，乳酸菌によるプロバイオティクスのようなものを内外美容の定義に含めるのは，果たして正しいのか。仮にプロバイオティクスが内外美容の重要な構成要素の一つだとするなら，今度は，内外美容の技術を調べるために，納豆やチーズ，ヨーグルトなど，発酵食品に至るまで幅広く視野を広げて調査する必要性が出てきてしまう。

そう考えると，プロバイオティクスはプロバイオティクスなのであって，内外美容とは趣が違うのではないかとも思えてくるのだ。

要するに，内外美容に関する特許事情の調査を始めるに当たり，ここまで混乱するのは，「内外美容」という用語が専門家の間で認知されて間もない言葉であり，まだ適当な定義さえ無い事に因るのである。

定義が曖昧な以上，技術的な外縁や，他の技術との境界線が不明確になるのは避けられない。つまり定義という面で言えば，内外美容に関する現在の状況は，文学的にオーバーに表現すると混沌とした未開のジャングルが広がっているに等しい状況なのである。未だ内外美容の正確な地図すら作られて居ない（本書が始めての“地図”なのか？）。故に，このまま特許調査しても，果てしないジャングルの中で彷徨う事になる。

## 3　内外美容に関する主要技術の特許事情調査

ここに至り，内外美容分野の詳細な特許事情を，単純な特許検索式によって簡単に把握する方法は無いのだと分かる。只，それでは内外美容に関する特許事情を知るすべは皆無なのかと言えば，そうではない。如何に未開のジャングルとは言え，幾つか通っている小道を頼りに進み，道の周辺の状況を探るくらいは出来るであろう。

即ち，内外美容分野の素材として既に知られているものについて，個別に特許調査を行い，その結果を組み合わせれば，現時点での内外美容特許の状況がどんなものか，凡その想像が出来るのではないか。その様に考えてみた。

そこで内外美容分野の素材として既に知られるもの幾つかを調査ターゲットとして選定した。選んだのは，①コラーゲン，②ヒアルロン酸，③セラミド，④グルコサミン，⑤レスベラトロール，以上５つである。尚，これらの選択基準として，キーワード検索が簡単に出来そうなものを選んだ。内外美容分野の特許状況を探るのに，部分を組み合わせて全体を俯瞰する手法を取るのであれば，敢えて複雑な検索をする必要は無いと考えたためである。以下で前記①～⑤の素材について，特許情報プラットホームを使い特許調査を試みたので結果を記す。

### 3. 1　コラーゲンに関する特許出願動向

コラーゲンは，主に脊椎動物の軟骨，靱帯，腱，真皮，骨などを構成するタンパク質の一つである（図 1）。体内に存在するコラーゲンの総量は，ヒトでは，全タンパク質のほぼ 30％を占め

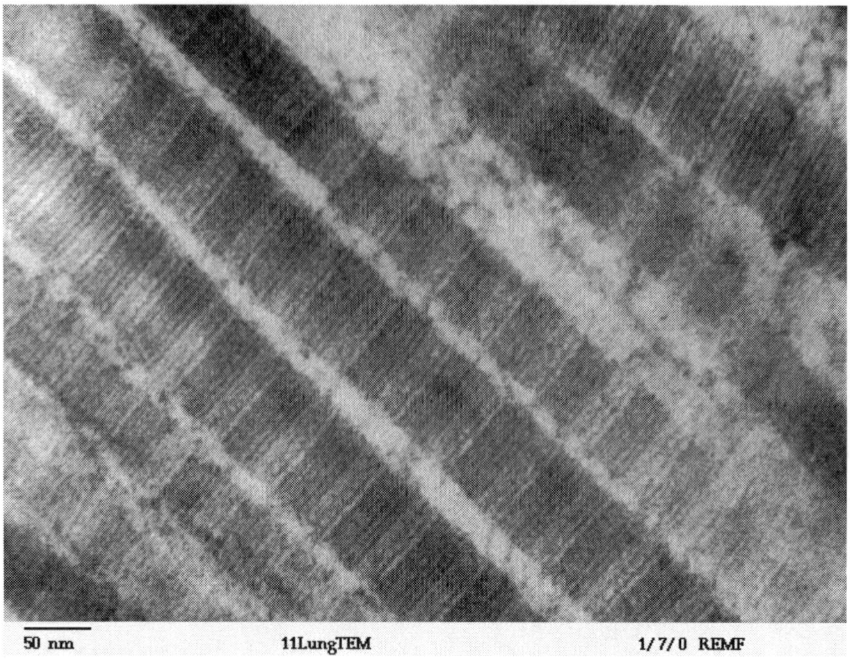


図１　Ｉ型コラーゲンの電子顕微鏡写真（ダートマス大学，パブリックドメイン）

るとも言われる。コラーゲンは多細胞動物の細胞外マトリクスの主成分である。コラーゲンについては，飲む化粧品として広く宣伝されたこともあり[3)]，内外美容素材として一般消費者の認知度も高いと思われる。

このコラーゲンに関する特許出願トレンドを把握することを目的に，特許検索を行った。方法として，キーワード「コラーゲン」を請求項に含む国内公開公報を各年毎に検出した。尚，IPCの特定による技術分野の限定はしなかった。即ち，検索された特許は内外美容関連技術に限定されない。しかしコラーゲン自体が内外美容関連素材なので，検索の結果得られたコラーゲン関連技術の出願動向が，そのまま内外美容素材としてのコラーゲンのポテンシャルに比例すると想定して問題無いと考えた。

表２に，2010～2016年に於けるコラーゲンに関する特許出願動向の結果を示した。表２を見ると公開数のピークは2011年であるが，2010～2016年にかけて常に200件を超える件数を

表２　特定の内外美容素材を請求項に含む特許公開公報件数の年度毎推移

| | 2010年 | 2011年 | 2012年 | 2013年 | 2014年 | 2015年 | 2016年 |
|---|---|---|---|---|---|---|---|
| コラーゲン | 253件 | 275件 | 265件 | 227件 | 239件 | 231件 | 236件 |
| ヒアルロン酸 | 165件 | 169件 | 158件 | 141件 | 160件 | 152件 | 174件 |
| セラミド | 55件 | 47件 | 50件 | 38件 | 52件 | 65件 | 57件 |
| グルコサミン | 65件 | 58件 | 68件 | 60件 | 56件 | 56件 | 66件 |
| レスベラトロール | 12件 | 14件 | 17件 | 34件 | 32件 | 22件 | 24件 |

キープしており，存在感の大きさを見せている。

### 3. 2　ヒアルロン酸に関する特許出願動向

ヒアルロン酸（図2）は，グリコサミノグリカン（ムコ多糖）の一種である。N−アセチルグルコサミンとグルクロン酸の二糖単位が連結した構造をしている。通常，分子量は100万以上になる。生体内では，関節，硝子体，皮膚，脳など広く分布し生体内の細胞外マトリックスに見られる。

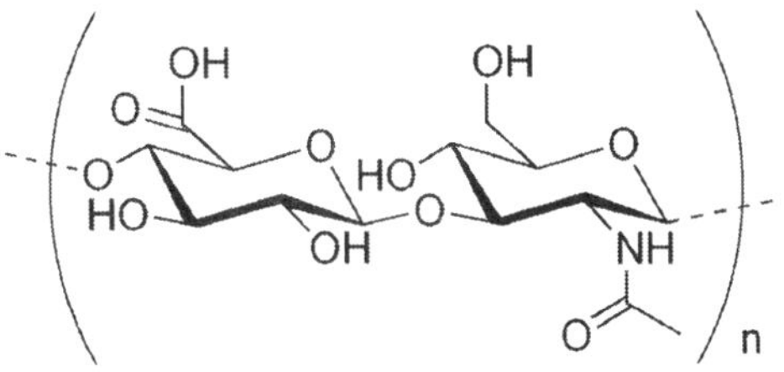


図2　ヒアルロン酸の構造式

このヒアルロン酸に関する特許出願トレンドを把握することを目的に，特許検索を行った。方法として，キーワード「ヒアルロン酸」を請求項に含む国内公開公報を各年毎に検出することとした。尚，IPCの特定による技術分野の限定はしなかった。即ち，検索された特許は内外美容関連技術に限定されない。しかしヒアルロン酸自体が内外美容関連素材なので，検索の結果得られたヒアルロン酸関連技術の出願動向が，そのまま内外美容素材としてのヒアルロン酸のポテンシャルに比例すると想定して問題無いと考えた。

表2に，2010〜2016年に於けるヒアルロン酸に関する特許出願動向の結果を示した。

### 3. 3　セラミドに関する特許出願動向

セラミド（図3）はスフィンゴ脂質の一種であり，スフィンゴシンと脂肪酸がアミド結合した化合物群の総称である。セラミドは細胞膜に高い濃度で存在する。細胞膜においてセラミドはス

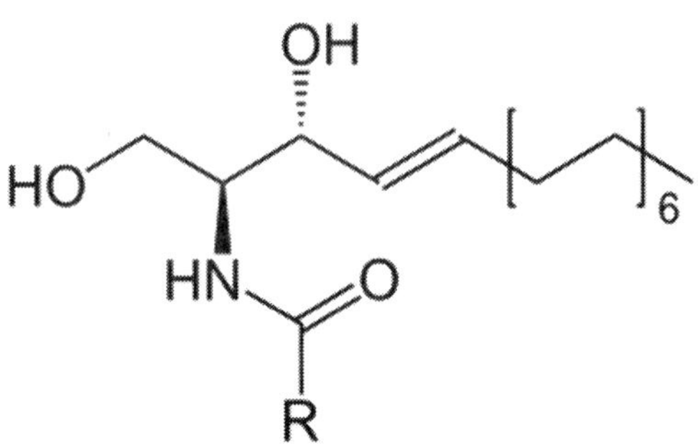


図3　セラミドの構造式

フィンゴミエリンを構成する脂質の一つであり，また脂質二重層を構成する脂質の一つでもある。

このセラミドに関する特許出願トレンドを把握することを目的に，特許検索を行った。方法として，キーワード「セラミド」を請求項に含む国内公開公報を各年毎に検出することとした。尚，IPCの特定による技術分野の限定はしなかった。即ち，検索された特許は内外美容関連技術に限定されない。しかしセラミド自体が内外美容関連素材なので，検索の結果得られたセラミド関連技術の出願動向が，そのまま内外美容素材としてのセラミドのポテンシャルに比例すると想定して問題無いと考えた。

表2に，2010～2016年に於けるセラミドに関する特許出願動向の結果を示した。

### 3.4 グルコサミンに関する特許出願動向

グルコサミン（図4）は，グルコースの2位の炭素に付いている水酸基がアミノ基に置換されたアミノ糖の一つである。動物においては，アミノ基がアセチル化されたN－アセチルグルコサミンの形で，糖タンパク質，ヒアルロン酸などムコ多糖の成分として存在する。

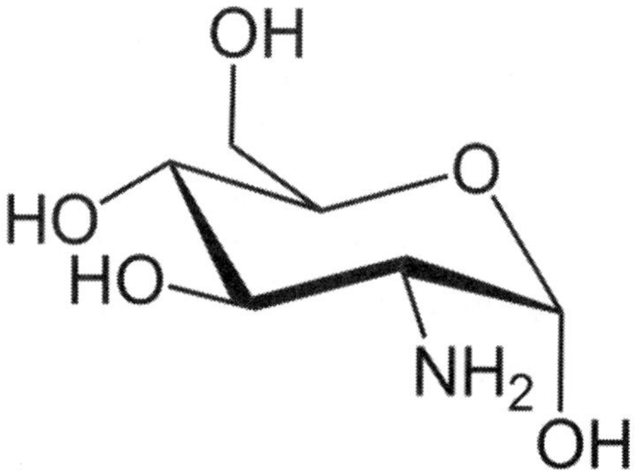


図4　グルコサミンの構造式

このグルコサミンに関する特許出願トレンドを把握することを目的に，特許検索を行った。方法として，キーワード「グルコサミン」を請求項に含む国内公開公報を各年毎に検出することとした。尚，IPCの特定による技術分野の限定はしなかった。即ち，検索された特許は内外美容関連技術に限定されない。しかしセラミド自体が内外美容関連素材なので，検索の結果得られたグルコサミン関連技術の出願動向が，そのまま内外美容素材としてのグルコサミンのポテンシャルに比例すると想定して問題無いと考えた。

表2に，2010～2016年に於けるグルコサミンに関する特許出願動向の結果を示した。

### 3.5 レスベラトロールに関する特許出願動向

レスベラトロール（図5）はスチルベノイドポリフェノールの一種である。いくつかの植物で

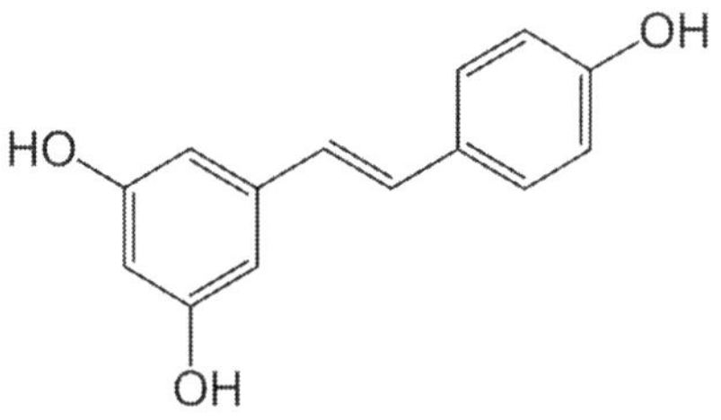

**図5　レスベラトロールの構造式**

ファイトアレキシンとして機能しており，またブドウの果皮などにも含まれる抗酸化物質として知られる。2006年，マウスの寿命を延長させるとの成果が発表され[4]，大きな注目を集めた。

このレスベラトロールに関する特許出願トレンドを把握することを目的に，特許検索を行った。方法として，キーワード「レスベラトロール」を請求項に含む国内公開公報を各年毎に検出することとした。尚，IPCの特定による技術分野の限定はしなかった。即ち，検索された特許は内外美容関連技術に限定されない。しかしレスベラトロール自体が内外美容関連素材なので，検索の結果得られたレスベラトロール関連技術の出願動向が，そのまま内外美容素材としてのレスベラトロールのポテンシャルに比例すると想定して問題無いと考えた。

表2に，2010～2016年に於けるレスベラトロールに関する特許出願動向の結果を示した。

表2を参照すると，2013年にコラーゲン，ヒアルロン酸，セラミドで僅かに公開数の落ち込みが見られる。この理由は定かではないが，特許が出願から公開まで一年半を要する事を勘案すると，2011年に出願数の落ち込みがあったと想定されるから，あるいは東日本大震災などの影響で出願数が減った可能性が考えられる。しかし，逆にレスベラトロールの場合，2013年が公開数のピークになっている。

## 4　おわりに

今回，内外美容関連の最近の特許出願事情を調査したが，その調査が思いのほか難しいものである事が分かった。その理由は内外美容が概念として未だ新しい分野である事に起因している。これは裏を返せば，内外美容の分野が，まだまだ十分に発展の余地がある興味ある分野だという事の証明であろう。現に，内外美容素材として知られるコラーゲン，ヒアルロン酸，セラミド，グルコサミン，レスベラトロールなどの特許出願動向を調べると，それぞれ活発な特許出願活動が継続している事が把握できた。

本章を終えるにあたり，最近筆者が注目している内外美容素材を紹介したい。それはニコチンアミドモノヌクレオチド（略称：NMN，図6）と呼ばれる物質であり，リボースとニコチンアミドに由来するヌクレオチドである。この物質は牛乳などにも含まれる事が知られる。レスベラトロールと同様に，サーチュイン遺伝子（長寿遺伝子）を活性化する物質とされており，細胞の

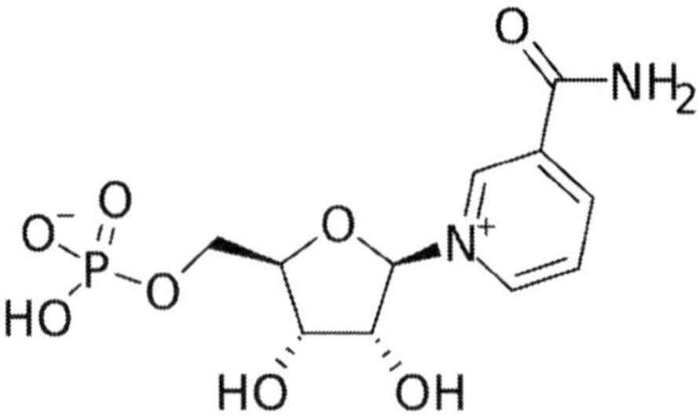


図6　ニコチンアミドモノヌクレオチドの構造式

若返りや寿命延長効果があると言われている[5]。細胞の若返りなどと言うと，iPS細胞のようなものを想像するかも知れないが[6]，NMNの場合は飲むだけで効果があると言われており，ハーバード大学の実験によるとNMNを生後22か月のマウスに1週間飲ませたところ，それらのマウスに若返り効果が見られたそうである。

NMNの効果は，まだ実験段階の話だが，こうした若返り効果というものは，今後，内外美容分野で大きなテーマになって行くのではないだろうか。更なる研究の進展を期待したい。

## 文　　献


1） 千葉勝，フレグランスジャーナル，Vol.31(5)，51-54 (2003)
2） 宮田智，老年医学，**42**(8)：1037-1041 (2004)
3） 島田邦男，矢野嘉宏，コスメティックステージ，**3**(2)，1-6 (2008)
4） Baur JA *et al.*, *Nature*, **444**(7117)：337-42 (2006)
5） 大塚健三，生物機能開発研究所紀要，**15**：20-34 (2014)
6） 矢野嘉宏，上田泰次，飯田章博，コスメティックステージ，**5**(4)，45-50 (2011)

# 第5章　ノビレチン（シークヮーサー抽出物）の化粧品・健康食品原料への有用性

渡辺章夫*1，米澤貴之*2，照屋俊明*3，禹　済泰*4

## 1　はじめに

近年，急速な高齢化社会を迎えている我が国にとって，国民全体の生活の質（Quality of Life：QOL）の向上は，重要な課題である。その対策として健康維持と疾病予防に資する機能性成分の研究が精力的に進められているが，内面だけでなく外面的な若々しさや美しさを保つことも個々人のQOLの向上には重要な要素である。筆者らは様々な疾病を予防改善する機能性成分の研究を進める中で，シミ，シワ，皮膚炎症などの皮膚老化に関わる生体現象を，体の内部または外部から予防・改善して働く，いわゆる内外美容成分の研究を推進してきた。その研究成果の一部としてノビレチン（シークヮーサー抽出物）に皮膚老化や美容に関わる種々の疾患を予防・改善する内外美容作用を見出している。本稿ではノビレチンの化粧品・健康食品原料としての新たな有用性について，我々の研究成果を中心に概説する。

## 2　シークヮーサーとノビレチンについて

シークヮーサー（*Citrus depressa* Hayata）は沖縄本島北部地域を中心に商業的に栽培されている柑橘類の一つである。他の柑橘類に比べて果皮が薄く，酸味が強く，独特の爽やかな香りを放ち，酸味成分としてビタミンC，クエン酸を多量に含む他ノビレチン（3′,4′,5,6,7,8-hexamethoxyflavone）やタンゲレチン（4′,5,6,7,8-pentamethoxyflavone）などのポリメトキシフラボノイド（polymethoxylated flavonoid：PMF）を果皮に多く含むのが特徴である。ノビレチンは6つの水酸基（-OH）がメトキシ基（$-OCH_3$）に置換された構造を持ち（図1），シークヮーサー，マンダリンオレンジ（*Citrus reticulata*），ポンカン（*Citrus reticulata* Blanco），タチバナ（*Citrus tachibana*）といった柑橘類の果皮に多く含まれている[1,2]。ノビレチンには，その生理作用として，抗炎症[3,4]，抗腫瘍[5,6]，抗メタボリックシンドローム[7~9]，記憶障害改善作用[10,11]などが報告され，近年大きく注目されている。

---

＊1　Akio Watanabe　中部大学　生物機能開発研究所　研究員
＊2　Takayuki Yonezawa　中部大学　生物機能開発研究所　准教授
＊3　Toshiaki Teruya　琉球大学　教育学部　准教授
＊4　Je Tae Woo　中部大学　応用生物学部　応用生物化学科　教授；
㈱沖縄リサーチセンター　代表取締役

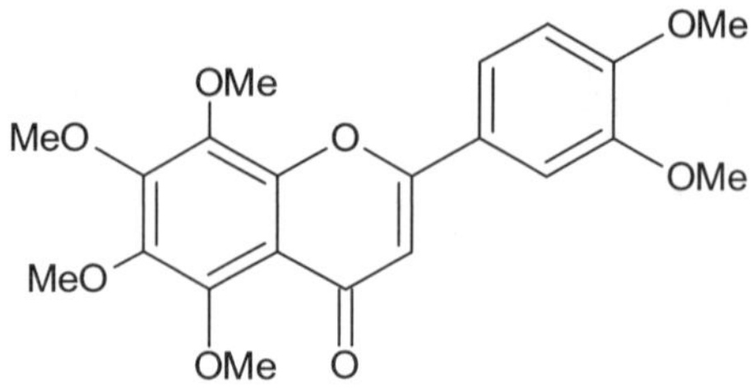


図1　ノビレチンの構造

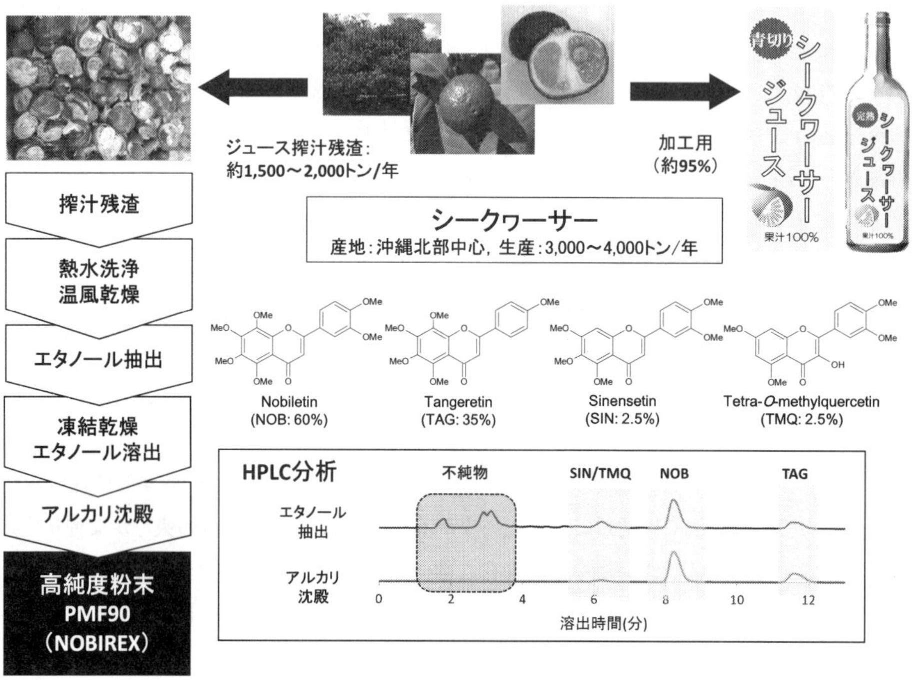


図2　シークヮーサーとノビレチン高純度精製法

沖縄県下で栽培されているシークヮーサーは，年間約4,000トンが収穫され，主には加工用ジュースや料理用として利用されている。それに伴い，年間約1,500～2,000トンの搾汁残渣が廃棄されている。我々は廃棄される搾汁残渣には果皮が多く含まれることに着目して，果皮に多く含まれるPMFの一つであるノビレチンを低コストで高効率に抽出できる工程を開発した[12]。本抽出法で製造したノビレチン高純度（ノビレチン50%以上）粉末であるPMF90（ノビレックス，NOBIREX）は，図2に示したように熱水洗浄及びアルカリ沈殿工程によって，中枢神経に作用するシネフリンや人体に有害な農薬が除去されており，高純度で低リスクな新しい機能性素材の原料としての利用が期待されている。

## 3　ノビレチンの抗肥満効果

近年，肥満症は心臓病，糖尿病，動脈硬化などの生活習慣病と密接に関係していることが明らかになっている。肥満を発症すると外見に大きく反映するため，肥満症への対策は健康上だけでなく美容上の観点からも重要である。

まず，ノビレチンの細胞レベルにおける抗肥満効果に関する研究について紹介する。Kandaらのグループは，前駆脂肪細胞株である3T3-L1細胞において，インスリンとデキサメサゾンと3-isobutyl-1-methylxanthine（IBMX）を添加して脂肪細胞への分化を誘導する条件下でノビレチンを添加し，脂肪細胞への影響を調査した。その結果，ノビレチンは脂肪細胞への分化を有意に抑制した[13)]。その作用メカニズムとして，ノビレチンが脂質代謝の調節に関わるAMP-activated protein kinase（AMPK）の活性化を介し，種々の遺伝子発現を制御しているcAMP-response element-binding protein（CREB）のリン酸化の抑制とsignal transducer and activator of transcription（STAT）5のリン酸化の促進を伴い，脂肪細胞の分化を抑制することが報告されている[13)]。我々も同様の実験系で脂肪細胞の分化の指標である脂肪蓄積に対するノビレチンの抑制効果を確認している（図3，未発表データ）。

また，Saitoらのグループは，ノビレチンが脂肪細胞中の脂肪分解を促進することでメタボリックシンドロームの原因となる脂肪細胞機能の悪化を防ぐ可能性を報告している[14)]。我々もインスリンとデキサメサゾンとIBMXを添加して，大量の脂肪滴を蓄えた成熟3T3-L1脂肪細胞において，ノビレチンを添加してから6時間後の遊離グリセロールを定量したところ，ノビレチンは有意に遊離グリセロールを増加させたことを確認しており（図4，未発表データ），ノビレチンが細胞内のトリグリセリドを分解したことで，遊離グリセロール量を増加させたと考えられた。これらの結果は，ノビレチンが脂肪細胞において脂質代謝を調節し，抗肥満効果を有する

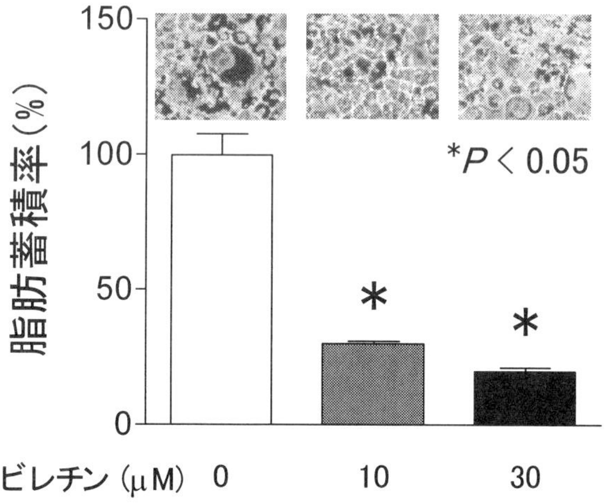


図3　分化誘導後の3T3-L1細胞におけるノビレチンの脂肪細胞分化への影響

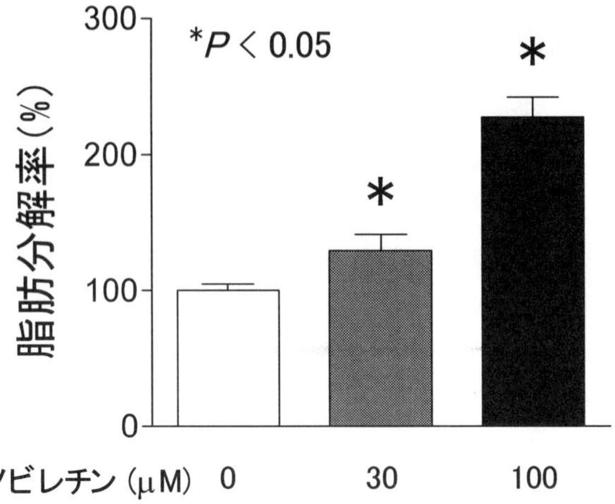


図4　成熟 3T3-L1 脂肪細胞におけるノビレチンの脂肪分解への影響

可能性を示している(図5)。

次に，動物レベルにおける抗肥満効果に関する研究について紹介する。我々のグループでは，高脂肪食を8週間給餌させて肥満を誘導したマウスに対し，高脂肪食を給餌させながら毎日100 mg/kg のノビレチンを経口投与し，さらに5週間飼育した際の影響について評価した[15]。その結果，100 mg/kg のノビレチン投与によって，摂餌量に影響なく，体重の増加と白色脂肪組織重量の増加が有意に抑制され，血中トリグリセリド濃度も有意に減少していた。さらに，血中のアディポネクチン濃度も有意に改善していた。これらのことから，ノビレチンが高脂肪食誘導性肥満モデルにおいても脂質代謝改善を示し，動物レベルにおいても抗肥満効果を有することを明らかとなった。

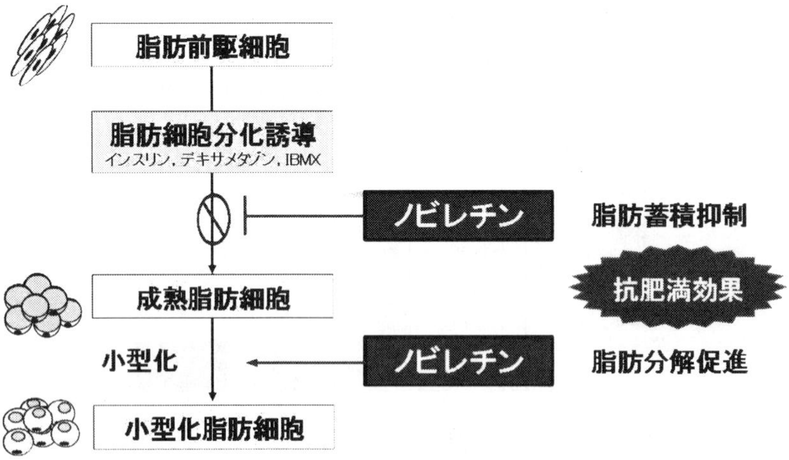


図5　脂肪細胞におけるノビレチンの抗肥満効果

以上のように，ノビレチンの抗肥満作用は細胞レベルから動物レベルで実証されており，我々は現段階でヒト臨床における有効性についても検証中である。今後，「体脂肪を減らす」など機能性表示も可能となるであろう。

## 4　ノビレチンの抗シワ効果

皮膚老化に伴うシワやたるみ，皮膚炎などの病態は，外見に対しても大きな影響を与えることから，皮膚老化の進行を制御することは非常に重要である。皮膚を老化させる要因として，UVAやUVBなどの紫外線が挙げられる。また，シワ形成においては，肌の弾力やハリに重要なコラーゲンやエラスチンなどを分解する細胞外基質分解酵素であるmatrix metalloproteinases（MMP）の活性化が深く関わっている。また，皮膚炎症の一部には，紫外線に曝された皮膚中で，アラキドン酸経路において重要な酵素であるcyclooxygenase-2（COX-2）などが誘導されて，産生されるprostaglandin $E_2$（$PGE_2$）が関わっており，この$PGE_2$が皮膚内部で炎症を起こし，シワやたるみの原因となるMMPを活性化することが報告されている[16, 17]。

田中らのグループは，UVB照射したヒトケラチノサイトにおいて，ノビレチンがCOX-2の誘導を阻害して$PGE_2$産生を抑制したこと，UVB照射したマウス皮膚において1%ノビレチンの塗布が水分蒸散量の増加と表皮過形成（皮膚硬化）を抑制したことから，紫外線による皮膚炎症をノビレチンが予防・改善する可能性を明らかにしている[18]。

Kimらのグループは，ヒト皮膚繊維芽細胞において，protein kinase C活性化剤であり，皮膚炎症を誘導する12-*O*-ttradecanoylphorbol-13-acetate（TPA）刺激によって誘導されるMMP-9の発現をノビレチンが抑制することを示し，シワやたるみの形成をノビレチンが抑制する可能性を報告している[19]。

さらに，Satoらのグループは，ノビレチンがUVB照射により炎症誘導したハムスターの耳介部において皮脂の合成抑制，皮脂細胞の増殖抑制，皮脂排泄の促進作用を持つことを示し，ノビレチンはニキビ予防にも効果がある可能性を報告している[20]。

以上の通り，ノビレチンには皮膚の光老化の抑制，シワ・たるみの抑制，ニキビ予防に効果があることが明らかにされており（図6），今後の機能性美容食品または機能性化粧品としての開発が期待される。

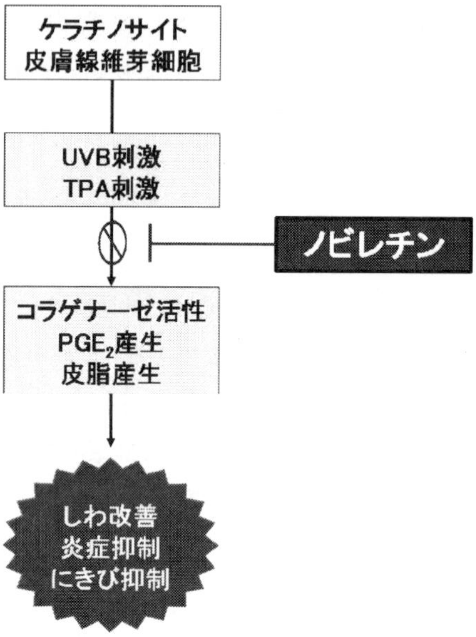


図6 ノビレチンによる抗皮膚老化作用

## 5 ノビレチンの抗掻痒効果

皮膚疾患の症状の一つとして「痒み」がある。痒みは「掻きたい」,「掻かずにはおられない」という衝動に駆られる感覚である。抑制できない痒みは苦痛となり，繰り返される掻破行動が皮膚症状を悪化させ，外面にも大きな悪影響を及ぼすことから，痒みを抑制して掻かないことが，皮膚の健康レベルを維持して心身を健全に保つためにも重要である。痒みは，ヒスタミンなどの神経メディエータや炎症性サイトカインが皮膚で過剰に産生されることで誘発される[21]。

我々のグループでは，細胞レベル及び動物レベルにおける各種刺激誘発性掻痒に対するノビレチンの改善効果を検討した。まず，アセトン・エーテル混液と水処理により乾燥肌を誘導したICRマウス乾燥肌モデルにおいて，ノビレチン塗布により保湿効果が示されるとともに掻き動作回数の有意な抑制効果が見られることを㈱池田模範堂 吉田らとの共同研究により明らかにした（図7，未発表データ）。この結果は，ノビレチンが外用の痒み抑制剤となる可能性を示唆している。次に，ヒスタミンまたはヒスタミン依存性起痒物質であるコンパウンド48/80を用いて，ICRマウスにおける掻痒行動に対するノビレチンの影響を見たところ，ノビレチン投与により抗起痒作用が見られた[22]。また，皮膚組織において炎症性サイトカインであるIL-4やTNF-$\alpha$の有意な抑制効果が見られた[22]。IgE誘発性マスト細胞（RBL-2H3細胞）においてはノビレチンにヒスタミンの放出に関わる脱顆粒に対する抑制作用が認められ，TPAで炎症刺激したRBL-2H3細胞においても，IL-4やTNF-$\alpha$の産生に対する有意な抑制効果が見られた。

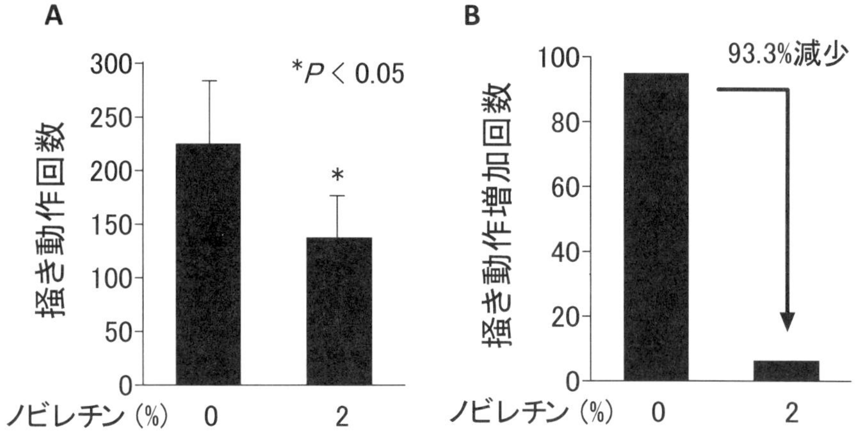


図７　ノビレチン塗布後の掻き動作への影響
A：掻き動作回数
B：掻き動作増加回数

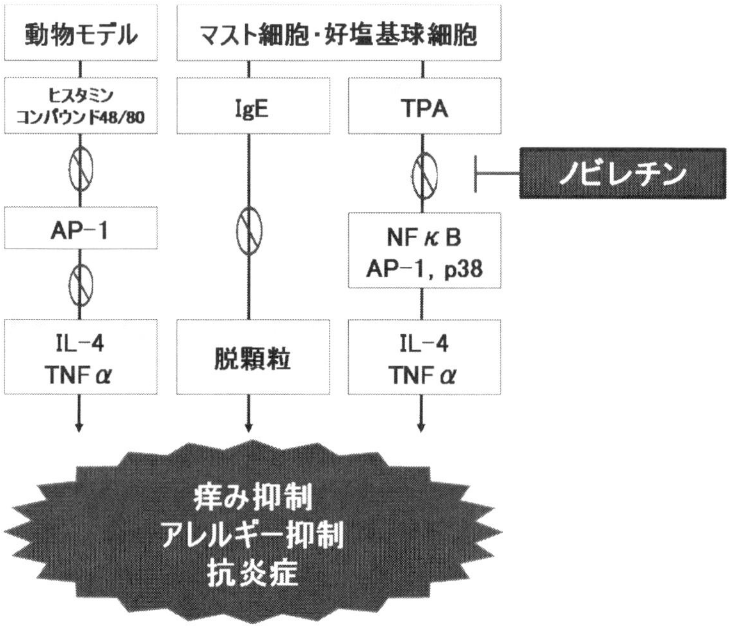


図８　ノビレチンの抗掻痒効果の作用メカニズム

メカニズム解析の結果，ノビレチンはIL-4やTNF-$\alpha$の発現に関わる転写因子であるnuclear factor-kappa B（NF-$\kappa$B）とactivator protein 1（AP-1）の転写活性化とp38 MAPKを抑制していることが明らかになった[22]。この研究でノビレチンがマスト細胞のヒスタミンの脱顆粒を抑制して，抗掻痒効果を発揮するメカニズムを明らかにした（図８）[22]。ノビレチンはマスト細胞・好塩基球細胞においてヒスタミンの脱顆粒抑制作用を有することと乾燥肌の改善作用を有することからアトピー性皮膚炎や花粉症などのアレルギーや乾燥による痒みに対して一定の緩和効果が期待できると考えられる。

## 6 ノビレチンの美白効果

メラニンは，色素細胞であるメラノサイトにおいて合成されて人間の肌を紫外線から防御する機能を持つが，過剰に生成されて表皮細胞に蓄積され，色素沈着を起こすとシミとなってしまう。近年，様々な美白剤が開発されてきたが，白斑などの副作用の被害も報告され，安全性が問題となることも多い。そのため，より安全で新しいタイプの美白剤の開発が望まれている。皮膚に紫外線や炎症などの外的なストレス刺激が加わると，endothelin-1（ET-1）や stem cell factor（SCF）など，メラノサイトを活性化する種々のサイトカイン等が表皮細胞から産生され，extracellular signal-related kinas（ERK）経路や protein kinase A（PKA）経路を介し，転写因子の CREB および microphthalmia-associated transcription factor（MITF）が活性化される。活性化したメラノサイトは，メラニン合成における律速酵素として重要なチロシナーゼを発現誘導し，メラニン色素を合成する[23, 24]。

我々のグループでは，ノビレチンがヒトメラノサイトにおいて，ET-1 と SCF の刺激で誘導されるチロシナーゼ活性の上昇を抑制することを始めて見出した[25]。一方，ノビレチンはチロシナーゼに対して直接の抑制作用を示さなかった[25]。この結果は，ノビレチンは正常なメラニン合成には影響することなく，過剰なメラニン合成のみを選択的に抑制して美白作用を示す可能性を示唆している。メラニン合成に関わるシグナル経路に対する作用解析の結果から，ノビレチンは ET-1 と SCF によって活性化される Raf-MEK-ERK 経路と cAMP-PKA 経路の両方を抑制することで，CREB の活性化を抑制し，MITF の分解を促進することによりチロシナーゼの発現誘導を抑制している可能性が示されている（図 9）[25]。さらに，我々はヒトメラノサイトとヒト皮膚細胞を 3 次元培養した皮膚モデル実験においても，ノビレチンが ET-1 と SCF 刺激により誘導されるチロシナーゼの発現とメラニンの蓄積を抑制することを明らかにしている[25]。これらの結果から，ノビレチンは白斑などの副作用を示す可能性が低い美白素材となる可能性が示唆されている（図 10）。

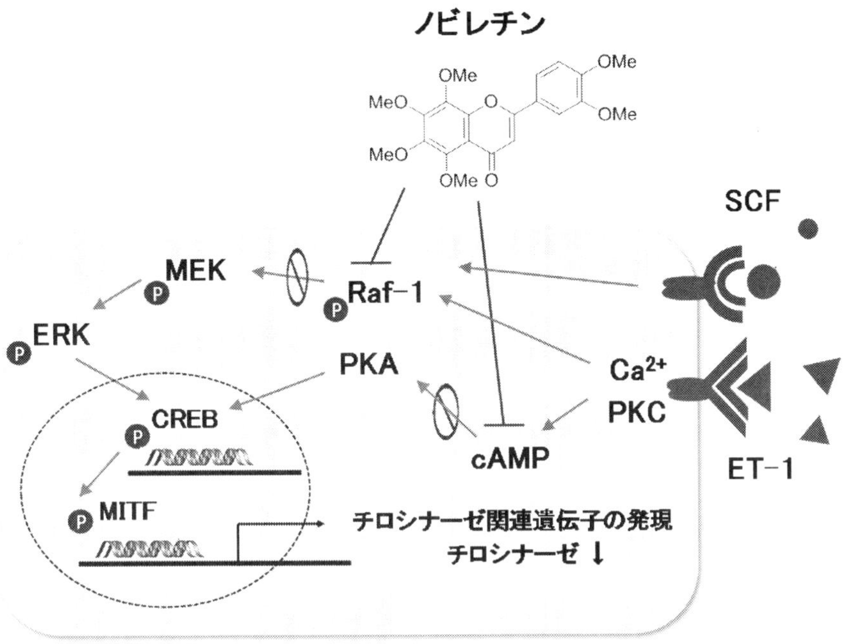


図9　ノビレチンのメラニン産生抑制効果

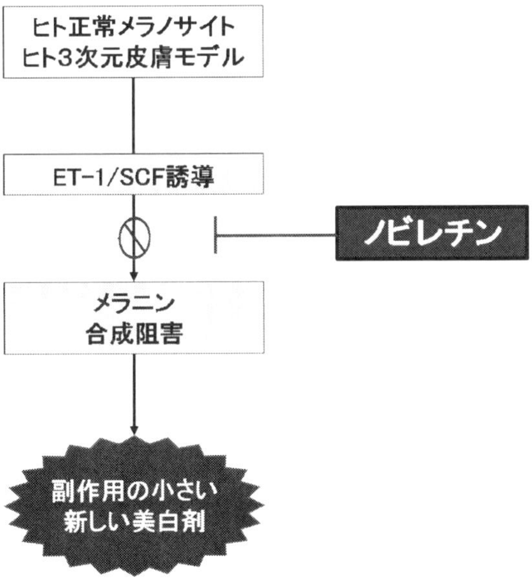


図10　ノビレチンのメラニン産生抑制効果

## 7 さいごに

本稿では，ノビレチンの化粧品・健康食品原料としての新たな有用性に関して，我々の研究成果を中心に，ノビレチン高純度製法やノビレチンの抗肥満，抗皮膚老化，抗掻痒，美白効果について概説したが，ノビレチンには，その他にも排尿障害改善作用[26~28]，抗認知症作用[10,11]，肝機能改善効果[29~31]など多様な機能を有することが報告されている。ノビレチンが多様な生理機能を示す理由として，6つのメトキシ基を有することによる高い脂溶性に伴って，他のフラボノイドよりも腸管吸収や細胞透過性が高いことが関わっていると推察されるが，さらなる検証が必要である。今後，ヒト臨床試験だけではなく，標的分子の同定などを含めて，より深い作用のメカニズムの解明が求められている。ノビレチンの更なる研究の進展とその応用を期待したい。

## 文　献


1) N.K. Mak *et al.*, *Life. Sci.*, **58**, 1269-127 (1996)
2) Y. Nogata *et al.*, *Biosci. Biotechnol. Biochem.*, **70**, 178-192 (2006)
3) S. Y. Choi *et al.*, *J. Ethnopharmacol.* **113**, 149-155 (2007)
4) S. Y. Choi *et al.*, *Biol. Pharm. Bull.* **30**, 772-778 (2007)
5) 川井悟，カンキツ類のがん抑制成分．化学と生物，**39**，795-802 (2001)
6) A. Murakami *et al.*, *Cancer. Res.*, **60**, 5059-5066 (2000)
7) Y. Lee Y *et al.*, *Biochem. Pharmacol.* **79**, 1674-1683 (2010)
8) Y. Lee Y *et al.*, *J. Nutr. Biochem.* **24**, 156-162 (2013)
9) Y. Kim *et al.*, *Mol. Nutr. Food. Res.* **61**, 1600889 (2017)
10) 山國徹ほか，日本薬理学雑誌，**145**，229-233 (2015)
11) T. Seki *et al.*, *Geriatr. Gerontol. Int.* **13**, 236-238 (2013)
12) 特許第4819869号，照屋俊明他「柑橘類由来のノビレチン及びタンゲレチン含有物の製造方法及びその方法で得られたノビレチン及びタンゲレチン含有物」
13) K. Kanda *et al.*, *Biochim. Biophys. Acta.*, **1820**, 461-468 (2012)
14) T. Saito *et al.*, *Biochem. Biophys. Res. Commun.*, **357**, 371-376 (2007)
15) Y. Lee *et al.*, *J. Nutr. Biochem.*, **23**, 156-162 (2013)
16) G. Herrmann *et al.*, *Exp. Dermatol.*, **2**, 92-97 (1993)
17) R. D. Granstein *et al.*, *Cutis.*, **74**, 4-9 (2004)
18) S. Tanaka *et al.*, *Biochem. Pharmacol.*, **68**, 433-439 (2004)
19) J. J. Kim *et al.*, *Biol. Pharm. Bull.*, **37**, 158-163 (2014)
20) T. Sato *et al.*, *J. Invest. Dermatol.*, **127**, 2740-2748 (2007)
21) W. Zhao *et al.*, *J. Immunol.*, **175**, 2635-2642 (2005)
22) S. E. Jang *et al.*, *Int. Immunopharmacol.*, **17**, 502-507 (2013)

23） G. Imokawa *et al.*, *Int. J. Mol. Sci.*, **15**, 8293-8315 (2014)
24） G. Imokawa, *Pigment. Cell. Res.*, **17**, 96-110 (2004)
25） H. J. Kim *et al.*, *Photochem. Photobiol.*, **91**, 379-386 (2015)
26） 松井幹奈ほか，日本排尿機能学会誌，**26**，165 (2015)
27） 和久田浩一ほか，日本排尿機能学会誌，**26**，217 (2015)
28） 禹済泰ほか，比較統合医療学会誌，**25**，59 (2017)
29） Y. Lin *et al.*, *J. Agric. Food. Chem.*, **59**, 4496-4503 (2011)
30） B. Morin *et al.*, *J. Nutr.* **138**, 1274-1281 (2008)
31） L. A. Nichols *et al.*, *Lipids. Health. Dis.* **10**, 36 (2011)

# 第6章　サケ鼻軟骨プロテオグリカンとアーティチョーク葉抽出物シナロピクリンの肌老化改善

坪井　誠*

## 1　はじめに

内外美容成分を開発する場合の方向性の１つとして，肌を構成する成分を化粧品用や健康食品として使用することがある。同じ成分を皮膚に塗布する場合と食べる場合では，浸透性，吸収性，作用点までの経路が全く異なり，本来同じ土俵で議論することはできない。しかし，表皮常在菌と腸内細菌，皮膚の角質層での保湿的な働きと腸壁の体外側への働きかけなど，肌表面と腸管表面でのそれぞれの体外側の細胞とそこに存在する細菌層への影響が，結果として，肌と経口の結果がよく似た作用を示すのではと思われることがある。肌では，何らかの形で肌改善に働き，保湿性とともに改善することで，表皮から真皮を正常に保つ働きと皮膚状在菌やそのバランスへの影響で肌改善をもたらす働きが考えられる[1]。経口でも体外である腸内での表面作用と腸内細菌やそのバランスへの影響など，それぞれ，似ている部分も多々あり，体外表面の改善が，体内の改善につながることが考えられている[2~4]。経口摂取と化粧品素材としてヒアルロン酸やセラミドなどが内外美容成分として知られ，美容成分として健康食品や化粧品に利用されている。ここでは，肌成分に含まれる天然物として新たに取り出すことができるようになったプロテオグリカンについて，機能性やこれまでの研究について報告する。プロテオグリカンについては，直接の生理活性以外にも，さまざまな経口摂取での作用が見つけ出されている。

次に，内外美容成分としては，古くからハーブ等で利用されていた植物がある。化粧の元は，天然の植物や鉱物を肌に塗る行為の目的である肌防御や祭事にさかのぼる[5~7]。肌を守る為，さまざまな試行錯誤が繰り返され，良いものが，伝統的な美容法として受け継がれてきた。これらの中で，3000年近く前から，受け継がれてきた内外美容植物として，アーティチョークがある。古くから使用され，美容や健康に利用されてきたアーティチョークハーブは，民間医療として，外用と内服に用いられてきた。これらの古典的な使用経験を実証し，有用成分や薬理活性を見つけ出すことで，新たな内外美容成分シナロピクリンを発見することができた[8]。健康食品としても幅広く使われているアーティチョーク葉に新たな活性成分と作用を見出した。

＊　Makoto Tsuboi　一丸ファルコス㈱　開発部　執行役員，開発部長；
岐阜薬科大学　客員教授

## 2　肌構造

皮膚の構造は，表面から表皮，真皮，皮下組織の3層と皮脂腺を伴った毛包や汗腺などの附属器官から構成されている。表皮は表皮細胞（角化細胞）から構成され，表面から角層，顆粒層，有棘層，基底層の4層構造を持つ（図1）。表皮の下に存在する真皮は，構成細胞である線維芽細胞の密度は低く，線維芽細胞が分泌するヒアルロン酸やコラーゲンから構成される細胞外マトリックスの立体構造が特徴である。しかし，角質層及び皮膚状在菌も含む表皮の状態が健全でないと，真皮の状態に対しても影響することがわかって来ている[9]。逆を言えば，肌の角質層表面を改善すれば，真皮の肌状態までも改善が可能であることが推察され始めている[10]。また，紫外線が，表皮にも真皮にも総合的に係りあって影響することも知られている[2]。

## 3　プロテオグリカン

プロテオグリカンは，重要な生体成分であり，主要な臓器など，脳や皮膚を始めとした全体の組織中の細胞外マトリックスや細胞表面に存在する。また，関節軟骨の主成分としても存在している。プロテオグリカンは，組織形成や伝達物質としての役割など，組織の維持修復に関係する成分と考えられ，細胞外マトリックス中に存在することで，即応型の組織修復を司る内在成分ではないかと考えている[11]。また，プロテオグリカンは，コラーゲンやヒアルロン酸とマトリックスを作ることで身体組織や皮膚組織の形態を維持している[12, 13]。肌では，コラーゲン線維の太い

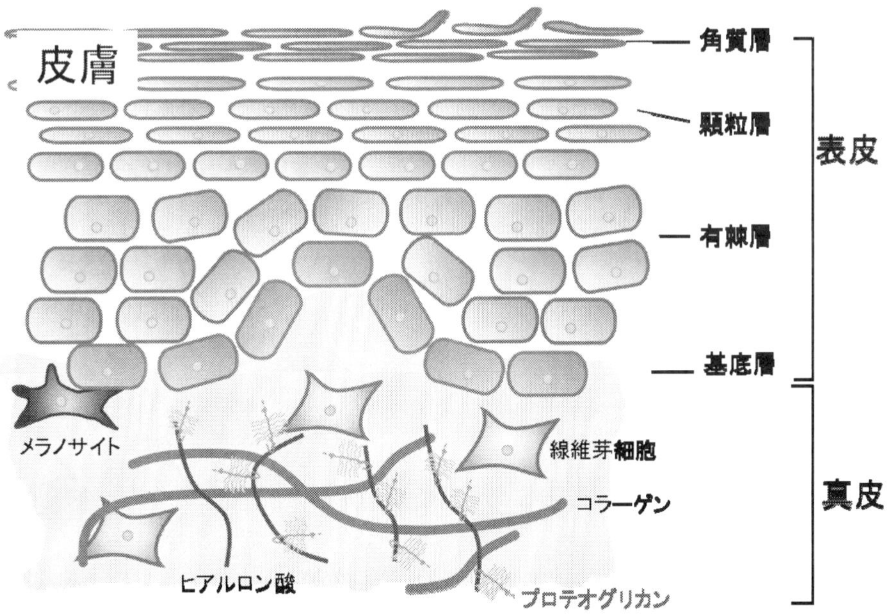


図1　皮膚の基本構造

網目状構造と弾性線維のネットワークが強い弾力を生み出しており，その線維成分の隙間を潤滑性のある充填剤のようにヒアルロン酸やプロテオグリカンが埋めている。ヒアルロン酸は大量の水を保持できる糖鎖であるが，プロテオグリカンも同様に大量の水を保持できる構造を持つ（図2)。プロテオグリカンは，コアタンパク質に1本以上のグリコサミノグリカン糖鎖が共有結合した分子である。このグリコサミノグリカンは自身の持つ陰性荷電により強い親水性を示し，さらに糖鎖同士が電気的に反発してできる空間に大量の水分子が保持される。プロテオグリカンはヒアルロン酸と同程度の水分保持力を有し，化粧品用の保湿素材として使われる様になってきた。プロテオグリカンは，生体を構成するマトリックス成分の中でも，生体内での生理活性を持つ細胞外マトリックス成分として認識され，経口摂取や外用による機能性も確認されるようになってきている[10～35]。プロテオグリカンは，動物成分の多糖であるグリコサミノグリカン（glycosaminoglycan）の研究中に見つけ出された成分である。グリコサミノグリカンは，ムコ多糖として全身に存在するヒアルロン酸や軟骨から分離されたコンドロイチン硫酸（1889）などが有名であるが，これらのグリコサミノグリカンの構造解析を行っていたところ，グリコサミノグリカンとコアタンパク質（Core Protein）が一定の結合様式で結合した糖たんぱく質が発見された。この成分を1970年にプロテオグリカン（Proteoglycan）と命名した[36]。プロテオグリカンは，コアタンパク質のアミノ酸であるセリンと糖質のキシロース←ガラクトース←ガラクトース←グルクロン酸が結合し，その先にコンドロイチン硫酸などの2糖単位で連続する多糖体が結合した化合物である（図3)。つまり，特定のタンパク質と共有結合したグリコサミノグリカン-タンパク複合体が見つかり，これらの化合物の総称をプロテオグリカンとした。その後，プロテオグリカンの構造が徐々に明らかにされ，1987年EGF部分を持つ物質であることが発表され[37]，その後1998年には，サケ鼻軟骨プロテオグリカンと同種のプロテオグリカン

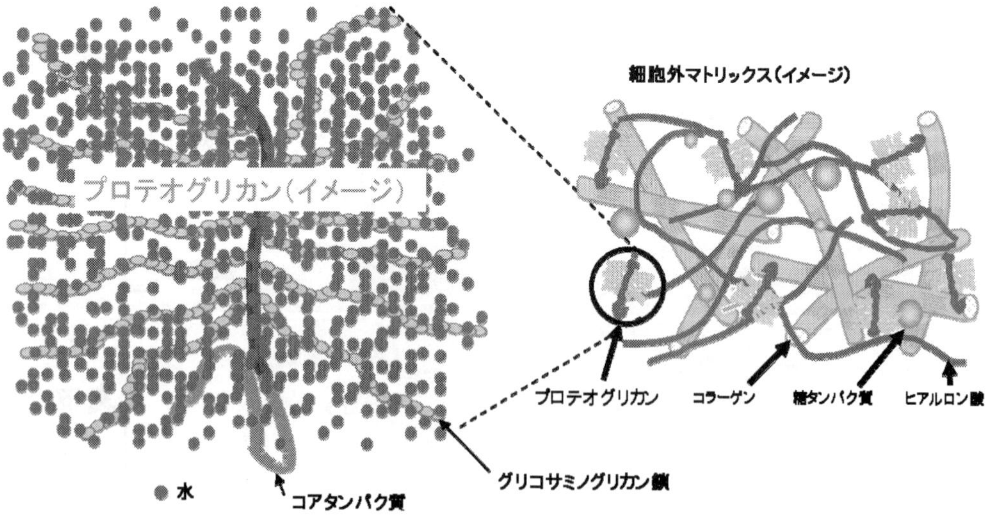


図2　水分保持力のイメージ

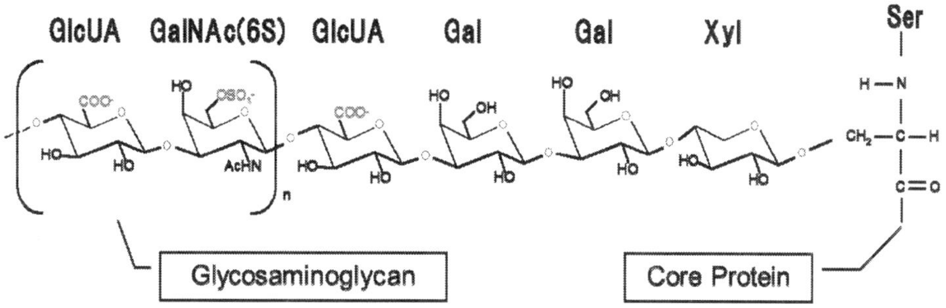


図3　プロテオグリカンの基本構造

（アグリカン）のG3ドメイン（EGF）が解明された[38]。軟骨などに含まれるアグリカンにEGFの部分構造を持つことが解明されたことで，軟骨由来のプロテオグリカンが，内外美容の素材として保湿以外にも有望な成分であることが分かってきた。我々は，1990年ころより，化粧品用の素材としての可能性を追求し，20年後に，製品化することができた。

### 3.1　サケ鼻軟骨プロテオグリカン

これまで体内の成分で取り出すことが困難な物質であったプロテオグリカンについて，弘前大学の高垣教授の研究により[39]，鮭の鼻軟骨から取り出すことに成功した。我々は，コラーゲン（Ⅰ型コラーゲン），ヒアルロン酸，セラミドなどを市場に提供してきたが，プロテオグリカンは，プロテオグリカン構造を維持しつつ，抽出することが難しい物質であった。今までの成分と異なり，軟骨エキスに必ずプロテオグリカンが含まれるものではない。プロテオグリカンの構造が残っていることを確認し，プロテオグリカン構造が保たれた状態で抽出することが必要である。また，これを測定できる標準品を獲得（種や組織によってプロテオグリカンは異なる）することが求められる。事業化にあたっては，大量生産できるルートと方法を確立する必要があった。軟骨中のプロテオグリカン含量は，1～2％程度であり，軟骨や他の組織に多量に含まれることは考えられない。プロテオグリカンの取出しまでを正しく行えば，他成分の影響でプロテオグリカンではない構造体になることも無く，安定した成分である。鼻軟骨を含む鮭の頭部は，廃棄されることも多いため，資源の有効利用という点からも有用な製品化であった。ここで見つけ出された，サケ鼻軟骨プロテオグリカンには，内外美容成分として十分な機能性を見つけだすことができた[22～44]。

### 3.2　サケ鼻軟骨プロテオグリカンの抗加齢・美容効果

化粧品用の作用として，ヒアルロン酸に匹敵する保湿性のある成分であるプロテオグリカンは，角質層表面の保湿性を改善し，表皮や真皮の状態を正常に保つことで，老化傾向に傾いている肌状態を，健康な肌状態に改善していると考えられる。また，ヒアルロン酸やコラーゲン等の保水成分と異なり，角質層（表皮細胞の殻）や角質層の元となる表皮細胞との親和性がよく，肌にとどまることで，化粧料として肌の保水状態を保てるものと考えられる。事実，ヒト皮膚塗布試験の結果，シワ，色素沈着，角質層保湿，油分量が改善され，高齢での肌荒れ改善が見られ皮膚再生を促すような効果により皮膚を若い状態にすると考えられる[24]。

健康食品としては，このプロテオグリカンは分解されること無く小腸や大腸まで到達すると考えられる。このプロテオグリカンは，小腸のクラスリン依存性エンドサイトーシスを介して腸管から吸収されることが解ってきた[29]。吸収されたプロテオグリカンが，EGF様の作用等で，肌細胞を活性化することが考えられる[45, 46]。また，このプロテオグリカンは，腸内環境の改善や抗炎症性のサイトカインを経口摂取で産生することが認められている。腸内環境の改善は，肌状態に影響することが知られているが，このプロテオグリカン摂取により，腸内の善玉菌が増え，過剰な免疫反応を抑えることが報告され[47, 48]，全身性の過剰な炎症を抑制する作用があることも報告されている[49, 50]。肌では，加齢や紫外線による肌の生理的な炎症が抑制され，炎症領域で浸潤している好中球やマクロファージから誘導されるマトリックスメタロプロテアーゼやエラスターゼなどの肌の弾性繊維を分解する酵素が抑制されることで，肌の弾力が改善するとも考えられる。事実，ヒト臨床試験の結果，経口摂取によるプロテオグリカンの肌改善は，皮膚の保湿力を改善し，肌荒れ，しわ，シミ，目立つ毛穴を減少させ，皮膚のたるみを改善している[16]。

### 3. 3 ヒト皮膚細胞への作用

ヒト正常表皮角化細胞（表皮細胞）に対して，プロテオグリカンを添加すると，細胞増殖を促進する（図4）。これはプロテオグリカンが，EGFレセプターに作用して，EGF作用を起こしていると考えられる。また，プロテオグリカンは，ヒト線維芽細胞のEGFに作用し，ヒアルロン酸の産生（図5）とコラーゲン分解酵素MMP-1などの分泌が高まる。しかし，プロテオグリカンの場合は，ヒト正常線維芽細胞（線維芽細胞）でコラーゲンの産生効果（図6）も認められる[22]ことから，EGF以上の肌細胞に対する有用性を有する物質ではないかと考えられる（図

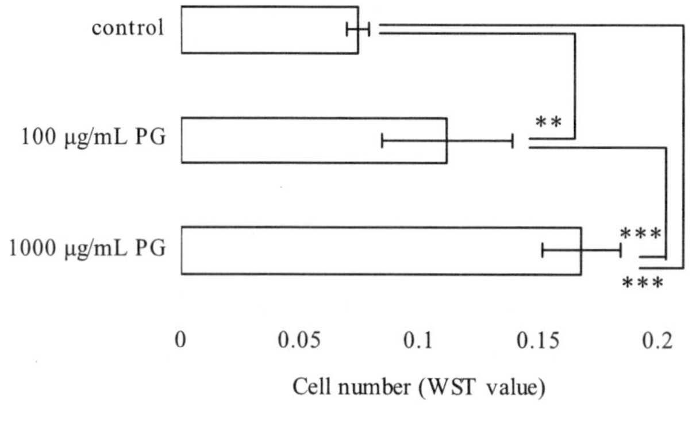


*** p<0.01, **p<0.05

**図4 ヒト正常表皮角化細胞増殖促進作用**

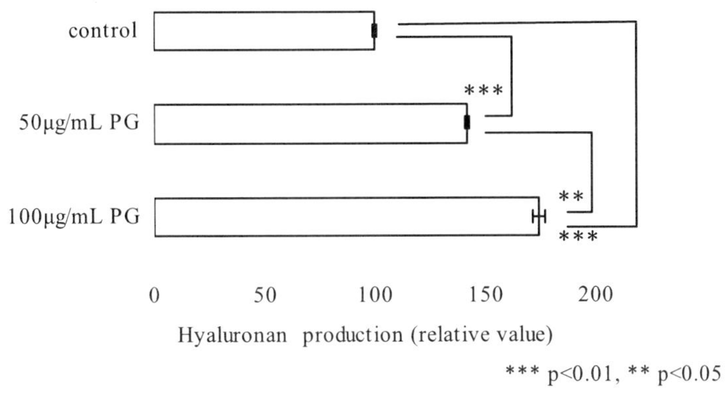


**図 5　ヒアルロン酸産生作用**

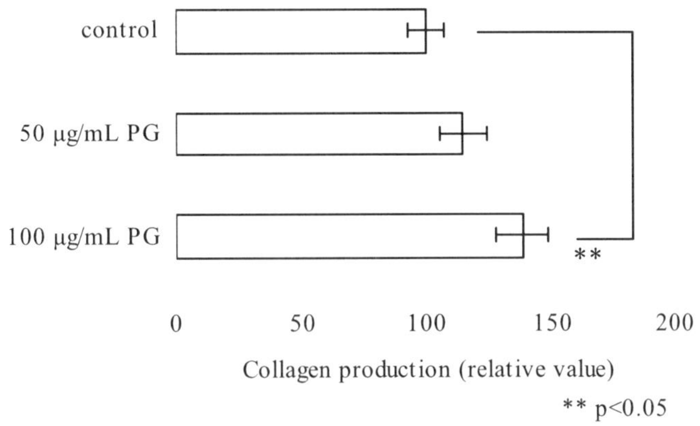


**図 6　I 型コラーゲン産生促進作用**

7)。プロテオグリカンは，表皮を増殖することで表皮及び角質層を正常な状態にし，真皮の線維芽細胞の増殖とヒアルロン酸を産生し，細胞外マトリックスにあるコラーゲンの分解と産生を進めることで，表皮と真皮の代謝を活性化すると考えられる（図 8)。

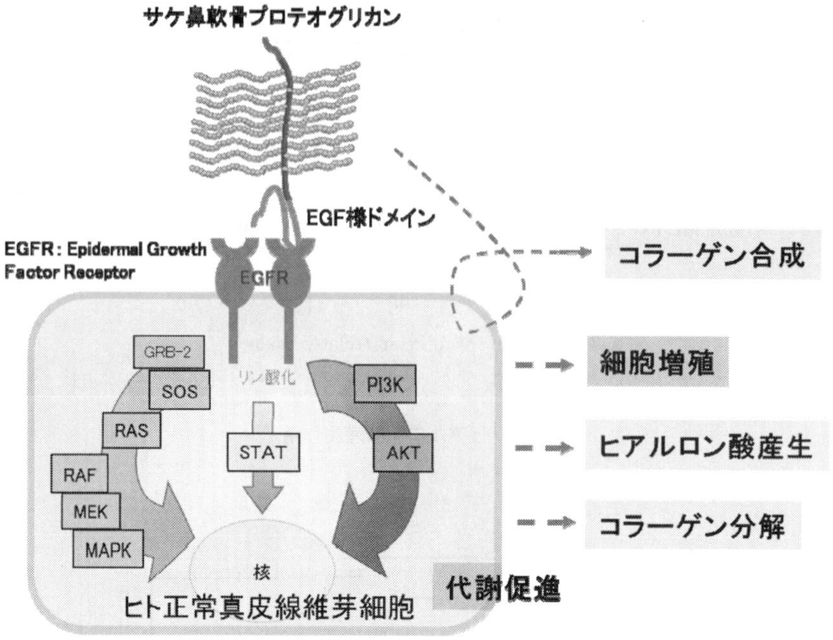


図7　ヒト正常線維芽細胞への作用

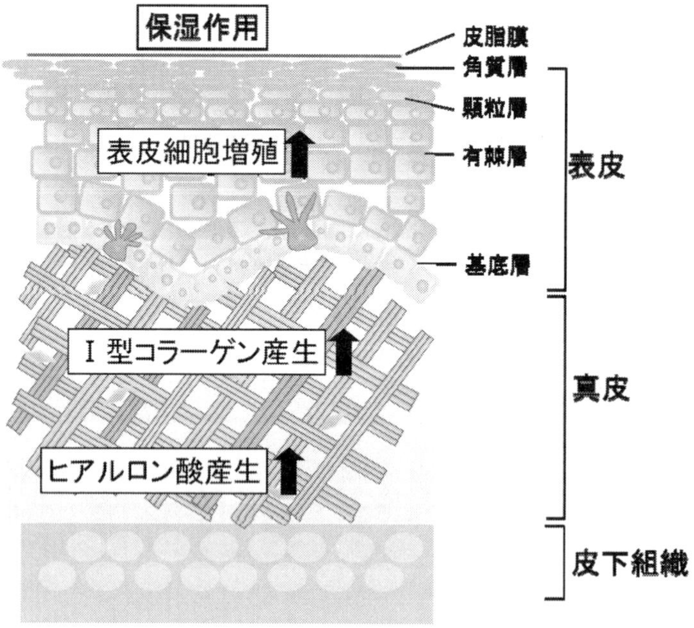


図8　プロテオグリカンの作用

### 3. 4　美容効果外用

肌での有用性は，肌表面の改善にあり，角質層表面を整えることが重要である。このプロテオグリカンは，保湿性が高く，肌保湿が継続することがわかりつつある。化粧品用プロテオグリカンの0.001％溶液を，1日2回，4週間肌に適用し，適用後の皮膚の状態を対照部位と比較した結果，シワの改善（図9），色素沈着の減少（図10），角質水分量（図11）及び油分量の増加が確認され高齢での有意な肌荒れ改善も認められた[25]。角質層の保湿力を改善することで，皮膚再生を促し，より皮膚を若い状態のようにすると考えられる。プロテオグリカンを化粧品用素材として利用することで，肌に対する保湿性を感じ，滑らかな浸透感が得られ，肌が若返るような化

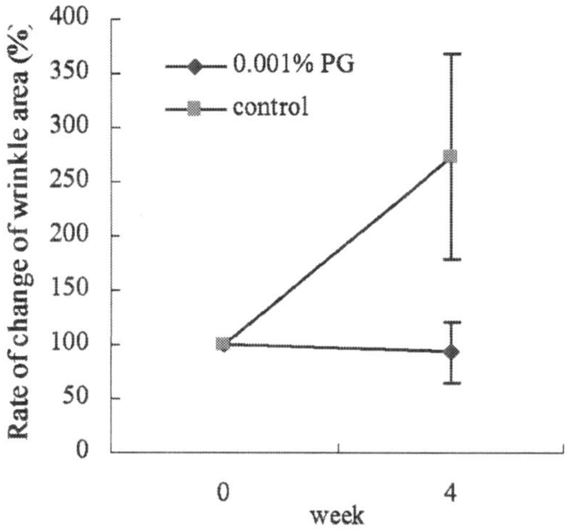


図9　目じりのシワの改善

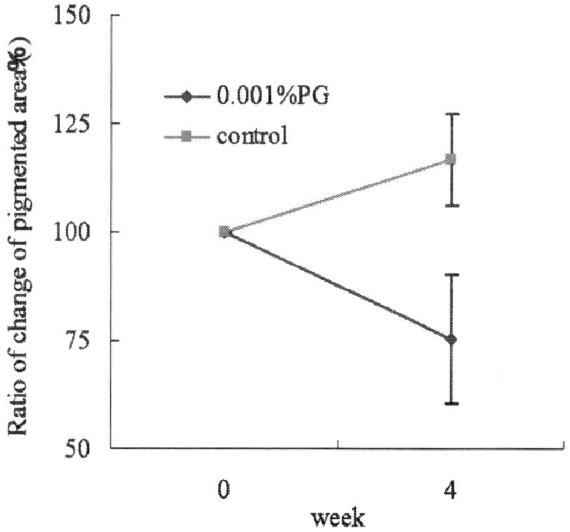


図10　色素沈着の減少

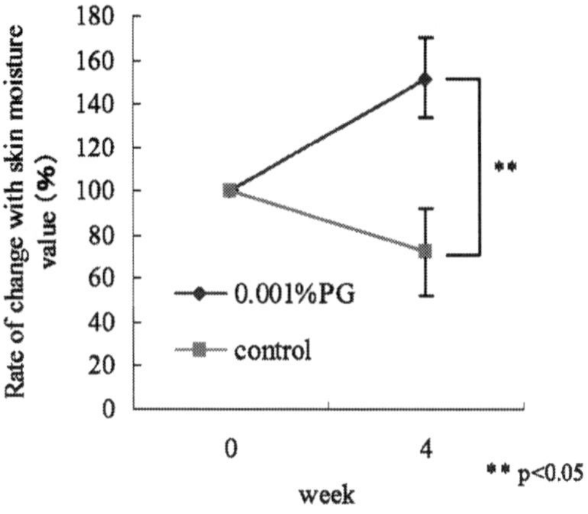


図11　角質水分量の改善

粧品を作り出すことが可能となってきた。プロテオグリカンは，皮膚の保湿力を上げ，乾燥による皮膚の老化状態を正常に戻し，シワや色素沈着を改善できる理想的なアンチエイジングの美容素材と考えられる。プロテオグリカンはヒアルロン酸に匹敵する高い水分保持能をもつ，化粧品用の天然保湿剤であり，ヒアルロン酸との比較検討で，皮膚角質層への浸透力もすぐれていることが分かってきた。この点は，ヒアルロン酸やコンドロイチン硫酸などの単純な多糖には見られない性質と思われる。保水力を有するグルコサミノグリカン部分がコアタンパクで収束される構造は，外用に於いて強い浸透力と保湿効果を有すると考えられる。

### 3．5　経口摂取による美容効果

健康な成人ボランティアで無作為二重盲検比較試験を行った結果，このプロテオグリカンは肌弾力，たるみ，しわ，毛穴，シミに効果的であり，肌の保湿の改善も認められた。日本香粧品学会の「化粧品機能評価ガイドライン」の除外基準に基づいてヒト試験を行った結果，2週間のプロテオグリカン摂取により，肌弾力と肌弾力の回復力は，プラセボ群に比べ有意に増加した（図12，13）。また，皮膚のたるみが大きく減少し（図14），眼下シワの減少（図15），シミの数を有意に減少（図16）した。皮膚コンダクタンスの測定と角質細胞の顕微鏡写真の解析から，重層剥離の減少（バリア機能改善）（図17），角質水分量増加作用（図18）が認められ，このプロテオグリカンは皮膚の保湿力を改善し，肌荒れを改善することが示された[16,22,25]。また，毛穴についても，改善傾向が見られている[51]。このプロテオグリカンは，肌の弾力を高め，しわ，たるみ，目立つ毛穴を改善し，水分を維持する機能を助けることにより，肌の潤いに役立つこと，そして肌のシミを目立たなくするための食品成分であると示された。

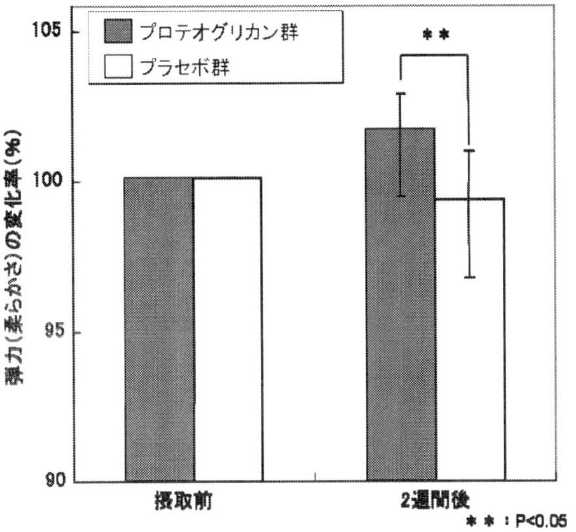


肌の柔らかさ：数値が高いほど 肌の弾力がある

図12　肌の弾力改善作用（柔らかさ）

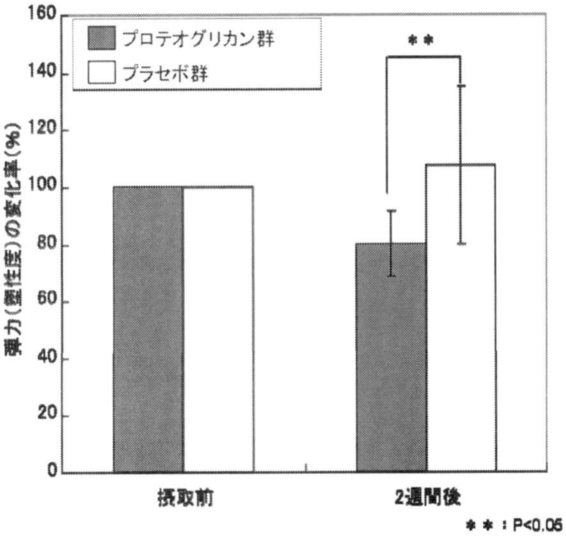


肌の硬さ：数値が低いほど肌の弾力がある

図13　肌の弾力改善作用（塑性度）

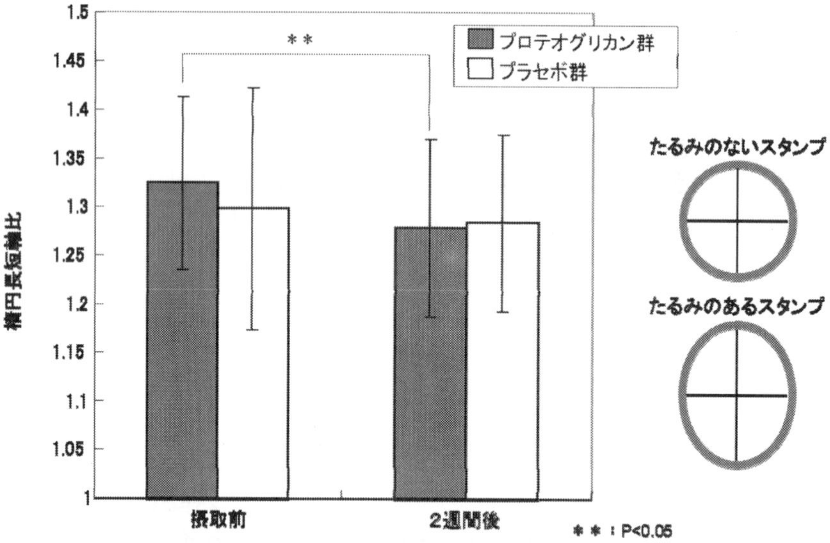


**楕円長短軸比が1に近づくほど真円、たるみが少ない**

図 14　肌のたるみ改善作用

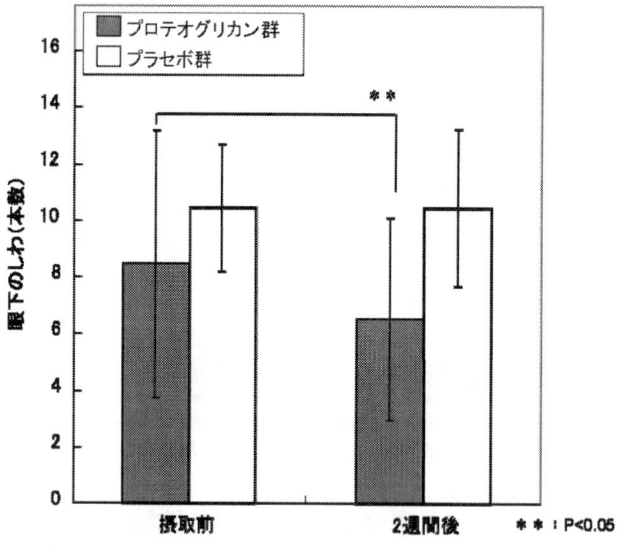


図 15　シワ改善作用

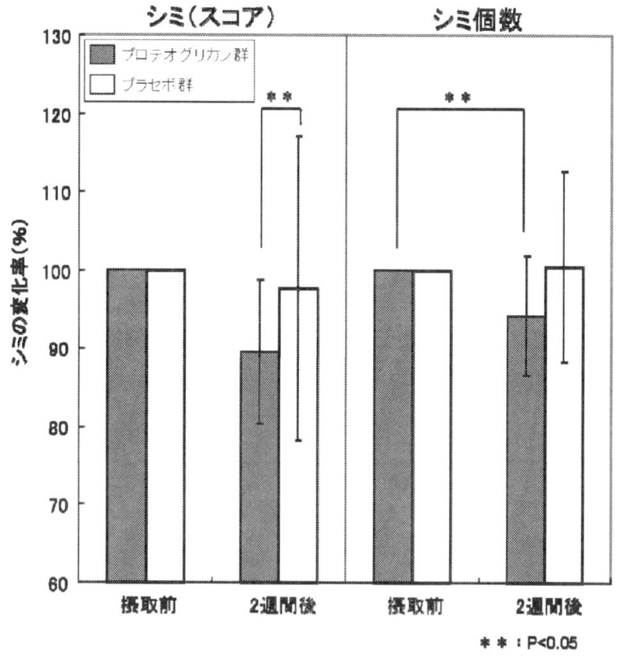


図16　シミ改善作用

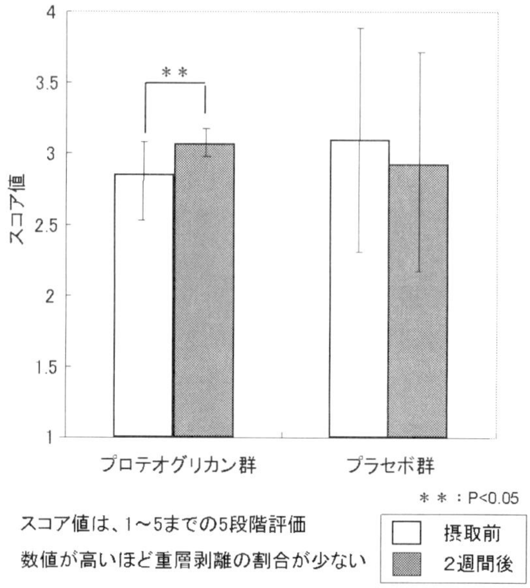


図17　角質状態改善作用（重層剥離）

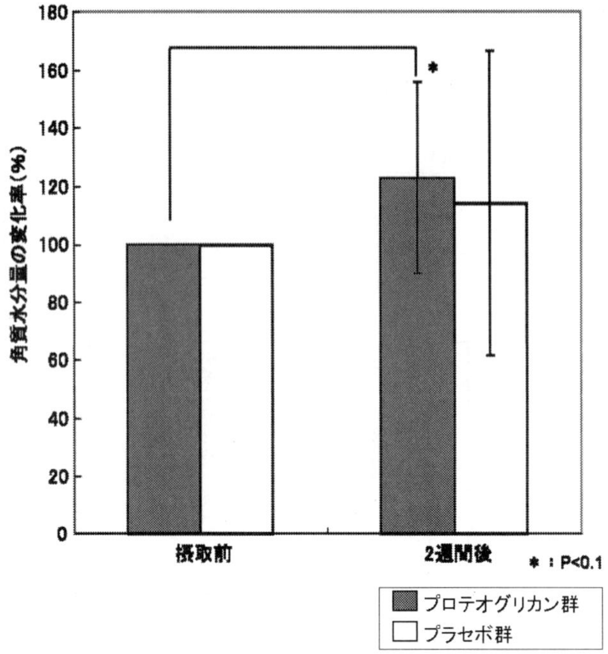


図18　角質水分量増加作用

### 3. 6　プロテオグリカンの働き

プロテオグリカンの構造は，保水力を有するグリサミノグリカン部分とEGF領域などの生理活性を有するコアタンパク部分に大きく分けて考えることができる。マウスEGFはスタンレー・コーエンによって発見された53個のアミノ酸からなるポリペプチドで，表皮ケラチノサイトや真皮線維芽細胞の受容体に結合することで，細胞増殖を調整している。ヒトEGFも年齢とともに合成量，分泌量が減少し，EGF減少に従って皮膚の再生や創傷治癒能力，新陳代謝も低下するため，EGF減少は皮膚老化の一因となる。このプロテオグリカンは，ヒトの細胞に対してもEGF様作用を有することが確認されている[45,46]。このプロテオグリカンは，表皮ケラチノサイトの加齢に伴う能力低下を補うことによって，正常な表皮を生み出し，真皮の成分を作り出すことで，皮膚の弾力を向上させることが予想された（図8）。これは，加齢に伴う代謝の低下を補う可能性が確認できたと思われる。プロテオグリカンの経口摂取による低濃度での作用は，コアタンパクに対して大きなコンドロイチン硫酸糖鎖が分解されやすい結合部分を保護し，消化されないで腸管に到達することから想定できた。到達してからの作用機序は，腸内細菌や腸壁への作用でサイトカイン等が分泌されることによる間接作用と腸壁から吸収されることでプロテオグリカンが組織で作用する直接作用が考えられる。摂取されたこのプロテオグリカンは，小腸，大腸を含めた腸管まで到達し，クラスリン依存性エンドサイトーシスを介して腸管から吸収されることが報告されている[29]。皮膚まで到達したプロテオグリカン及びその部分分解物のEGF等の作用により，表皮および真皮を活性化し，真皮の細胞外マトリックス成分であるコラーゲンの代謝を高め，ヒアルロン酸の産生を即すことで，真皮の状態を若返った様な状態に戻していると考えられる。また，腸内環境の改善は，肌状態に影響することが知られているが，このプロテオグリカン摂取により，腸内の善玉菌が増え，過剰な免疫反応を抑えることも報告されている[18, 19]。このプロテオグリカンの作用として，全身性の過剰な炎症を抑制する作用があることも報告されている[49, 50]。肌でも同様に，加齢や紫外線による肌の生理的な炎症が抑制され，炎症領域で浸潤している好中球やマクロファージから誘導されるマトリックスメタロプロテアーゼやエラスターゼなどの肌の弾性繊維を分解する酵素が抑制されることで，肌の弾力が改善すると考えられる。

### 3. 7　プロテオグリカンのまとめ

我々は，特許製法によって得られたサケ鼻軟骨プロテオグリカンを用いて，高い保水力やヒト皮膚細胞に対する作用など，新規の保湿剤であることを確認した。化粧品用途としては，角質層の水分保持による肌改善とその結果起こる，肌組織の改善の結果，肌状態が回復し，肌の若返り効果をなしていると思われる。肌でのプロテオグリカンの効果は，角質層の水分保持を適切に行い，表皮および真皮の状態を間接的に改善していると考えられる。実際に，ヒト塗布試験において保湿改善効果のほか，色素沈着改善効果が得られている。さらに，プロテオグリカンの皮膚外用（ヒト塗布試験）および経口摂取試験では顔のシワや皮膚弾力に影響が認められた[16]。プロテオグリカンを化粧品用素材として利用することで，肌の保湿性が改善し，若い肌状態のような保湿性の維持で，肌が若返ったような化粧品を作り出すことができるのではないか。皮膚細胞に対する作用は，経口摂取による作用が考えられ，機能性関与成分として肌改善に関する機能性を届け出ている。経口摂取による作用に関しては，消化等により分解されること無く，腸管までたどり着き，腸管から吸収される可能性が見え始めている。その後の作用については，複数の可能性が考えられ，完全に解決しているわけではない。可能性として，皮膚細胞の試験結果から，ヒアルロン酸産生促進作用とコラーゲン産生促進作用は肌の水分保持に，表皮細胞増殖作用は表皮細胞の代謝促進につながり，その人なりの正常状態が早めに回復し，一種の肌若返り状態のような効果を起こしている可能性がある。また，プロテオグリカンは，抗炎症性のサイトカインの腸管での産生などで，肌を改善できる新たな素材として注目している。

## 4　アーティチョーク葉抽出物

### 4. 1　アーティチョーク

アーティチョーク（学名：Cynara scolymus）は，地中海沿岸およびアフリカ北部原産のハーブであり，野菜としてつぼみの花柄の部分にある多肉質の花床と苞葉を食べている。フランス料理やイタリア料理ではポピュラーな食品で，肉料理などの付け合わせには欠かすことのできない野菜である[52]。アーティチョークは，数千年も前より，地中海で食べられていた，現在でも幅広

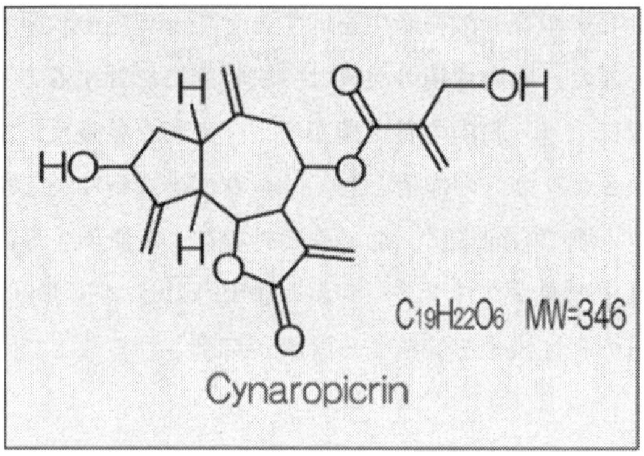


図 19　シナロピクリンの構造

く食べられている野菜である。また，アーティチョークの葉は，紀元前より民間療法のハーブとして，健康や美容効果を期待して使われていた。現在アーティチョーク葉エキスは，サプリメントとして世界で広く使用される素材となっているが，ここで紹介する食品及び化粧品用に利用されるアーティチョーク葉エキスは，活性成分をシナロピクリン（Cynaropicin, セスキテルペンラクトン）として特定したエキスである（図 19）。一般に売られるアーティチョーク葉エキスは，シナリン（フラボノイド）を指標成分としており，活性成分であるシナロピクリンを含む物もあれば，含まない物もある。化粧品用および健康食品として利用される部分は，アーティチョークの葉である。アーティチョークの葉は，サラダやハーブティーとして飲食し[53]，生の葉の汁を飲用[54]，葉をホワイトリカーに漬け込んで薬用酒としても利用している[55, 56]。また，美容効果を目的に使われているハーブでもある[52]。

## 4. 2　アーティチョーク葉に含まれるシナロピクリン

アーティチョークの葉に含まれるシナロピクリンが肌を若い状態にする成分であることがわかってきた。シナロピクリンを含有する植物は，アーティチョークの葉に見られる程度であるが，栽培方法によっては，あまり含まれない葉も存在する。アーティチョークの葉以外にも，シナロピクリンと類似のセスキテルペンラクトンは多くの植物が含有している。これらのセスキテルペンラクトンにも，Nuclear Factor-kappa B（NF-$\kappa$B）の阻害作用が報告されており，今後，他の植物においても同様な作用が認められれば，植物の新たな機能性成分群として評価されるのではないか。アーティチョーク葉に含まれる化合物としてのシナロピクリンは，食品用の苦味添加を目的に利用された成分であった[57]が，アーティチョーク葉の有効成分であることは，知られていなかった。我々は，肌の若返り研究を行っていた中で，アーティチョーク葉の薬理成分としてシナロピクリンは見つけだされた。我々は，広義の炎症物質である NF-$\kappa$B の抑制物質をスクリーニングする過程で，アーティチョークの葉エキスに活性を見出し，その活性成分を研究した結果，アーティチョークの葉に含まれるシナロピクリンであることを見つけ出した[58]。市販されているアーティチョーク葉エキスは，シナリンといわれるフラボノイドを指標成分として販売されている。しかし，アーティチョーク葉の活性成分については，論文等によりシナリンを含む複合体に活性があるとの報告もあるが，定かでなかった[59~64]。我々は，肌の光老化に関する研究から，光老化のメカニズムに重要なNF-κBの阻害活性に付いて研究を進め，アーティチョーク葉エキスにきわめて有効な阻害活性を見つけ出し，この活性成分がシナロピクリンであることがわかった。この研究により，アーティチョーク葉エキスの健康に関与する成分が，セスキテルペンラクトン構造であるシナロピクリンであることが判明し，経口摂取においても，シナロピクリンにより，アーティチョーク葉エキスによる，さまざまな生理活性を説明できることがわかって来た。また，セスキテルペンラクトンによるNF-κBの阻害活性については，多くの研究がなされ[65~69]，セスキテルペンラクトンは，p65サブユニットのシステイン残基への結合によるNF-κBの核内移行を阻害，又はNF-κBを制御するIκBのシステイン残基に直接結合することでIκBの分解を抑制し，間接的にNF-κBの活性化を阻害する。シナロピクリンもまた，p65サブユニットのシステイン残基への結合による核内移行の阻害とIκBのシステイン残基への結合でIκBの分解を抑制していると考えられる。シナロピクリンに関する生理活性として，NF-κBのダイレクトな阻害以外にも，潰瘍改善の作用として内因性プロスタグランジン産生による作用も示すことができている[70, 71]。シナロピクリンは，NF-κB阻害の他，さまざまな作用により，アーティチョーク葉エキスの伝統的な有効性を示すことが解ってきた。アーティチョーク葉の内外美容成分として，長年特定できなかったシナロピクリンを活性成分として見つけ出し，この活性成分であるシナロピクリンを一定量含むエキス化に成功した。この活性成分を含むアーティチョーク葉エキスのさまざまな作用が認められている[72, 73]。

我々は，アーティチョーク葉抽出物の有効成分であるシナロピクリンに軟骨の分解と合成のバランスを改善する作用があることを見出した[74]。また，胃粘膜への作用では，シナロピクリンによる内因性プロスタグランジン増加も認められ，アーティチョーク葉エキスのストレス性やアルコール性の潰瘍改善に，PGE2を解してシナロピクリンが有効であることもわかってきた[71]。シナロピクリンの幅広い生理活性が，今後もっと明らかにされることが望まれる。また，機能性関与成分としてさまざまな機能が解明され，シナロピクリンを関与成分としたさまざまな機能性食品が作られることを期待する。

### 4. 3　肌におけるNF-κB

NF-κBは，ノーベル生理学医学賞受賞者であるデビッド・ボルティモアらにより発見され，その後NF-κBが広義の炎症反応について関係することがわかって来た。ヒトの身体は，多くの遺伝情報によって構成され維持されている。遺伝子発現は，必要な時に，必要な場所で，必要な量だけ作用し，機能を発揮することが正常である。遺伝子発現は必要のない時はロックされて発現しない。このロックを解除する鍵となるのが「転写因子」と呼ばれるもので，その代表的な転写因子の一つに「NF-κB」がある。NF-κBは炎症に深く関わる因子としても知られており，

「炎症」という広義な現象の中で，重要な働きをするタンパク質である。しかし，体内での炎症反応に関する研究は，広く行われていたが，NF-κBの肌老化への働きについて，知見が無く，我々で肌での働きについて研究を進めた。NF-κBは，皮膚の表皮細胞に存在し，紫外線や炎症などの刺激によってNF-κBが過剰に活性化，転写活性が亢進すること。表皮細胞のNF-κBが活性化しTNF-αやIL-1を発現し，この発現でさらにNF-κBの発現を誘発する。また，線維芽細胞のNF-κBも活性化されMMP-1などの産生で，コラーゲンが分解する。NF-κBの刺激により表皮細胞よりbasic Fibroblast Growth Factor（bFGF）の産生を亢進し，表皮角化細胞の過増殖や角化異常による表皮の肥厚，肌老化に近い状態に陥る。bFGFは，メラノサイトに働くことで，メラノサイトが増殖し，肌を黒くする（図20）[75~78]。NF-κBが肌の光老化に関係することを明らかとし，NF-κBの抑制剤による，肌状態の改善などを報告した[73~78]。また，肌の若返りに関する研究が報告され，肌の若返りがNF-κB抑制剤によってもたらされることが分かり[79]，シナロピクリンが肌の若返りの化合物になると考えられた。我々も，シナロピクリンによって肌の光老化を抑制することを報告している[72]。紫外線による皮膚老化とNF-κBの関連を研究し[75]，皮膚の光老化など多くの炎症性疾患を改善するためにはNF-κBの過剰発現及びその作用を抑制することが重要であることがわかってきた。

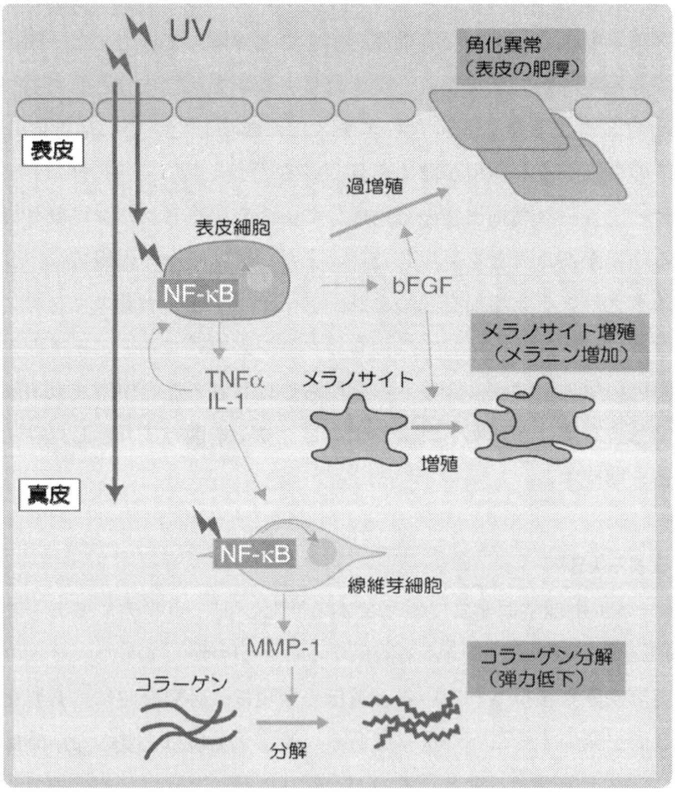


図20　NF-κBの肌での働き

### 4.4　アーティチョーク葉

ここで用いているアーティチョーク葉は，栽培地や収穫時期をシナロピクリンが多く含有する条件の整った農地で栽培されたものを使用する。残念ながら，世界中にハーブとして販売されるアーティチョーク葉に活性成分であるシナロピクリンが含まれない葉も多く存在する。使用には，活性成分を含有することを測定して使用する必要がある。

### 4.5　美容効果外用

化粧品用シナロピクリン含有アーティチョーク葉エキスは，健康食品用とは異なり，製法や精製度が異なる。化粧品用で人の肌による試験を行うと，美白効果が見られ，顔の皮膚弾力が向上する傾向が見られ，くすみとたるみによる毛穴の目立ち改善の兆しが見受けられた[80]。日光を浴びるとその紫外線が肌に引き起こす問題点として，光老化と色素沈着（シミ）がある。女性にとってシミは大きな問題であり加齢とともにその問題は深刻化する。紫外線を浴びると表皮細胞の防御反応によりNF-κBを活性化し，メラノサイトが増殖し，肌を黒くする。その後の生体反応の対応が適切でないと肌のメラノサイトは過増殖し，結果としてメラニンを増加させ肌を黒くし，色素沈着を起こす。NF-κB活性化による肌障害メカニズムについて，図21に見られる様

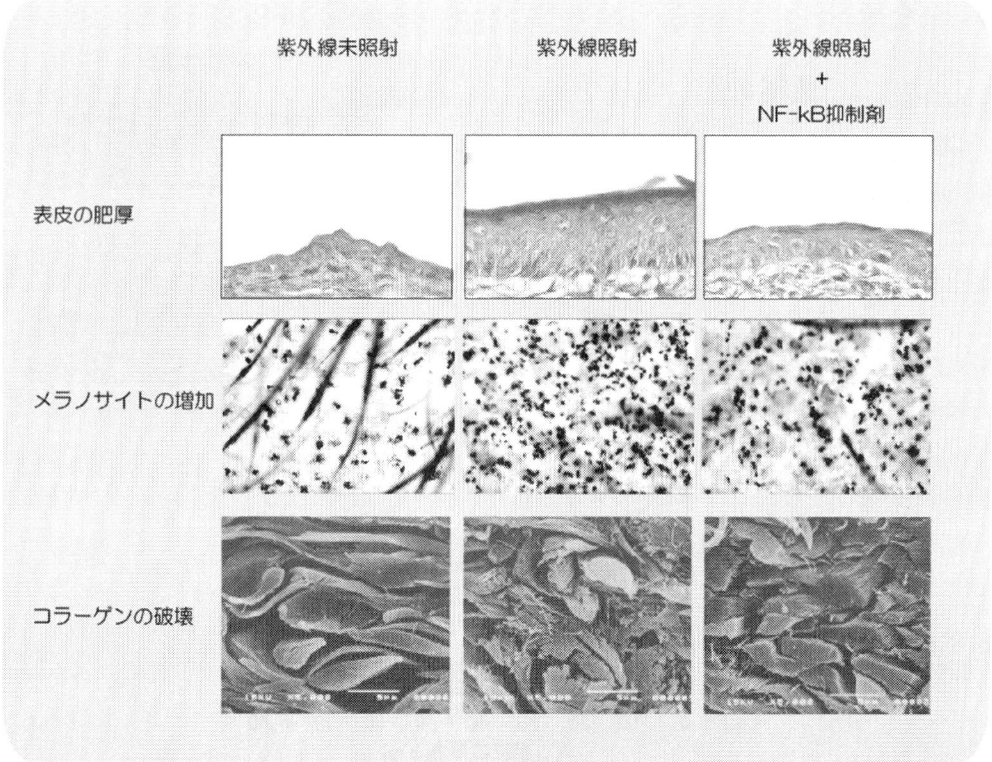


図21　紫外線刺激による皮膚老化へのNF-κBの関与

に，紫外線により活性化したNF-κBが，肥厚を厚くし，真皮のコラーゲンを分解するなど，皮膚の老化促進に関係する。シナロピクリンは，この光老化メカニズムのNF-κB過剰作用を阻害することで，肌の肥厚を正常にし，色素沈着やコラーゲン分解を抑制する。

### 4. 6　経口摂取による美容効果

食品用シナロピクリン含有アーティチョーク葉エキス経口投与すると，紫外線による皮膚の老化（光老化）である表皮の肥厚（表皮細胞の過増殖）を有意に減少させ紫外線非照射群に近づけることができ，肌の光老化を抑制することができた（図22）[72,81]。また，コラーゲンと共に摂取すると，肌老化をより良く改善することがわかってきた[82]。紫外線照射によるメラニン増加において，このアーティチョーク葉エキス経口摂取では，表皮のメラノサイトの増殖を有意に抑制し，美白作用が確認できた（図23）[73]。また，経口摂取後の頬の黒色度（メラニンインデックス）を測定した結果，メラニンインデックス（色黒や肌のメラニン量に相当）が有意に減少した（図24）。紫外線により過剰に増加するメラノサイトを抑制し，肌の美白効果や色素沈着予防が期待できる[81]。また，肌の毛穴やシワについても改善が見られた[83]。

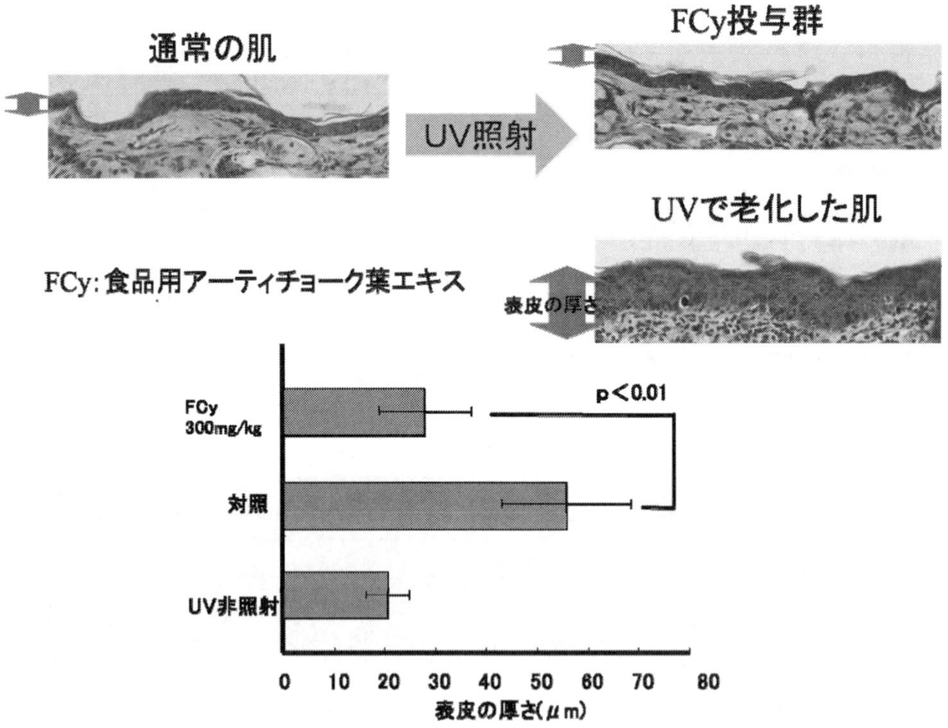


図22　光老化改善

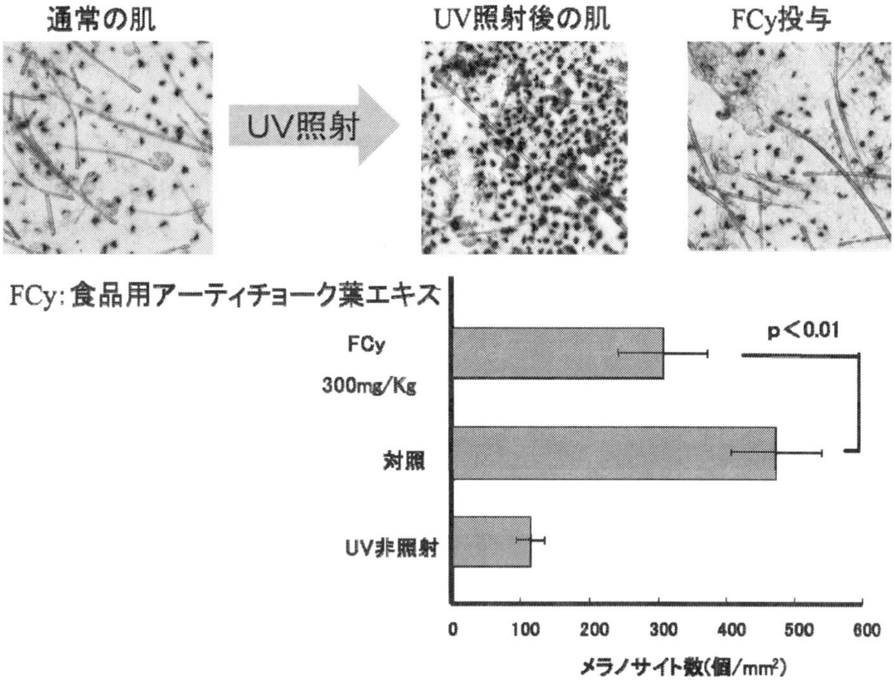


図23　UV照射によるメラノサイト増加抑制

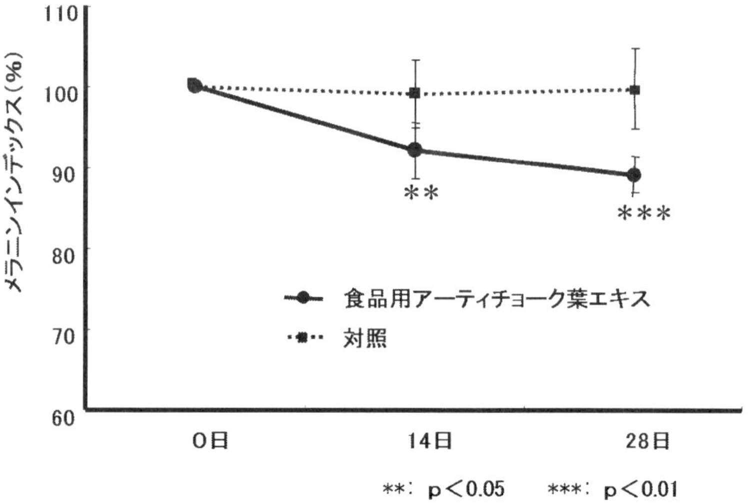


図24　美白試験

### 4. 7　アーティチョークのまとめ

内外美容の関わるシナロピクリンの美肌効果は，NF-κB阻害作用に起因する炎症性の障害を抑制する結果，外用による美白と皮膚の弾力低下を回復し，くすみとたるみによる毛穴の目立ちを改善，内服による美白作用と光老化抑制作用の結果，目元も含めて顔を若々しく保てる作用をもたらす。また，シナロピクリンは，ストレス性胃炎など，胃炎に対する効果も期待でき，肝機能改善，関節炎など 健康に良いハーブとしてアーティチョーク葉が使われていたことも説明できた。ストレス，胃潰瘍，肝臓，関節など，体の健康が見た目年齢や健康感に影響する。これらの機能は，野菜としてアーティチョーク葉を食べることでも得られる可能性があるが，葉によってはシナロピクリン含量の少ない葉も見られるので，注意が必要である。より確かな機能を求めるのならば，活性成分シナロピクリンを含んだアーティチョーク葉の使用を推奨する。

## 5 終わりに

内外美容成分として，新たに見つけ出されたプロテオグリカンとシナロピクリン。どちらの成分も，長年民間療法や医療として使用されていたにも係らず，機能性の本質がわからないまま使われていた。この研究で，プロテオグリカンは，プロテオグリカンであることが重要で，この構造が機能性を発揮する為に重要であること。シナロピクリンは，アーティチョーク葉の成分として，シナロピクリンを必要量含むエキス又はハーブであることが重要である。美容も健康も，主たる機能性成分を見つけ出し，機能解明が行われた成分を含む美容素材が使われることが必用である。これからは，今回の様な，低分子化合物や高分子物質だけに限らず，長年美容や健康に良いとして使われ続けている素材の真の関与成分を見つけ出すことが，我々研究者の務めなのであろう。

## 文　献


1) Elizabeth A. Grice *et al.*, *Science*, 2009 May 29；**324(5931)**：1190-1192
2) Masamitsu Ichihashi *et al.*, *Anti-Aging Medicine*, **6(6)**, 46-59 (2009)
3) Aziz Q and Thompson DG, *Gastroenterology*, **114(3)**, 559-578 (1998)
4) Sudo N *et al.*, *J Physiol*, **558(1)**, 263-275 (2004)
5) ポーラ，やさしい化粧文化史 ―入門編― より
6) 坪井誠，COSMETIC STAGE，**9(4)**，50-56 (2015)
7) 坪井誠，化粧品の安全・安心の科学，シーエムシー出版，(8)第16章 (2014)
8) Kiyotaka Tanaka *et al.*, *Eur J Pharmacol*, **565**, 212-219 (2007)
9) Hiroaki Nakajima *et al.*, *Biochem. J*, **443**, 297-305 (2012)
10) Igor Pomytkin, *SOFW-Journal*, **135**, 8-2009 (2013)
11) 坪井誠，COSME TECH JAPAN，**2(6)**，46-51 (2012)
12) 新生化学実験講座，糖質Ⅱ，第1版，第3巻 (1991)

13)　渡辺秀人，木全弘治，蛋白質核酸酵素，**48**(**8**)，916-922 (2003)
14)　Akihito Tomonaga *et al.*, *Exp Ther Med*, **14**, 115-126 (2017)
15)　S. Hirose *et al.*, *BBRC*, **484**, 480-485 (2017)
16)　Tatsuji Takahashi *et al.*, *Endoc. & Metab. Agents in Med Chem*, **15**(**2**), 1-8 (2015)
17)　Sayuri Yoshimura *et al.*, BioMed Research International, ID 406453, 9 (2014)
18)　Krisana Asano *et al.*, *PLoS One*, **8**(**9**)：e75008 September (2013)
19)　Sakae Ota *et al.*, *Dig Dis Sci*, **53**, 3176-3183 (2008)
20)　Hiroshi Sashinami *et al.*, *BBRC*, **351**, 1005-1010 (2006)
21)　Mitsuo Majima *et al.*, *International Congress Series*, **1223**, 221-224 (2001)
22)　Junko Matsubara *et al.*, 10th ASCS Conference, Abs. 128-129, full paper 1-5 (2011)
23)　坪井誠，「女性の疾患と美容のための機能性素材の開発」，シーエムシー出版，(7)第2章 (2014)
24)　坪井誠，「機能性糖質素材の開発と食品への応用Ⅱ」，シーエムシー出版，(9)第3章 (2013)
25)　松原順子ら，第3回食品薬学シンポジウム講演要旨集，228-230 (2011)
26)　桝谷晃明ら，第28回日本骨代謝学会学術集会抄録集，268 (2010)
27)　高橋達治ら，第65回日本栄養・食糧学会大会要旨集，250 (2011)
28)　坪井誠ら，Food Style 21，**17**(**6**)，54-56 (2013)
29)　Yo Tsuchiya *et al.*, *Biosci Biotechnol Biochem*, **77**(**3**), 654-656 (2013)
30)　坪井誠，Food Style 21，**6**(**11**)，59-61 (2012)
31)　坪井誠，COSME TECH JAPAN，**2**(**6**)，46-51 (2012)
32)　坪井誠，Food Style 21，**15**(**5**)，65-67 (2011)
33)　桝谷晃明ら，Food Style 21，**14**(**8**)，49-52 (2010)
34)　高橋達治ら，食品と開発，**45**(**7**)，77-79 (2010)
35)　坪井誠，Food Style 21，**13**(**1**)，70-72 (2009)
36)　新生化学実験講座，糖質Ⅱ，第1版，第3巻 (1991)
37)　Tom Krusius *et al.*, *J.Biol Chem*, **25**, 13120-13125 (1987)
38)　Hideto watanabe *et al.*, *J. Biochem*, **124**, 687-693 (1998)
39)　高垣啓一，特開 P2002-69097A, (2000)
40)　坪井誠，機能性化粧品素材，シーエムシー出版，第Ⅲ編 第8章3 (2016)
41)　坪井誠，「皮膚の測定，評価法バイブル」，技術情報協会，(5)第6章 第1節 (2013)
42)　坪井誠，「機能性食品素材のためのヒト評価」，シーエムシー出版，(4)第2章 (2013)
43)　坪井誠，Food Style 21，**6**(**11**), 59-61 (2012)
44)　坪井誠ら，食品加工技術，**32**(**2**), 38-56 (2012)
45)　Zhang Y *et al.*, *J Biol Chem*, **273**(**49**), 33054-33063 (1998)
46)　藤田沙耶花ら，生化学，**79**(**7**)，716 (2007)
47)　Ota S *et al.*, *Dig Dis Sci*, **53**(**12**), 3176-3183 (2008)
48)　Asano K *et al.*, *PLoS One*, **8**(**9**), e75008 (2013)
49)　Mitsui T *et al.*, *Biochem Biophys Res Commun*, **402**(**2**), 209-215 (2010)
50)　Yoshimura S *et al.*, *Biomed Res Int*, 2014:406453 (2014)
51)　高橋達治ら，日本食品科学工学会第57回大会，147 (2010)

52) 図鑑花と樹の大辞典，木村陽二郎，第1版，P282-283，柏書房（1996）
53) ハーブスパイス館，初版，P140-141，P161，P203，小学館（2000）
54) 健康・栄養食品事典，奥田拓道，P466，東洋医学舎（2004）
55) ハーブの図鑑，萩尾エリ子，P11，池田書店（1999）
56) 薬草カラー大辞典，伊澤一男，第1版，P699，主婦の友社（1998）
57) Thiele *et al.*, U. S. Patent Jan. 9, 1979 (Dec. 6, 1976)
58) 小島弘之，田中清隆 他，日本薬学会 第125年会要旨集 4, 180 (2005)
59) Hiroshi Shimoda *et al.*, *Bioorg Med Chem Lett*, **13**, 223-228 (2003)
60) Rolf Gebhardt, *J pharmacol Exp Ther*, **286 (3)**, 1122-1128 (1998)
61) Max H. Pittler *et al.*, *CMAJ*, **169 (12)**, 1269-1273 (2003)
62) Alexander N. P. Hiner *et al.*, *Biochimie*, **86**, 667-676 (2004)
63) Xianfeng Zhu *et al.*, *J. Agric. Food Chem*, **52**, 7272-7278 (2004)
64) D. Zapolska-Downar *et al.*, *Life Sciences*, **71**, 2897-2908 (2002)
65) Alfonso J *et al.*, *J Biol Chem*, **276 (43)**, 39713-39720 (2001)
66) Peter RuÈ ngeler *et al.*, *Bioorg Med Chem Lett*, **7**, 2343-2352 (1999)
67) A. J. Garcia *et al.*, *Life Sciences*, **75**, 841-856 (2004)
68) Benjamin H. B *et al.*, *Chemistry & Biology*, **8**, 759-766 (2001)
69) Steffen P. Hehner *et al.*, *J Immunol*, **163**, 5617-5623 (1999)
70) Kazuo Ishida *et al.*, *Biol. Pharm. Bull*, **33 (2)**, 223-229 (2010)
71) Kazuo Ishida *et al.*, *Pharmacometrics*, **78 (3/4)**, 59-66 (2010)
72) Yuka Tsuda Tanaka *et al.*, *Bioorg Med Chem Lett*, **23**, 518-523 (2013)
73) 津田友香，YAKUGAKU ZASSHI，**126**，88-89 (2006)
74) Teruaki Masutani *et al.*, *Life Sciences*, **158**, 70-77 (2016)
75) Kiyotaka Tanaka *et al.*, *J. Pharmacol. Exp. Ther*, **315 (2)**, 624-630 (2005)
76) Kiyotaka Tanaka *et al.*, *Eur J Pharmacol*, **565**, 212-219 (2007)
77) Kiyotaka Tanaka *et al.*，生化学，**76 (8)**，1113 (2004)
78) 田中清隆ら，日皮会誌，**115 (3)**，466 (2005)
79) Adler AS *et al.*, *Genes and Development*, **21 (24)**, 3244-57 (2007)
80) 田中清隆，FRAGRANCE JOURNAL，**10**，52-57 (2006)
81) 津田友香ら，日本薬学会第127年会 (2007)
82) 濵田朋志ら，日本薬学会第134年会 (2014)
83) 高橋達治，Food Style 21，**18 (4)**，69-71 (2014)

# 第7章　パイナップル由来グルコシルセラミドの内外美容

田川　岳*

## 1　はじめに

2015年4月，新たな「機能性表示食品」制度の始まりとともに，食品で初めて肌の健康維持等を訴求した商品の販売が始まった。これまでは機能性を表示することができる食品は，国が個別に許可した特定保健用食品（トクホ），規格基準に適合した栄養機能食品に限られていた。2017年7月末現在，新制度の届出件数は1000件を突破し，このなかでも肌のうるおいに関連するカテゴリーは上位に含まれ，社会全体が肌の健康・美容について関心高いことが伺える。

肌の健康状態は，加齢による生理的機能の変化や食習慣などによる内的要因と，紫外線に代表される外的要因によって大きな影響を受ける。肌の健康状態の悪化は，生活の質（QOL）の低下にもつながることから，健やかな肌を維持することは心豊かな生活の実現に重要な要素といえる。

肌の構造は，外側から表皮，真皮，皮下組織に分かれており，表皮は外部からの刺激，侵入を防いだり水分の蒸散を防いだりするバリア機能の役割を担っている。真皮は線維状のコラーゲンが約7割を占め，皮膚の支持組織をつくっている。また，少量のエラスチン線維やヒアルロン酸は，組織の弾性，水分保持に重要な働きをしている。

我々は，内外美容という観点から植物由来のグルコシルセラミドに着目した。表皮の最外層である角層は角質細胞と細胞間脂質で構成され，細胞間脂質の主要構成成分はセラミドである。セラミドは加齢とともに減少し，乾燥肌，肌荒れなどの原因となることが知られている[1)]。食餌性のグルコシルセラミドを経口摂取すると腸で分解を受け体内へ吸収され[2)]，セラミド合成[3)]やコーニファイドエンベロープ形成[4)]，タイトジャンクションの機能を亢進すること[5)]が示唆されている。

本稿では，パイナップルから抽出したグルコシルセラミドによるバリア機能の強化，くすみの改善，さらに様々な生理活性とその安全性について紹介する。

## 2　パイナップル由来グルコシルセラミドについて

パイナップル由来グルコシルセラミド（以下，P-GlcCerとする）はパイナップルの可食部から，水とエタノールのみで抽出，精製した機能性関与成分である。我々は，P-GlcCerを含有す

＊　Takashi Tagawa　丸善製薬㈱　研究開発本部　応用開発部　食品開発グループ

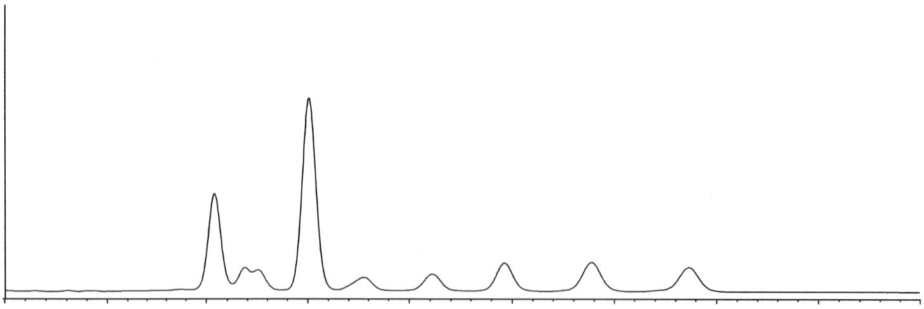

図1　パイナップルに含まれる特徴的なグルコシルセラミドのHPLCパターン

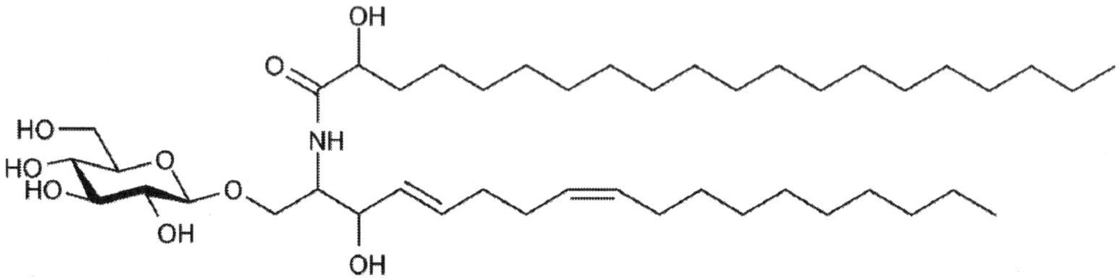


図2　パイナップルに含まれる主要なグルコシルセラミドの構造

る食品用原料と化粧用原料を開発し，販売している。原料となるパイナップルは，世界でも有数の生産国であるタイ王国で栽培，管理されたものを使用している。

2006年からタイ王国の植物の有効活用を目的としてタイ王国科学技術省NIA局と連携して有用植物の開発を推進しており，P-GlcCerの製造はサスティナブルデベロップメントの理念を尊重し，現地団体の協力のもと取り組んでいる。

植物由来のセラミドは，その由来となる植物によって分子種および構成比率が異なることが知られている。我々は，パイナップル果実に含まれる特徴的なグルコシルセラミドを単離し，各種機器分析データの解析によって構造を明らかにした[6]。図1，2にパイナップル果実エキスに含まれる特徴的なグルコシルセラミドのHPLCパターンおよび主要なグルコシルセラミドの構造を示す。

## 3　臨床試験による美肌効果

### 3. 1　長期経口摂取試験

我々はP-GlcCerの経口摂取による皮膚への機能性に着目し，検討を行ってきた。乾燥肌モデルマウスHR-1ヘアレスマウスにP-GlcCerを4週間継続摂取させる検討では，経表皮水分蒸散量の増加や皮膚水分量の低下および表皮肥厚を，有意に抑制することを確認した[7]。さらに，女性を対象とした1ヵ月間の連続摂取試験でP-GlcCer 1.2 mg摂取による皮膚のバリア機能およびくすみ（明るさL*値）を改善する効果を見出し報告した[8]。加えて，健常男女を対象とした12週間の連続摂取によるランダム化二重盲検並行群間比較試験においてP-GlcCerを含有する食品用パイナップル果実エキスにバリア機能及び，くすみの改善効果が認められたことから，この結果について紹介する。

20～60歳の肌のくすみや乾燥を自覚する男女を試験食品群（男性3名，女性27名，平均年齢45.3 ± 8.5）とプラセボ食品群（男性4名，女性27名，平均年齢45.1 ± 8.0）の2群にランダムに振り分けた。試験食品は1粒あたりP-GlcCer 1.2 mgを含む錠剤とし，プラセボ食品はP-GlcCerの代わりにデキストリンを含む錠剤とした。肌パラメーターの測定は，摂取前，4週間後，8週間後，12週間後に行った。その結果，プラセボ食品群と比較して試験食品群では，バリア機能の指標である経皮水分蒸散量（TEWL値）の低下（図3），色差の変化（L*値の上昇，a*値の減少）（図4）が有意に認められ，肌のキメ個数も増加する傾向にあることが確認された[9]。また，この試験期間（2015年2月から同年5月まで）に紫外線量の指標であるUVインデックス（観測地；つくば）を確認すると，5月は6.6と過去10年のなかで最も高く，紫外線が「強い」時期であった。この状況下において，試験食品摂取によってL*値が改善されたことは，紫外線による影響が緩和されたことが考えられた。

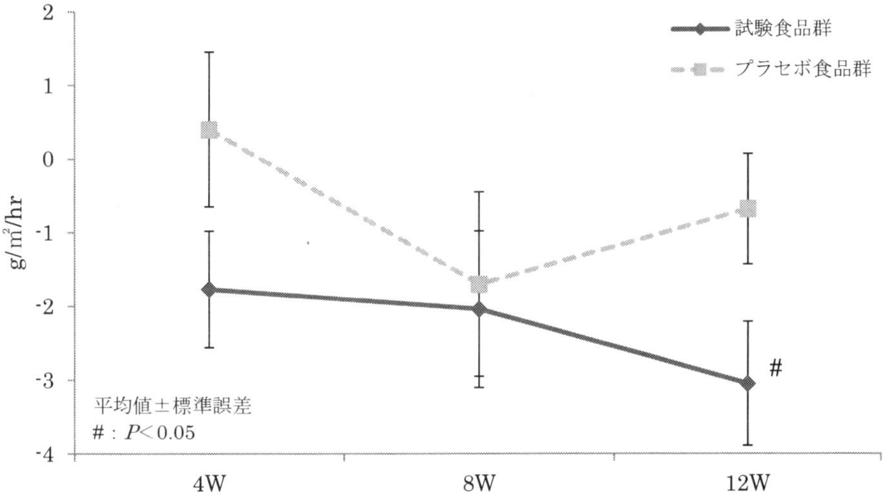


**図3　経表皮水分蒸散量の変化量の推移（摂取前との比較）**

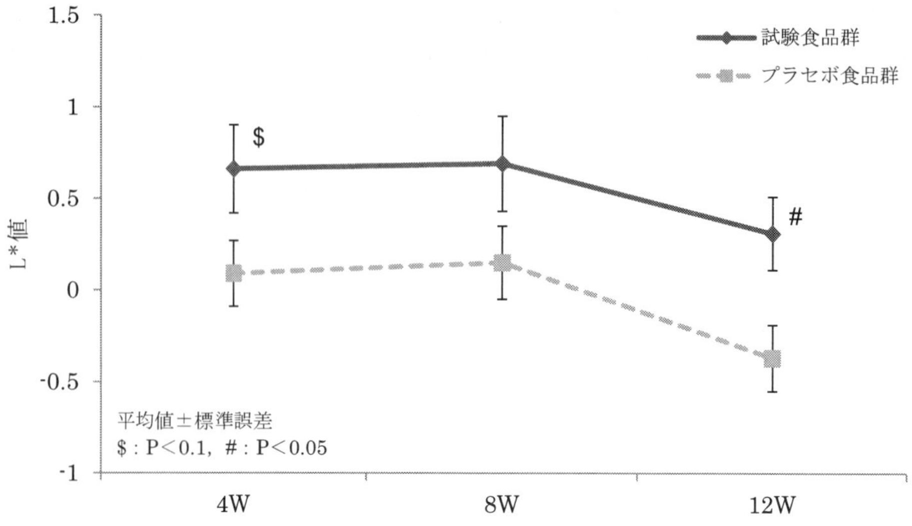


**図4　色差（L*値）の変化量の推移（摂取前との比較）**

### 3. 2　化粧用エキスの併用効果

セラミドは肌の最外層である角層に多く含まれていることから，外用で塗布による効果が期待される。そこで，P-GlcCer を含有する食品用エキスと化粧用エキスの併用効果について紹介する。

健常男性 10 名（平均年齢 32 ± 6.1 歳）に P-GlcCer 1.2 mg 含有食品用エキス配合ソフトカプセルを 1 日 1 粒の 35 日間摂取させ，摂取開始 7 日後に人工紫外線照射を行った後，28 日間，P-GlcCer 含有化粧用エキスの 2％配合製剤もしくは無配合製剤を 1 日 2 回，紫外線照射部位に塗布した。紫外線照射日を 0 日目とし，紫外線照射前，照射後 7，14，21，28 日目のメラニン量と L* 値を測定した。同様に，P-GlcCer 含有食品用エキス無配合のプラセボ摂取時における P-GlcCer 含有化粧用エキスの影響を確認した。その結果，P-GlcCer 含有食品用エキス摂取試験期間では P-GlcCer 含有化粧用エキス無配合製剤塗布と比較して，2％配合製剤塗布で紫外線照射 14 日目以降の L* 値の低下率およびメラニン量の低下率が改善される傾向にあった（図 5，6）。また，P-GlcCer 含有化粧用エキス配合製剤塗布時に着目してみると，プラセボ摂取期間と比較して，P-GlcCer 含有食品用エキス摂取期間で UV 照射後 7，14，21，28 日目のいずれの比較においても，L* 値の低下率，メラニン量の低下率が改善される傾向が確認された（図 7）[10]。これらのことから，P-GlcCer 含有食品用パイナップル果実エキスを予め摂取することで肌状態が改善し，さらに，P-GlcCer 含有化粧用パイナップル果実エキスを同時に塗布することで，より肌状態が改善され色素沈着からの回復が高まったと考えられる。

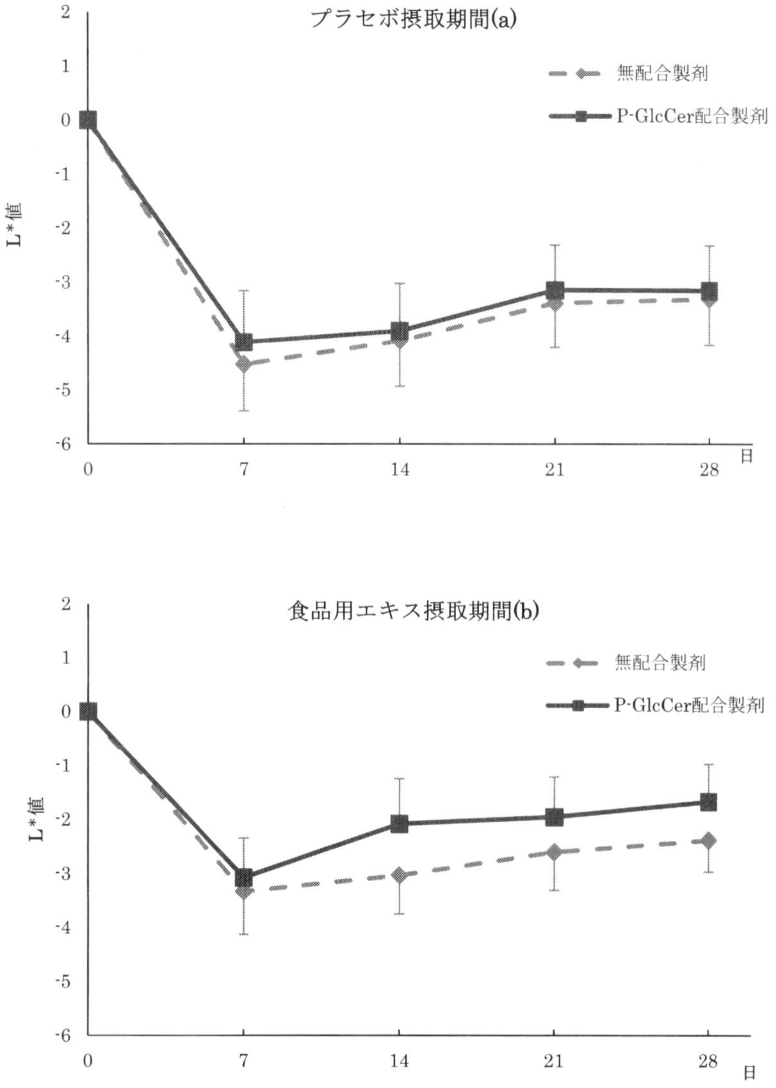


図５　プラセボ摂取期間（a）と食品用エキス摂取期間（b）におけるL*値の変化量

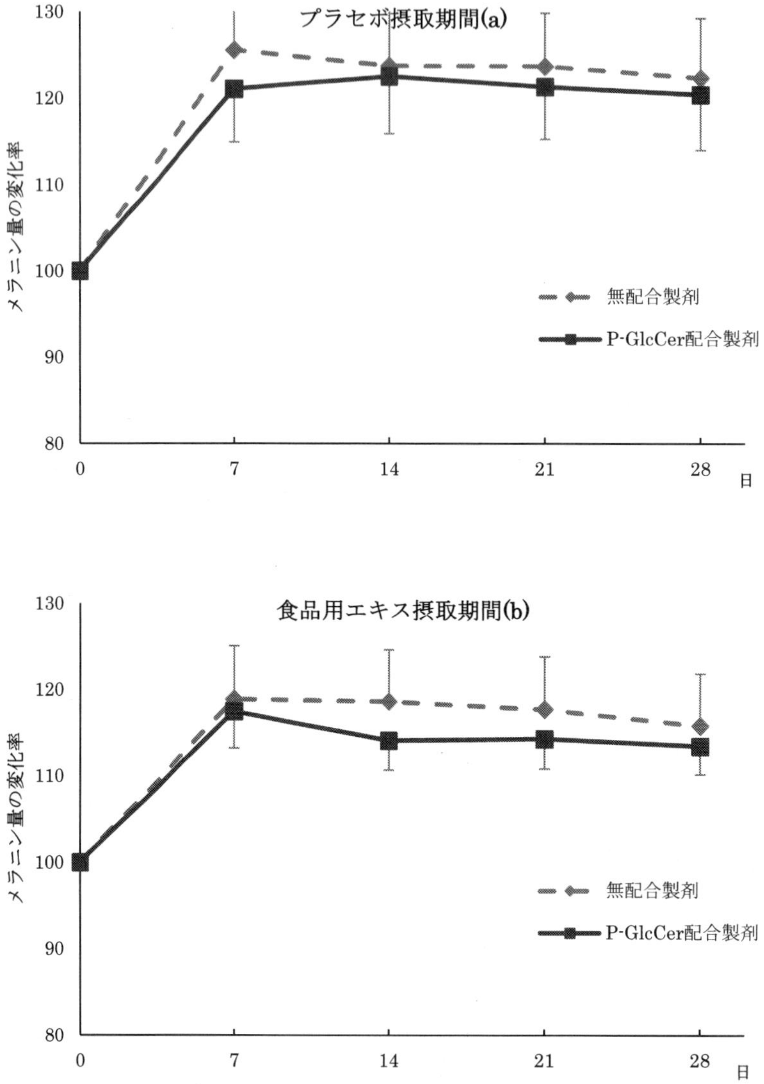


**図6　プラセボ摂取期間（a）と食品用エキス摂取期間（b）におけるメラニン量の変化率**

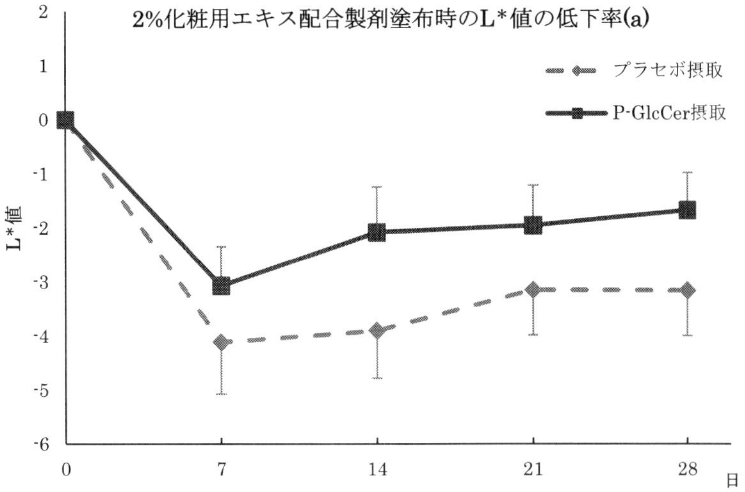


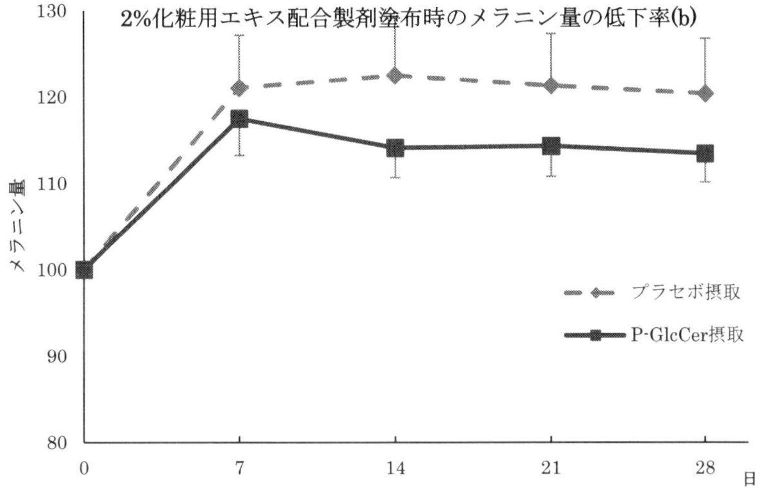


図７　2%化粧用エキス配合製剤の塗布時におけるL*値（a）とメラニン量（b）の低下率

## 4　メカニズムの機能性研究

パイナップルにはこの他にも多彩な生理活性が確認されている[11)]。皮膚機能の維持・改善にも繋がる有効性について紹介する。

### 4. 1　表皮をターゲットにした機能性評価

表皮は生体と外界を隔てる最外層の組織である。水分の蒸散や細菌やウィルスの侵入を防ぎ生命を維持するという生理的機能を有している。しかし，加齢に伴う内的要因や種々の外的要因によりその生理機能は影響を受け，バリア機能は低下する。結果として皮膚は外部からの刺激に対して弱くなり，ターンオーバーの乱れ，くすみや肌荒れ等のトラブルが起こりやすくなる。そこで，表皮角化細胞を用いてバリア機能や保湿機能につながる検討を行ったところ，P-GlcCerには天然保湿因子の供給源であるフィラグリン産生促進作用，水分保持につながるアクアポリン3（AQP3）mRNAおよびヒアルロン酸合成酵素（HAS3）mRNA発現促進作用，タイトジャンクション構成タンパクであるオクルディン産生促進作用，角化の正常化に重要な役割を果たすトランスグルタミナーゼ-1産生促進作用などが確認された（表1～4）。

表皮の角層では主成分であるケラチンがカルボニル化を受けると，線維構造の構築状態が変質し，光の透過率が減少して肌の透明感が失われるとされている[12]。また，タンパク糖化最終生成物（AGEs）による糖化ストレスも肌の色調に大きな影響を与えることが知られ，最近の研究では角層タンパクも糖化されることが報告された。これによって，ターンオーバーの遅延につながり，くすみが進み透明感が減少することも示唆されている[13]。そこで，P-GlcCerの角層タンパクカルボニル化抑制作用およびAGEs形成抑制作用を検討したところ，いずれも作用が確認され，P-GlcCerは肌の透明感の向上やくすみの低減につながることが示唆された（表5，6）。

**表1　フィラグリン産生促進作用**

| 濃度（μg/mL） | フィラグリン産生促進作用（% of control） |
|---|---|
| 5 | 122 |

**表2　AQP3およびHAS3 mRNA発現促進作用**

| 濃度（μg/mL） | 発現促進作用（% of control） | |
|---|---|---|
| | AQP3 mRNA | HAS3 mRNA |
| 50 | 217.3 | 119.3 |

**表3　オクルディン産生促進作用**

| 濃度（μg/mL） | オクルディン産生促進作用（% of control） |
|---|---|
| 0.78 | 100.5 ± 1.0 |
| 3.125 | 103.8 ± 0.9** |

Mean ± S.E., n = 6,　** : $p < 0.01$ *vs* control

**表4　トランスグルタミナーゼ-1産生促進作用**

| 濃度（μg/mL） | トランスグルタミナーゼ-1産生促進作用（% of control） |
|---|---|
| 6.25 | 103.3 ± 1.9 |
| 25 | 122.0 ± 6.0** |

Mean ± S.E., n = 5,　** : $p < 0.01$ *vs* control

**表５　角層タンパクカルボニル化抑制作用**

| 濃度（μg/mL） | カルボニル化抑制率（%） |
|---|---|
| 10 | 19.7 ± 9.9 |
| 100 | 86.7 ± 17.3* |

Mean ± S.E., n = 3,　*：$p < 0.05$ *vs* control

**表６　AGEs 形成抑制作用**

| 濃度（μg/mL） | AGEs 形成抑制率（%） |
|---|---|
| 25 | 21.8 ± 2.2** |
| 100 | 44.8 ± 1.7*** |

Mean ± S.E., n = 3,　**：$p < 0.01$,　***：$p < 0.001$ *vs* control

### 4.2　真皮をターゲットにした機能性検討

真皮はヒアルロン酸，コラーゲン，エラスチンなどの細胞外マトリックスからなる強靭な結合組織で構成された表皮の支持組織である。肌の弾性や水分保持に重要な働きをしている。細胞外マトリックスのほとんどは，細長く伸展した線維芽細胞によってつくられる。真皮においても生理機能低下を予防し維持することが重要であると考える。そこで，線維芽細胞を用いてP-GlcCerの有効性を確認したところ，線維芽細胞増殖促進作用，Ⅰ型コラーゲン産生促進作用，エラスチン産生促進作用およびヒアルロン酸産生促進作用等が確認され，真皮機能の維持につながることが示唆された（表７～10）。

**表７　線維芽細胞増殖促進作用**

| 濃度（μg/mL） | 線維芽細胞増殖促進作用（% of control） |
|---|---|
| 6.25 | 115.3 ± 0.9*** |
| 12.5 | 125.7 ± 0.7*** |

Mean ± S.E., n = 8,　***：$p < 0.001$ *vs* control

**表８　Ⅰ型コラーゲン産生促進作用**

| 濃度（μg/mL） | Ⅰ型コラーゲン産生促進作用（% of control） |
|---|---|
| 3.125 | 135.0 ± 3.9*** |
| 12.5 | 174.9 ± 3.9*** |

Mean ± S.E., n = 5,　***：$p < 0.001$ *vs* control

**表９　エラスチン産生促進作用**

| 濃度（μg/mL） | エラスチン産生促進作用（% of control） |
|---|---|
| 5 | 153.1 ± 3.8*** |
| 20 | 161.7 ± 3.8*** |

Mean ± S.E., n = 5,　***：$p < 0.001$ *vs* control

表 10　ヒアルロン酸産生促進作用

| 濃度（μg/mL） | ヒアルロン酸産生促進作用（% of control） |
|---|---|
| 5 | 109.9 ± 1.8* |
| 20 | 110.5 ± 2.5** |

Mean ± S.E., n = 5, *：$p < 0.05$, **：$p < 0.05$ *vs* control

## 5　パイナップル由来グルコシルセラミドの安全性

### 5. 1　長期摂取試験

48 名の健康なボランティア（男性 24 名，女性 24 名）にランダム化二重盲検並行群間比較試験を実施し，P-GlcCer 摂取における長期安全性を評価した。ボランティアを 2 郡に分け，1 日当たり P-GlcCer 1.2 mg を含むパイナップル果実エキスまたはプラセボを 12 週間投与した。結果は，体重，BMI，体脂肪率，血圧，心拍数，血液パラメータ，尿パラメータに関する臨床的な変化は認められなかった。また，試験責任医師による問診をはじめ，試験品の摂取に起因する有害事象は認められず，P-GlcCer 含有パイナップル果実エキスは安全であることが確認された[14]。

### 5. 2　過剰摂取試験

22 名の健康なボランティア（男性 10 名，女性 12 名，平均年齢 44.1 ± 13.0 歳）に 1 日当たり P-GlcCer 6.0 mg（1.2 mg の 5 倍量）を含むパイナップル果実エキスの 4 週間の過剰摂取試験を実施した。結果は，体重，BMI，体脂肪率，BP，HR，および血液および尿パラメータの臨床的な変化は見られなかった。また，試験責任医師による問診をはじめ，試験品の摂取に起因する有害事象は認められず，P-GlcCer 含有パイナップル果実エキスは安全であることが確認された[15]。

## 6　おわりに

パイナップル由来グルコシルセラミドは，経口摂取により肌の保湿，くすみの改善および紫外線の強くなる時期において肌の明るさを維持することが確認された。また，外用により紫外線からのダメージを守り，色素沈着の回復が高まり，より肌状態が改善されることが示唆された。今回紹介した経口摂取における機能性のメカニズムは未だ解明されていない点もあるが，可能性の一つとして腸管免疫を介した作用も示唆されている[16]。また，*in vitro* 系で確認された様々な生理活性からも P-GlcCer は多彩なメカニズムによって肌の健康維持に作用しているのではないかと予想される。さらに，科学的根拠を積み重ね，安全性の高い機能性成分を追い求めたい。そして，パイナップル由来グルコシルセラミドは肌の健康を気にかけるすべての方に内外からのアプローチで応えるものであると信じている。

## 文　献

1) Imokawa G *et al.*, *J. Invest. Dermatol.*, **96** (**4**), 845 (1991)
2) Sugawara T *et al.*, *J. Nutr.*, **133** (**9**), 2777 (2003)
3) Shirakura Y *et al.*, *Lipids. Health. Dis.*, **11**, 108 (2012)
4) Hasegawa T *et al.*, *Lipids.*, **46** (**6**), 529 (2011)
5) Ideta R *et al.*, *Biosci. Biotechnol. Biochem.*, **75** (**8**), 1516 (2011)
6) Nakano F *et al.*, 生薬学雑誌, **69** (**2**), 66 (2015)
7) 大戸信明, Food Style 21, **19** (**4**), 55 (2015)
8) 野嶋潤ほか, 応用薬理, **87** (**3/4**), 81 (2014)
9) 吉野進ほか, 薬理と治療, **43** (**11**), 1593 (2015)
10) 鳥家圭悟ほか, 日本化粧品技術者会誌, **50** (**4**), 306 (2016)
11) 大戸信明, Food Style 21, **19** (**4**), 55 (2015)
12) 岩井一郎ほか, 日本化粧品技術者会誌, **42**, 16 (2008)
13) Ichihashi M *et al.*, *Anti-Aging Medicine.*, **8**, 23 (2011)
14) Yoshino S *et al.*, *Jpn. Pharmacol. Ther.*, **44** (**2**), 247 (2016)
15) Yoshino S *et al.*, *Jpn. Pharmacol. Ther.*, **44** (**2**), 255 (2016)
16) Kuwata T *et al.*, *J. Funct. Foods.*, **30**, 228 (2017)

# 第8章　うんしゅうみかん由来β-クリプトキサンチンの美容効果について

向井克之*

## 1　はじめに

皮膚は人体のもっとも外側に位置し，重量は体重の約10%程度で，水分，体温の保持，外界からの異物侵入に対する防御作用を有していることが知られている。また，皮膚は加齢に伴う変化である老化や，紫外線の照射を長時間受け続けることによって発生する光老化によって，細胞分裂や3次元的な構造に変化をきたし，しわ，たるみ，シミが発生すると考えられている。近年そのメカニズムの解明が進んだことなどもあって，年齢を重ねても若々しい皮膚を保つ，アンチエイジング作用を持った化粧品や健康食品に注目が集まっている。

β-クリプトキサンチンは，図1に示す構造を有するうんしゅうみかんに特異的に多く含まれる黄色い色素で，α-カロテン，β-カロテン，ルテイン，ゼアキサンチン，リコペンとともに，ヒト血液中の主要カロテノイドである。日本では，冬期になるとうんしゅうみかんを日常的に食すため，冬期のヒト血中β-クリプトキサンチン濃度は，夏期に比べて非常に高いことが知られている[1]。一方，諸外国ではうんしゅうみかんを日常的に食す習慣がないため，血液中や母乳中のβ-クリプトキサンチン濃度が低く[2]，β-カロテンやリコペンなどと比べてその生理学的研究は遅れていたが，国内における研究の活発化に伴い，様々な機能性が明らかとなってきている。

β-クリプトキサンチンの機能性として，疫学研究などから糖尿病予防作用や骨粗しょう症予防作用などが報告され[3,4]，ヒト試験や細胞試験などから抗肥満作用，抗疲労作用などが報告されている[5,6]。また，β-クリプトキサンチンの作用の一部は，細胞内部に存在する核内受容体であるレチノイン酸受容体（RAR）を介していることも報告されており[7,8]，作用メカニズムの解明も進んできている。今回は，このβ-クリプトキサンチンの機能性について，内外美容の観点から紹介する。

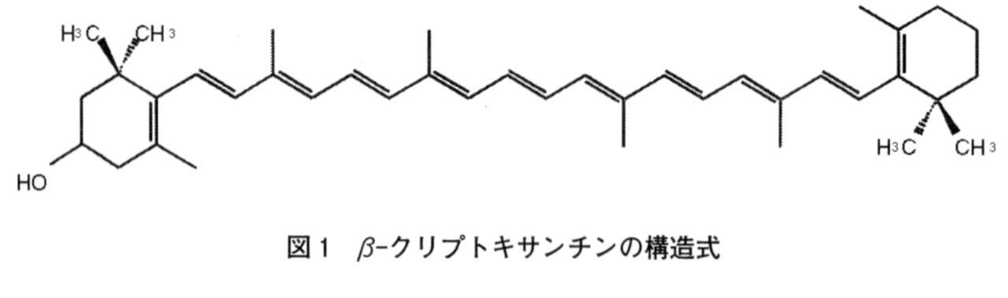


**図1　β-クリプトキサンチンの構造式**

---

＊　Katsuyuki Mukai　㈱ダイセル　研究開発本部　先端材料企画部　上席技師

## 2　β-クリプトキサンチンによるコラーゲン産生促進作用

コラーゲンは真皮，靭帯，軟骨などを形成し構成するタンパク質のひとつで，多細胞生物の細胞外基質（細胞外マトリックス）の主成分であり，皮膚では肌のハリやキメなど，形態維持に寄与していることが知られている。しかしながら，老化によってコラーゲンは減少し[9]，その結果として皮膚の形状維持機能が失われ，たるみやシワなどが発生する。

老化によって失われるコラーゲンの補充方法としては，経口，経皮吸収が挙げられるが，コラーゲンは非常に巨大な分子であるため，そのままの形で体内に吸収することは難しい。一方，核内受容体であるRARを活性化する分子であるオールトランスレチノイン酸（ATRA）には，コラーゲン産生促進作用があることが明らかとなっている。そこで，β-クリプトキサンチンにもコラーゲン産生促進作用があることが予想されるため，以下の検証を行った。

正常ヒト繊維芽細胞（NHDF，クラボウ製）を24ウェルプレートに播種し，β-クリプトキサンチンを2 μg/mlとなるように添加した0.5% FBSを含む培地で11日間培養した。培養開始3日，5日，11日後の生細胞数と培地中のコラーゲン産生量を測定し，β-クリプトキサンチンを添加しないコントロールと比較を行った。生細胞数はCCK8（同仁化学製）で測定し，コラーゲン産生量は，培地中に放出されたⅠ型プロコラーゲンC末端プロペプチド（PIP）をPIP測定キット（タカラバイオ製）で測定した。

図2に示すように，β-クリプトキサンチンを添加したNHDFは，時間経過とともにPIPの産生量が増加し，コントロールと比較して2倍以上の産生促進作用が観察された。Ⅰ型コラーゲンは，分子量45万のⅠ型プロコラーゲンの形で細胞から分泌された後，N末端およびC末端エンドプロテアーゼによって両端が切断され，この両端のプロペプチドを失うことにより，可溶

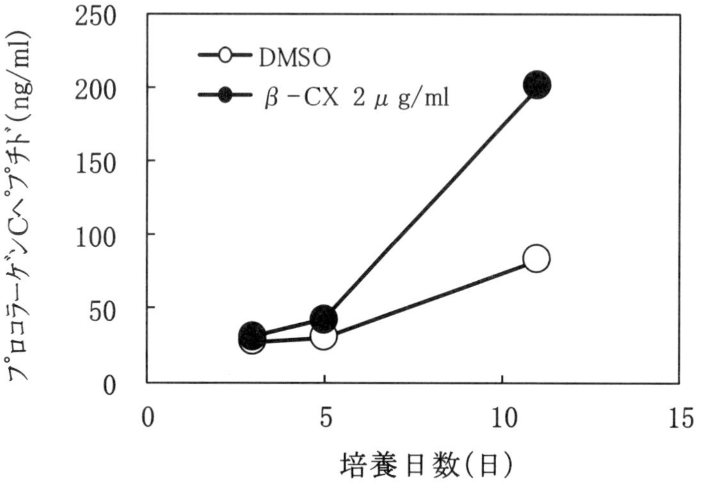


図2　β-クリプトキサンチンによるコラーゲン産生促進作用

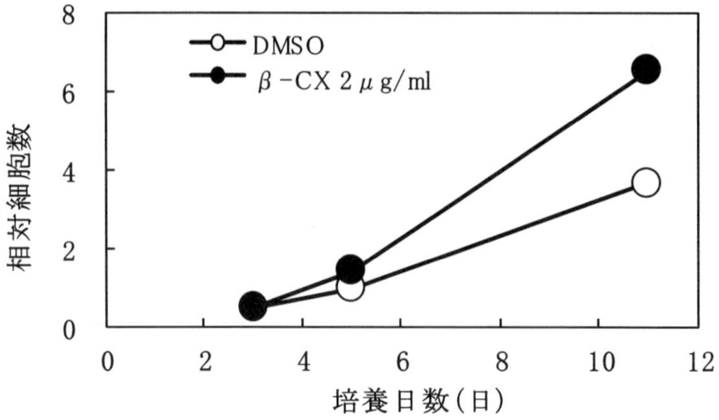


**図 3　β-クリプトキサンチンによる NHDF 増殖促進作用**

性を失って繊維形成をすることが知られている[10]。このとき生成した PIP は，分子量約 10 万のタンパク質であるが可溶性であり，培地中に流出し，コラーゲン産生の直接指標となる。つまり PIP の産生促進は，Ⅰ型コラーゲンが産生促進されたことを示している。

次に，β-クリプトキサンチンを NHDF に添加して，生細胞数をカウントした結果を図 3 に示す。β-クリプトキサンチンを添加することで，NHDF の増殖促進作用が観察された。つまり，β-クリプトキサンチンは繊維芽細胞の増殖を促進することで，コラーゲン産生促進作用を示している可能性が示唆された。

## 3　β-クリプトキサンチンによるヒアルロン酸，アクアポリン産生促進作用

ヒアルロン酸は表皮，真皮に存在し，分子内に持つ水酸基で水を保持する作用を示すムコ多糖である。また，アクアポリン 3 は血管を有さない表皮に体内側から水や保湿分子であるグリセリンを供給するタンパク質である[11]。ATRA は，ヒアルロン酸を合成する酵素であるヒアルロン酸合成酵素 2（HAS2），HAS3 を活性化することが知られている。さらに，アクアポリン 3 の発現量を亢進することも報告されている[12, 13]。β-クリプトキサンチンには，前述のとおり RAR 活性化作用を有していることが明らかとなっているため，β-クリプトキサンチンにも同様にヒアルロン酸産生促進作用，アクアポリン 3 産生促進作用が予想される。そこで，正常ヒト表皮角化細胞を用いて，β-クリプトキサンチンの作用を検証した。

正常ヒト表皮角化細胞（NHEK，クラボウ製）を 24well プレートに播種後，溶媒である DMSO，β-クリプトキサンチン，ATRA を培地に混和し，交換を行うことで細胞へと作用させた。試験に先立ち，プロビタミン A 活性を有する β-クリプトキサンチンが，細胞内外で分解を経てレチノールや ATRA に代謝され RAR を活性化する可能性に関して，検証を行った。その結果，β-クリプトキサンチンを添加・培養後の培地よりレチノール，ATRA を GC/MS 法で解析

したところ，検出限界以下であった。つまり，β-クリプトキサンチンは本細胞試験においては，代謝されずにそのまま作用することが確認された。次に，各物質を 24 時間作用後，細胞を回収し，リアルタイム PCR 法による HAS2 と HAS3 の遺伝子発現量を測定した結果を図 4 に示す。1 μM の ATRA と比較して発現量の増加は少ないが，コントロールと比較して濃度依存的に HAS2 と HAS3 の遺伝子発現量が増大していることが明らかであり，β-クリプトキサンチンによるヒアルロン酸合成酵素の発現亢進作用が明らかとなった。

また，培地中に放出されたヒアルロン酸量を，測定キットにより定量を行った結果を図 5 に示す。β-クリプトキサンチンはヒアルロン酸合成酵素の発現亢進作用だけではなく，培地中に放出されるヒアルロン酸に関しても増加させることが明らかとなった。これらのことから β-クリプトキサンチンは，ヒアルロン酸の産生促進作用を有していると考えられる。

ヒアルロン酸産生促進作用と同様に，NHEK に対して β-クリプトキサンチン，ATRA を作用させ，リアルタイム PCR 法にてアクアポリン 3 の発現量を測定した結果を図 6 に示す。β-クリプトキサンチンは，ATRA 同様アクアポリン 3 の遺伝子発現量を増大させることが明らかとなった。

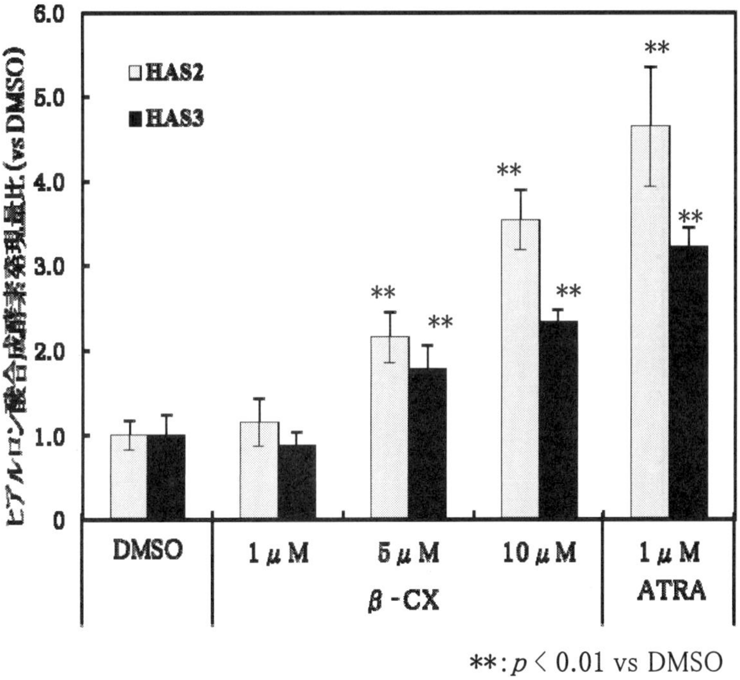


**: $p < 0.01$ vs DMSO

図 4　β-クリプトキサンチンによる HAS2，HAS3 発現促進作用

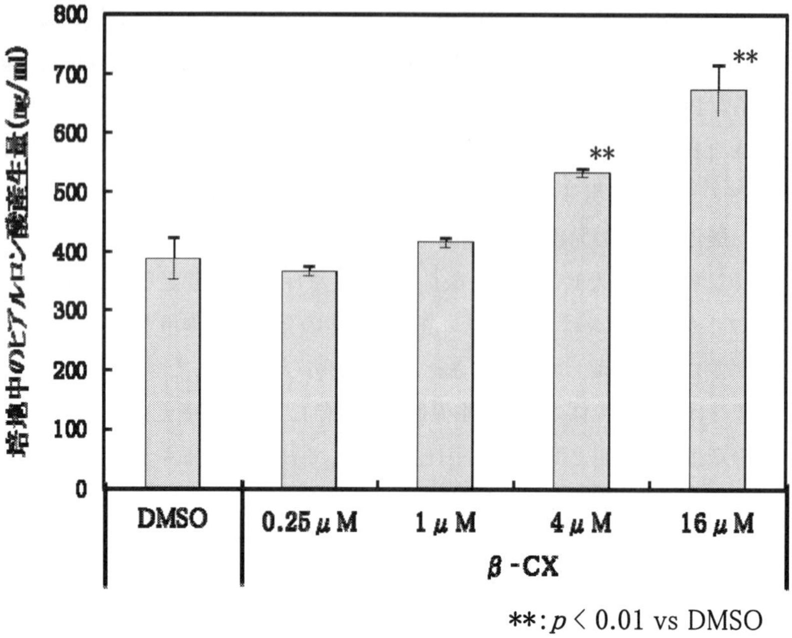


図5　β-クリプトキサンチンによるヒアルロン酸産生促進作用

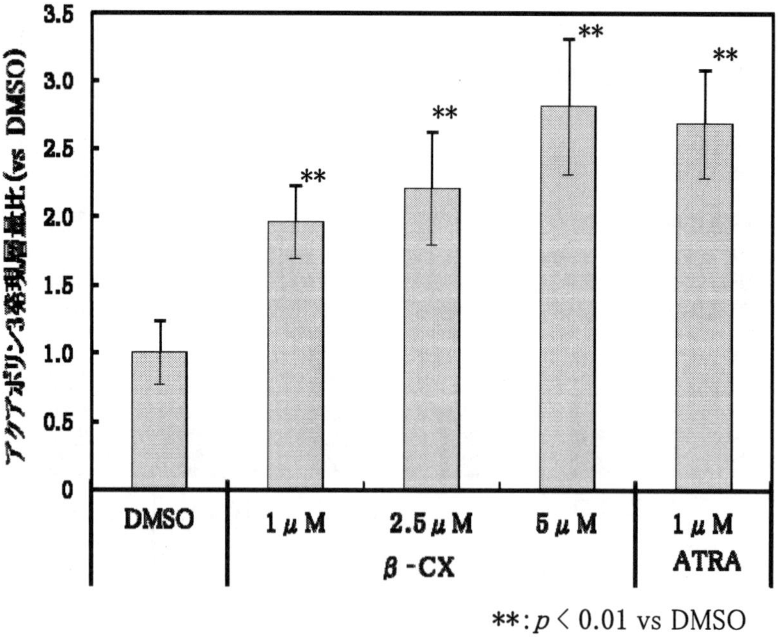


図6　β-クリプトキサンチンによるアクアポリン3発現促進作用

## 4　β-クリプトキサンチンによる美白作用

皮膚の色素沈着をコントロールしているメラニンは，皮膚基底層などに存在するメラノサイトにより産生され，ケラチノサイトへ移行することで，皮膚色に反映される[14,15]。メラニンには，黒色から黒褐色のユウメラニンと赤黄色のフェオメラニンの2種類が存在し，皮膚および毛髪などではこの2種類のメラニンが混合状態となっている。メラニン産生に関わる酵素としては，チロシナーゼと2種類のチロシナーゼ関連酵素（Tyrosinase related protein 1：TRP-1, Tyrosinase related protein 2：TRP-2）が重要な役割を担っている。チロシナーゼ活性が弱いと，産生したドーパキノンはほとんどがシステインと結合してフェオメラニンが主に産生される。逆に，チロシナーゼ活性が強いと，産生したドーパキノンがシステインと結合できず，ドーパキノンがユウメラニン産生経路の方へ流れることになる。よって，黒色のユウメラニンの産生には，チロシナーゼタンパク質の発現が非常に強く関わっていることが知られている。そこで，β-クリプトキサンチンによるチロシナーゼ等への影響について以下の通り，検証を行った。

マウスB16メラノーマ細胞（RCB1283）を所定濃度のβ-クリプトキサンチンを含む培地で3日間培養した後，トリプシン処理により細胞を回収した。2N NaOHを添加し，よく懸濁した後，超音波処理を30分間行い，吸光度を測定することにより，メラニン合成阻害率を測定した。β-クリプトキサンチンには，図7に示すようにマウスB16メラノーマ細胞に対する濃度依存的なメラニン合成抑制作用が観察され，50 μg/mlの濃度でメラニン合成量がDMSOのみを添加したコントロールに比べて67%低下した。また，この濃度では細胞に対する毒性は観察されなかった。さらに，その他のカロテノイドについても同様の方法で，マウスB16メラノーマ細胞を培養したところ，β-カロテンには濃度依存的なメラニン合成抑制作用が観察されたが，ア

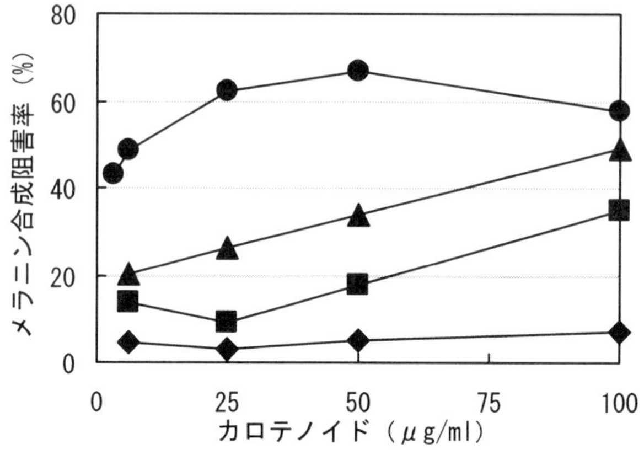


**図7　各種カロテノイドによるメラニン合成抑制**

●：β-クリプトキサンチン，▲：β-カロテン

■：ビタミンC，◆：アスタキサンチン・リコペン

スタキサンチンやリコペンには，メラニン合成抑制作用はほとんど観察されなかった。また，同時にTriton-X処理後L-DOPAを添加することにより細胞内チロシナーゼ活性を測定したところ，β-クリプトキサンチン添加濃度に依存して，チロシナーゼ活性の低下が観察された。以上のことからβ-クリプトキサンチンは，少なくともチロシナーゼ活性を低下させることによりメラニンの合成を抑制していることが明らかとなった。

次に，所定濃度のβ-クリプトキサンチンを添加して培養したマウスB16メラノーマ細胞中のチロシナーゼ，TRP-1，TRP-2のmRNAの発現量を比較した。GAPDHに対する相対発現量を比較したところ，メラニン合成に関連する3つの酵素遺伝子の発現量は，β-クリプトキサンチン添加によって影響されなかった。β-カロテンは，チロシナーゼやTRP-2のmRNAの発現量を抑制することにより，メラニン合成を抑制することが報告されており[16]，β-カロテンとβ-クリプトキサンチンは違うメカニズムによりメラニン合成を抑制すると考えられる。つまり，β-クリプトキサンチンはメラニン合成関連酵素遺伝子発現量に影響を与えることなく，少なくともチロシナーゼ活性を直接低下させることによりメラニン合成を抑制していることが明らかとなった[17]。そこで，チロシナーゼへの作用を検証する目的で，所定濃度のβ-クリプトキサンチンを添加した培地でマウスB16メラノーマ細胞を培養し，チロシナーゼ量をウェスタンブロット法により確認した。その結果，β-クリプトキサンチンによるメラニン合成抑制は，チロシナーゼの細胞内存在量の低下によるものであることが示唆された。チロシナーゼを含む関連タンパク質の遺伝子発現量に変化がなく，チロシナーゼタンパク質量がβ-クリプトキサンチン添加により低下していることから，β-クリプトキサンチンはチロシナーゼの分解を促進する可能性が示唆された。チロシナーゼは，ユビキチン・プロテアソーム経路により分解制御されることが知られており[18]，β-クリプトキサンチンがその経路を活性化させるのかもしれない[19]。

## 5 β-クリプトキサンチン経口摂取によるシミ消去作用

β-クリプトキサンチンによるヒトへの美白作用を確認するために，「シミ」への作用についてのヒト試験をβ-クリプトキサンチンを0.2%含有する原料素材である酵素処理うんしゅうみかんを使用して実施した。社内ボランティア24名（男女各12名）を被験者とし，12月から2月までの8週間，酵素処理うんしゅうみかんを経口摂取する試験を実施した。試験食としては1粒に酵素処理うんしゅうみかん100 mgを封入したソフトカプセルまたはプラセボカプセルを用いた。被験者は，プラセボ群（プラセボカプセルを1日2粒，平均年齢36.0 ± 8.5歳），100 mg摂取群（プラセボカプセルと酵素処理うんしゅうみかんカプセルを各1粒，平均年齢35.3 ± 6.4歳），200 mg摂取群（酵素処理うんしゅうみかんカプセルを1日2粒，平均年齢35.3 ± 8.8歳）の3群に分割し，二重盲検試験として実施した。顔のシミを測定する装置として，顔画像撮影装置であるVISIA™ Evolution（CANFIELD Imaging Systems社製）を用いた。この装置を用いて，摂取開始前，4週間後，8週間後に顔画像解析を実施し，顔のシミ（個数，スコア，パーセンタイル）について評価した。

まず，シミの個数についてその変化量を測定した結果を図８に示す。100 mg 摂取群，200 mg 摂取群のシミ個数の変化量は，プラセボ群に比較して有意に減少した。さらに，200 mg 摂取群の方が減少する速度が速く用量に依存する傾向が観察された。また，シミスコア（シミの面積・濃さを勘案した値）の変化量を図９に示す。いずれの場合でも 100 mg 摂取群・200 mg 摂取群はプラセボ群に比較して有意な改善効果が確認されており，酵素処理うんしゅうみかんの摂取に

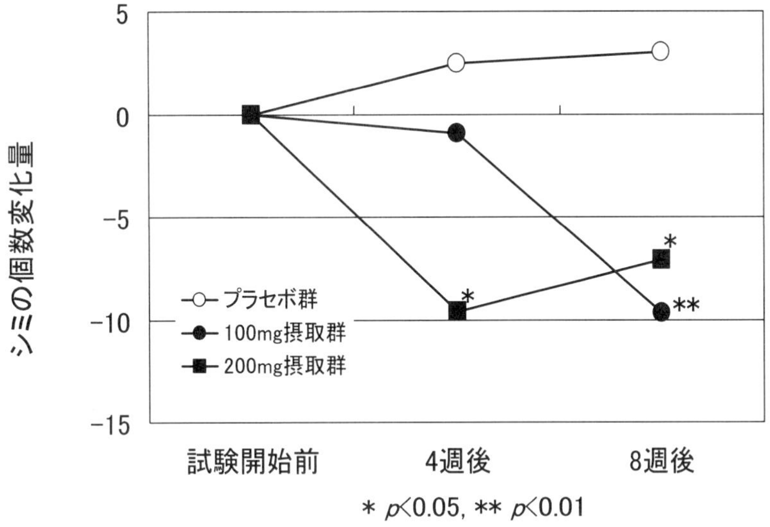


図８　酵素処理うんしゅうみかん摂取によるシミの個数変化

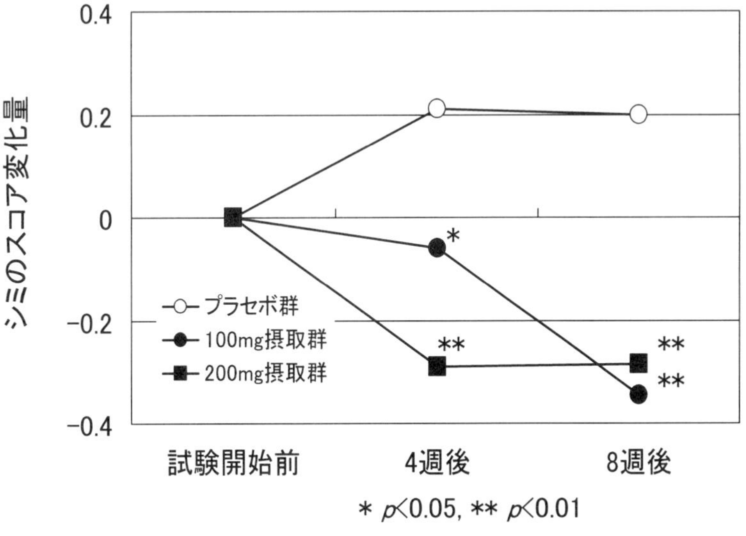


図９　酵素処理うんしゅうみかん摂取によるシミのスコア変化

よりシミが減少することが確認された。また，試験前後の被験者の肌写真から，β-クリプトキサンチンの経口摂取により，小さいシミは観察されなくなり，大きいシミについては小さく断片化するような傾向が観察された[20]。

## 6 おわりに

β-クリプトキサンチンはうんしゅうみかん，柿，マンゴー，パパイヤなどの様々な食品に含まれていることが知られているが，消費量から考えて日本人の血中β-クリプトキサンチンはうんしゅうみかんに由来するといっても過言ではない。うんしゅうみかんは中国から伝来したものが突然変異して誕生したものが原木とされ，日本以外ではごく一部の限られた地域でのみ生産されていることから，β-クリプトキサンチンを含むうんしゅうみかんを原料とした素材は日本をイメージしたものとなる。また，同じ柑橘類でもレモンやオレンジなどはβ-クリプトキサンチンをほとんど含まないことも特徴として挙げられる。経口摂取での機能性では，うんしゅうみかん搾汁残さを加工したβ-クリプトキサンチンの摂取によって体脂肪低減作用があることを我々は明らかにしている[21]。そのメカニズム解明のため，前駆脂肪細胞3T3-L1を用いて実験を行ったところ，β-クリプトキサンチンはRARを介して脂肪細胞への分化を抑制していた[8]。また，皮膚への作用として，β-クリプトキサンチンによるコラーゲン産生促進作用，ヒアルロン酸産生促進作用，アクアポリン3産生促進作用，美白作用を今回報告した。ヒアルロン酸産生促進作用とアクアポリン3産生促進作用に関してはRARを介していることを阻害剤による実験から明らかにした。皮膚外用剤として使用されるATRAやレチノールは，催奇形性や肌の赤み・炎症，浮腫などの副作用があることが明らかとなっており，効果は高いものの使用が困難な成分であるとも言える。これに対し，β-クリプトキサンチンは，うんしゅうみかんに含まれる成分であり，また食経験も十分にあり，副作用が無いことから皮膚外用剤並びに内服剤として安心して使用できる成分である。この他にも，β-クリプトキサンチンには皮脂産生抑制作用があることが分かっている[22]。つまり，うんしゅうみかんに多く含まれるβ-クリプトキサンチンの美容に関する機能性として，内臓脂肪蓄積抑制による痩身作用，美白作用，ヒアルロン酸・アクアポリン3発現増加による保湿作用，皮脂産生抑制作用などがあり，β-クリプトキサンチンは総合的な美容効果を有していると言うことができる。さらに，シミ消去作用については，ヒト試験まで実施して，その作用を経口摂取により確認しており，β-クリプトキサンチンの食べる化粧品としての作用を確認することができた。

## 文　　献


1) H. Crew *et al.*, *Br. J. Nutr.*, **86**, suppl 1, S5-35 (2001)
2) M. Sugiura *et al.*, *J. Health Sci.*, **48**, 366 (2002)
3) J. Montonen *et al.*, *Diabetes Care.*, **27**, 362 (2004)
4) M. Sugiura *et al.*, *PLoS One*, **7**, e52643 (2012)
5) 向井克之ほか，FOOD Style 21，**12(4)**，28 (2008)
6) 向井克之ほか，FOOD Style 21，**11(10)**，35 (2007)
7) A. Matsumoto *et al.*, *Biochem. pharmacol.*, **74**, 256 (2007)
8) Y. Shirakura, *et al.*, *Nutr. Sci. Vitaminol.*, **57**, 426 (2011)
9) S. Shuster *et al.*, *Br. J. Dermatol.*, **93**, 639 (1975)
10) D. J. Prockop *et al.*, *N. Engl. J. Med.*, **301**, 13 (1979)
11) M. Hara-Chikuma *et al.*, *J. Invest Dermatol.*, **128(9)**, 2145 (2008)
12) M. Hara *et al.*, *Proc. Natl. Acad. Sci. USA.*, **100(12)**, 7360 (2003)
13) K. Saavalainen *et al.*, *J. Biol. Chem.*, **280(15)**, 14636 (2005)
14) D. C. Barral *et al.*, *Pigment Cell Res.*, **17**, 111 (2004)
15) L. Babiarz-Magee *et al.*, *Pigment Cell Res.*, **17**, 241 (2004)
16) 吉川恵理ほか，果汁協会報，**525**，34 (2002)
17) 高柳勝彦ほか，FOOD FUNCTION，**2**，63 (2006)
18) K. Nakamura *et al.*, *Pigment Cell Res.*, **16**, 494 (2003)
19) K. Takayanagi *et al.*, *Carotenoid Sci.*, **10**, 85 (2006)
20) 向井克之ほか，FOOD Style 21，**12(6)**，33 (2008)
21) 土田隆ほか，薬理と治療，**36**，247 (2008)
22) T. Sato *et al.*, *J. Cosmet. Dermatol. Sci. App.*, **3**, 99 (2013)

# 第9章　紫茶エキスの抗肥満およびスキンケア効果

下田博司*

## 1　はじめに

茶（*Camellia sinensis*）の歴史は古く，古代中国の医薬と農業の神「神農（しんのう）」の時代（4000年以上前）にまで遡る。原産地は中国四川省周辺とされており，唐の時代（7～10世紀）には茶を飲む習慣が普及し，交易が盛んになったと言われている。日本では，遣唐使（永忠，最澄，空海ら800年頃）や栄西禅師（1200年頃），隠元禅師（1600年頃）らにより中国からの煎茶法の伝承と普及活動が行われ，日常的に茶を飲む習慣が普及した。昨今では，お茶は市販飲料の代表格として定着しており，その健康機能についても抗酸化，抗突然変異，抗腫瘍，抗肥満，血圧上昇抑制，血糖上昇抑制，血小板凝集抑制，抗菌・抗ウイルス，腸内細菌叢改善，抗う食，消臭，脂質代謝改善，抗アレルギー作用などの多彩な機能性が確認されている。

紫茶は，ケニア茶業研究財団（TRFK；Tea Research Foundation of Kenya）が約25年の歳月をかけて作り出した新品種の茶（*Camellia sinensis*, TRFK306）であり[1]，その新芽や若葉はアントシアニン（peonidin-3-*O*-glucoside, peonidin-3-*O*-(6″-malonylglucoside）を含有するため赤紫色を呈する。産地はケニアの赤道直下で，なおかつ標高1,500～2,500メートルのケニア山の山麓高地で栽培されている。この環境は紫外線照射が強いことから，紫茶は自身を障害から守るためにポリフェノールを多く蓄える。含有成分としては，緑茶に含まれるカテキン類（epigallocatechin gallate, epicatechin gallate），キサンチン類（caffeine, theobromine）のほかに，特徴的なポリフェノールとして1,2-di-galloyl-4,6-hexahydroxy-diphenoyl-$\beta$-D-glucose（GHG）[2]を有する（図1）。また生理活性として，抗トリパノソーマ活性[3]や脳内抗酸化活性[4]が報告されている。著者らも紫茶エキスの生理活性の研究を行い，抗肥満作用を有することを見出している[5]。なお中国[6,7]やインド[8]，日本[9]でも紫茶が開発されているが，いずれもケニア産とは品種，含有成分ともに異なる。本稿ではケニア産紫茶のエキス（含水エタノール抽出物）および含有成分の抗肥満作用と抗酸化作用に関連したスキンケア効果について述べる。

---

*　Hiroshi Shimoda　オリザ油化㈱　研究開発本部　本部長

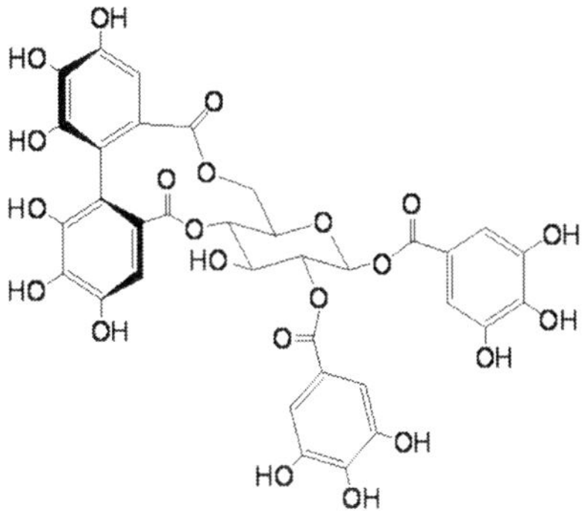

図 1　GHG の化学構造

## 2　紫茶エキスの抗肥満作用

はじめに高脂肪食（High Fat Diet 32）飼育マウスを用いて紫茶エキスの体重増加に及ぼす作用を検討した。紫茶エキス（200 mg/kg）を投与したマウスでは，高脂肪食による体重増加が抑制され，通常食摂取群と同程度の体重増加に留まった（図 2，表 1）。また，内臓脂肪である副睾丸脂肪と腎周囲脂肪が減少し，肝臓重量も有意に低下した。この時，肝臓中の中性脂肪含量も低下しており，血中の中性脂肪濃度も同様に減少した。次に，紫茶エキスの抗肥満作用機序を調べるため，オリーブ油負荷マウスを用いて，消化管からの脂肪吸収に及ぼす作用を検討した。その結果，紫茶エキス（100 および 200 mg/kg）はオリーブ油投与 2 時間後の血中中性脂肪の上昇を有意に抑制した（図 3）。紫茶の含有成分の中では，theobromine やポリフェノール成分（epigallocatechin gallate, epicatechin gallate および GHG）は血中中性脂肪の上昇を抑制しなかったが，caffeine に有意な抑制作用が認められ，本成分が紫茶エキスの脂肪吸収抑制作用に関与していることが明らかになった。

次に，肝臓における脂質代謝に及ぼす影響を調べるため，肝細胞のカルニチンパルミトイルトランスフェラーゼ（CPT）1A の発現に及ぼす影響を調べた。脂肪酸の一部は肝細胞のミトコンドリアで $\beta$-酸化を受けて代謝されるが，脂肪酸がミトコンドリアに入る際に，カルニチンや CPT が機能する。この反応は一連の脂肪代謝反応の律速段階になっている。紫茶エキスと含有成分の HepG2 肝細胞の CPT の発現に及ぼす作用を調べたところ，図 4 に示すように，紫茶エキス（100 $\mu$g/mL）と GHG（10 $\mu$g/mL）に CPT1A の発現促進作用が認められた。また，前述の高脂肪食飼育マウスの肝臓内における CPT1A の発現を調べたところ，紫茶エキス投与群で CPT1A の発現が促進していた。以上の結果から，紫茶エキスのポリフェノール成分 GHG は，肝臓の脂肪代謝の律速酵素 CPT の発現を高めることで，脂肪代謝に寄与していることが明らかになった。

さらに紫茶のヒトにおける抗肥満作用を確認するため，社内健常者（BMI ＞ 24 kg/m$^2$）10 名

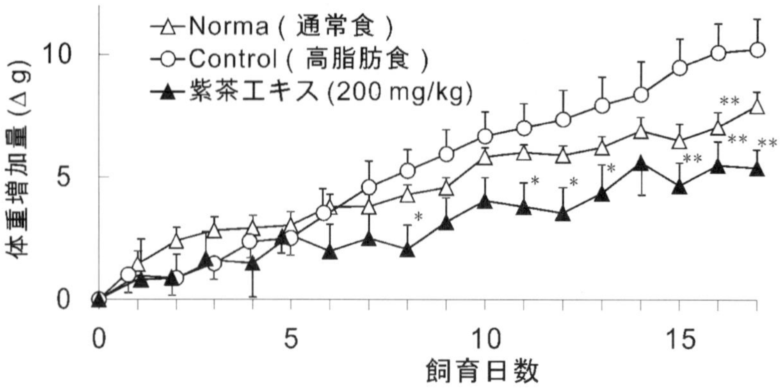


**図2　紫茶エキスの高脂肪食飼育マウスの体重増加に及ぼす作用**

各値は平均値と標準誤差(n = 5-6)で示した。アスタリスクはcontrol群との有意差　＊：$p < 0.05$, ＊＊：$p < 0.01$を表す。

**表1　紫茶エキスの高脂肪食飼育マウスの脂肪パラメーターに及ぼす作用**

| | 投与量 (mg/kg) | 体重 (g) | 肝臓重量 (g) | 副睾丸脂肪 (g) | 腎周囲脂肪 (g) | 血中中性脂肪 (mg/dL) | 肝臓中性脂肪 (μg/mg) |
|---|---|---|---|---|---|---|---|
| Normal | － | 40.8 ± 0.8* | 1.71 ± 0.04 | 0.73 ± 0.06** | 0.28 ± 0.03** | 124 ± 12 | 12.9 ± 0.9 |
| Control | － | 45.8 ± 1.5 | 1.77 ± 0.05 | 1.94 ± 0.14 | 0.76 ± 0.08 | 121 ± 19 | 14.4 ± 0.5 |
| 紫茶エキス | 200 | 40.8 ± 2.1* | 1.51 ± 0.07* | 1.21 ± 0.43* | 0.45 ± 0.12* | 75 ± 8* | 9.4 ± 0.9** |

各値は平均値と標準誤差（n = 5-6）で示した。アスタリスクはcontrol群との有意差　＊：$p < 0.05$, ＊＊：$p < 0.01$を表す。

を対象とした1か月間の摂取試験を行った。被験者には紫茶（1.5 g）が入ったティーバックを100～200 mLの湯で浸出したものを1日2回，4週間にわたって自由摂取させた。その結果，紫茶の摂取によりBMI，体重，体脂肪量，体脂肪率，内臓脂肪，基礎代謝量，ウェストおよびヒップサイズが有意に減少した。これに対し，筋肉率は有意に増加した。この結果より，紫茶の摂取により肥満指標が改善することが明らかになった。

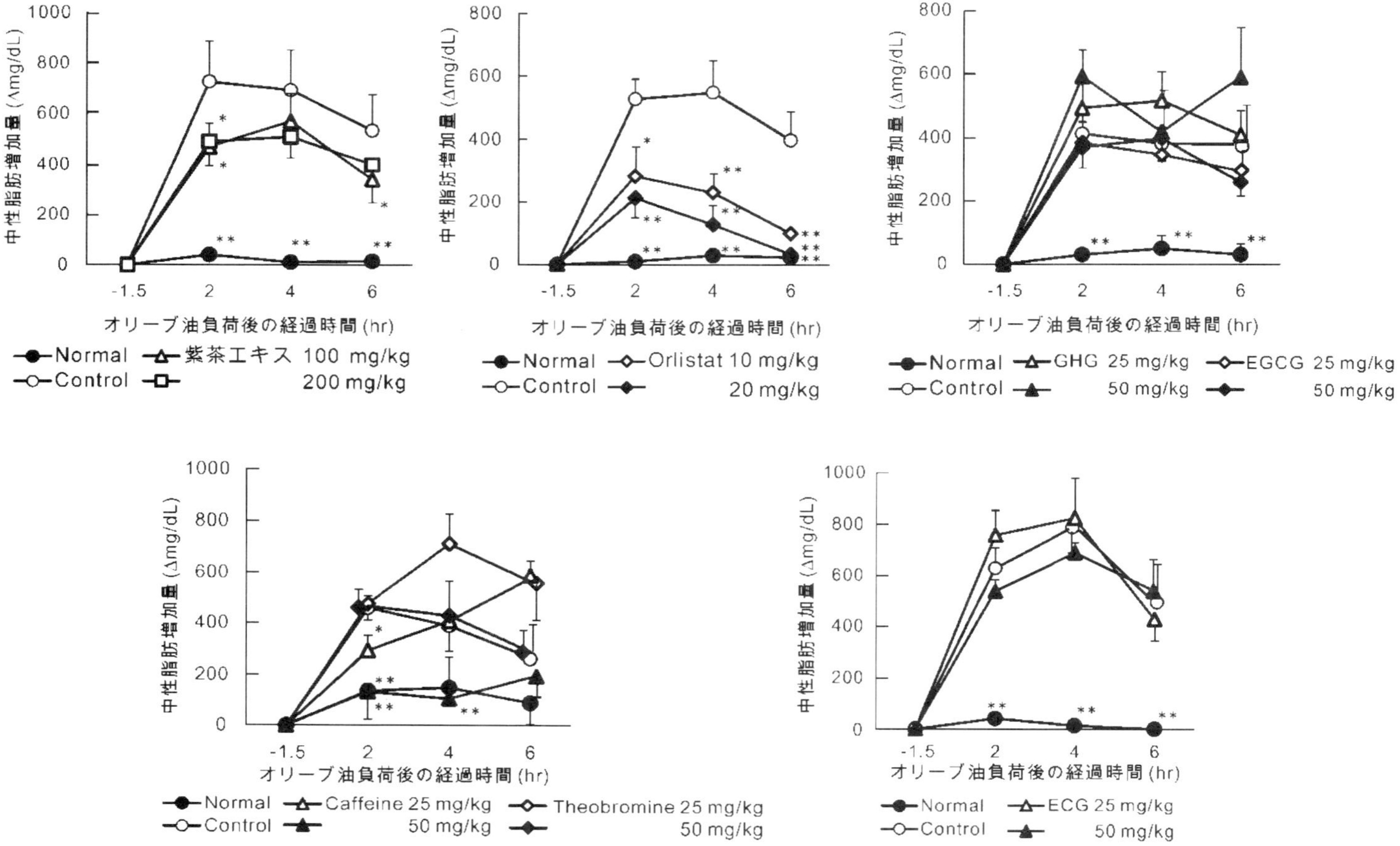


**図3　紫茶エキスおよび含有成分のオリーブ油負荷マウスの血中中性脂肪上昇に及ぼす作用**

各値は平均値と標準誤差（n = 6）で示した。アスタリスクはcontrol群との有意差　*：$p < 0.05$, **：$p < 0.01$ を表す。

GHG：1,2-di-galloyl-4,6-hexahydroxy-diphenoyl-β-D-glucose, EGCG：epigallocatechin gallate, ECG：epicatechin gallate

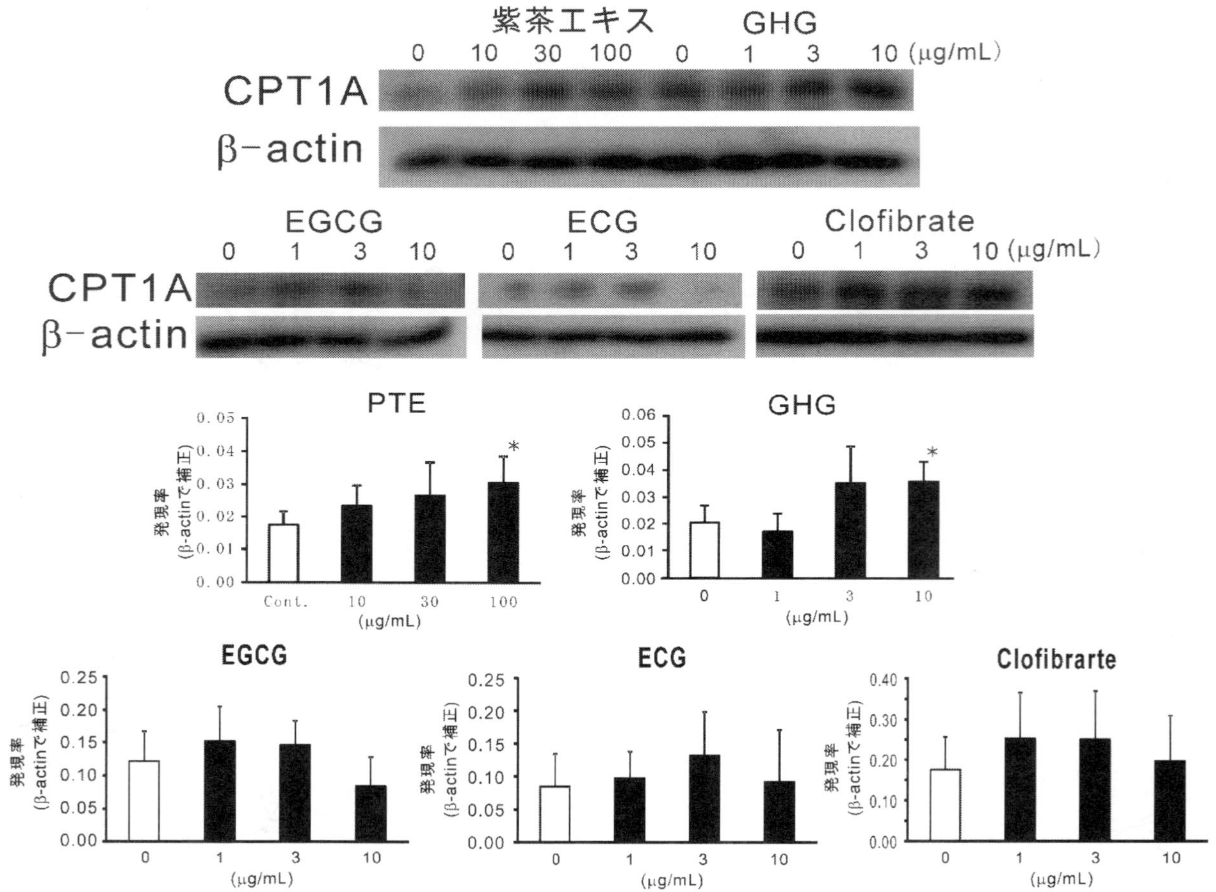


**図4　紫茶エキスおよび含有成分の HepG2 肝細胞の CPT1A 発現に及ぼす作用**

各値は平均値と標準誤差（n = 4）で示した。アスタリスクは control 群との有意差*：$p < 0.05$ を表す。各サンプルは 24 時間作用させた。

GHG：1,2-di-galloyl-4,6-hexahydroxy-diphenoyl-β-D-glucose, EGCG: epigallocatechin gallate, ECG：epicatechin gallate

**表２　紫茶摂取前後の肥満パラメーターの変化**

| | 摂取前 | 摂取後 |
|---|---|---|
| BMI（kg/m²） | 27.0 ± 0.6 | 26.8 ± 0.6* |
| 体重（kg） | 80.8 ± 3.2 | 79.9 ± 3.1* |
| 体脂肪（kg） | 21.8 ± 1.5 | 21.0 ± 1.4** |
| 内臓脂肪（arbitral unit） | 135.0 ± 8.5 | 123.5 ± 8.5** |
| 筋肉量（％） | 24.9 ± 1.0 | 25.0 ± 1.0 |
| 体脂肪率（％） | 26.8 ± 1.2 | 26.1 ± 1.2* |
| 筋肉率（％） | 30.9 ± 0.5 | 31.4 ± 0.5** |
| 基礎代謝量（kcal） | 1789 ± 73 | 1768 ± 70* |
| 水分（％） | 43.2 ± 1.6 | 39.4 ± 4.3 |
| ウェスト（cm） | 97.6 ± 1.6 | 94.2 ± 1.7** |
| ヒップ（cm） | 106.0 ± 1.5 | 102.8 ± 1.6* |
| ウェスト・ヒップ比 | 0.92 ± 0.01 | 0.92 ± 0.01 |
| 腹部皮下脂肪厚（mm） | 28.5 ± 1.4 | 24.4 ± 1.8* |
| 右上腕皮下脂肪厚（mm） | 28.5 ± 2.6 | 21.5 ± 1.6** |

各値は平均値と標準誤差（n = 10）で示した。アスタリスクは摂取前との有意差　*：$p < 0.05$，**：$p < 0.01$ を表す。

## 3　紫茶エキスのスキンケア効果

生体（細胞）内の脂質は，紫外線暴露等により細胞内に生じる活性酸素と反応することで過酸化脂質を生成する。この過酸化脂質は連鎖反応により細胞内の過酸化脂質を増加・蓄積させ，細胞機能の障害を引き起こし皮膚の老化や肌荒れ，炎症を惹起・促進する。そこで紫茶エキスの *t*-butylated hydroxytoluene（BHP）で生じる過酸化脂質によるヒトケラチノサイトの細胞障害に及ぼす作用を調べた。その結果，図５に示すように，紫茶エキスはケラチノサイトの過酸化脂質による細胞障害に対して抑制作用を示した。この作用は緑茶や烏龍茶，紅茶などの一般的な茶エキスには認められない紫茶エキスに特有の作用であった。また，紫茶特有の成分である

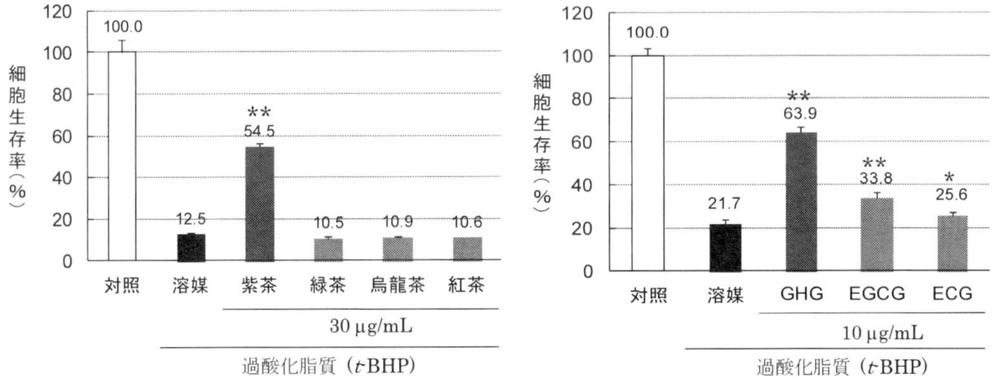


**図５　紫茶エキスおよび含有成分のケラチノサイトにおける過酸化脂質誘発細胞障害に及ぼす作用**
N = 6，平均値 ± 標準誤差，$^{*}p < 0.05$，$^{**}p < 0.01$，vs. 溶媒

GHGは，茶カテキンの代表格であるEGCGやECGと比較して，より強い細胞障害抑制作用を示した。この結果より，紫茶のGHGをはじめとするポリフェノールは，皮膚表皮の脂質過酸化物によって引き起こされる肌ストレスを抑制することが明らかになった。

次に，一般的なメラニン生成抑制試験のスクリーニングに用いられるチロシナーゼの *in vitro* 評価系を用いて，紫茶エキスのメラニン生成抑制作用を評価した。試験の結果，紫茶エキスは濃度依存的にチロシナーゼ（マッシュルーム由来）の活性を阻害した（図6）。したがって，紫茶エキスにはメラニン生成抑制効果が期待できる。

最後に紫茶エキスのヒトにおけるスキンケア効果を評価するため，健常人ボランティア（男性11名，女性7名）を対象とした4週間の継続摂取試験を行った。試験では紫茶エキス（100 mg）をハードカプセルに充填したものを被験者に摂取させた。被験者の内訳は男性［23～48歳（平均年齢：32.9歳）］，女性［27～60歳（平均年齢：41.0歳）］であった。評価指標はCORNEOMETER SM 825で測定した額の油分と頬の水分の測定値および皮膚専用超音波真皮画像装置（DermaLab）を用いた頬の超音波画像診断とコラーゲンスコアとした。摂取前後の測定値を比較した結果，図7に示すように紫茶エキス（紫茶エキス-P 100 mg相当量/日）の4週間摂取により，頬のコラーゲンスコアと水分に増加傾向が見られた。男性のコラーゲンスコアおよび女性の水分含量は有意に増加した。図8には皮膚断面の超音波画像を示した。紫茶エキスの摂取により真皮のコラーゲン領域の増加が，男女で確認できる。一方，額の油分については有意差は認められなかったが，男性，女性ともに減少傾向を示した。以上の結果から，紫茶エキス（100 mg）の摂取（4週間）により，肌のコラーゲンや保湿力が増加し，逆に油分が減少傾向を示すことが明らかになった。

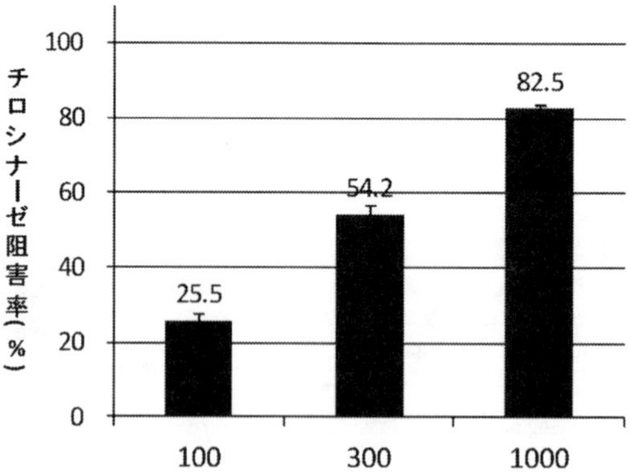


**図6　紫茶エキス（100～1000 μg/mL）のチロシナーゼ阻害活性**
N = 6，平均値±標準誤差

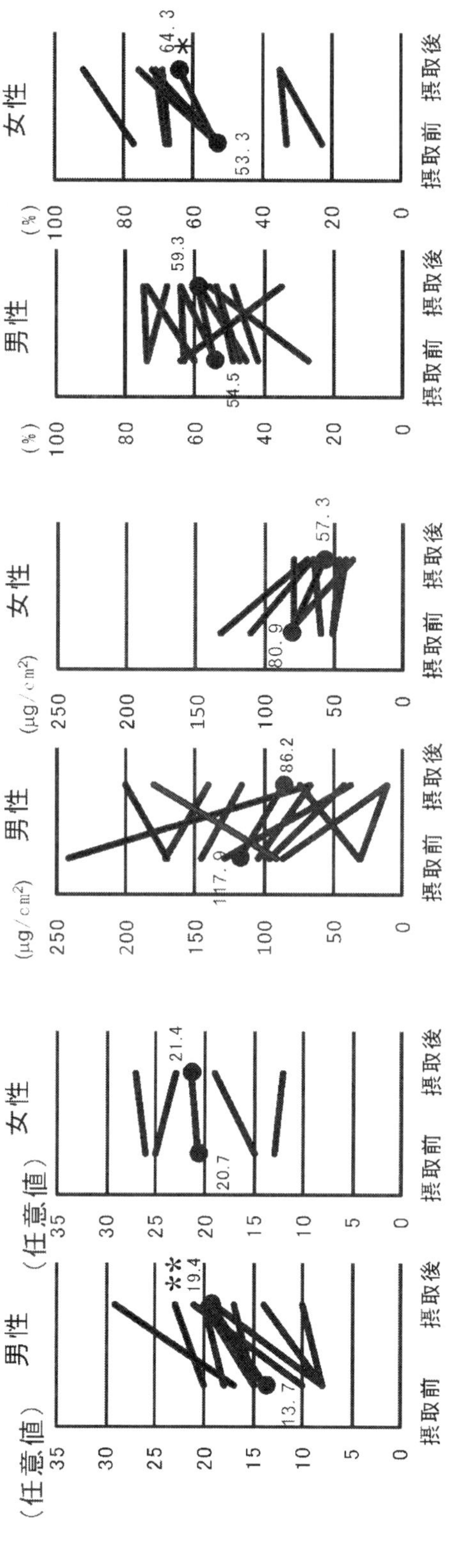


図７　紫茶エキス摂取前後で，変化が見られたパラメーター

●：平均値，$^{*}p < 0.05$，$^{**}p < 0.01$，vs. 摂取前

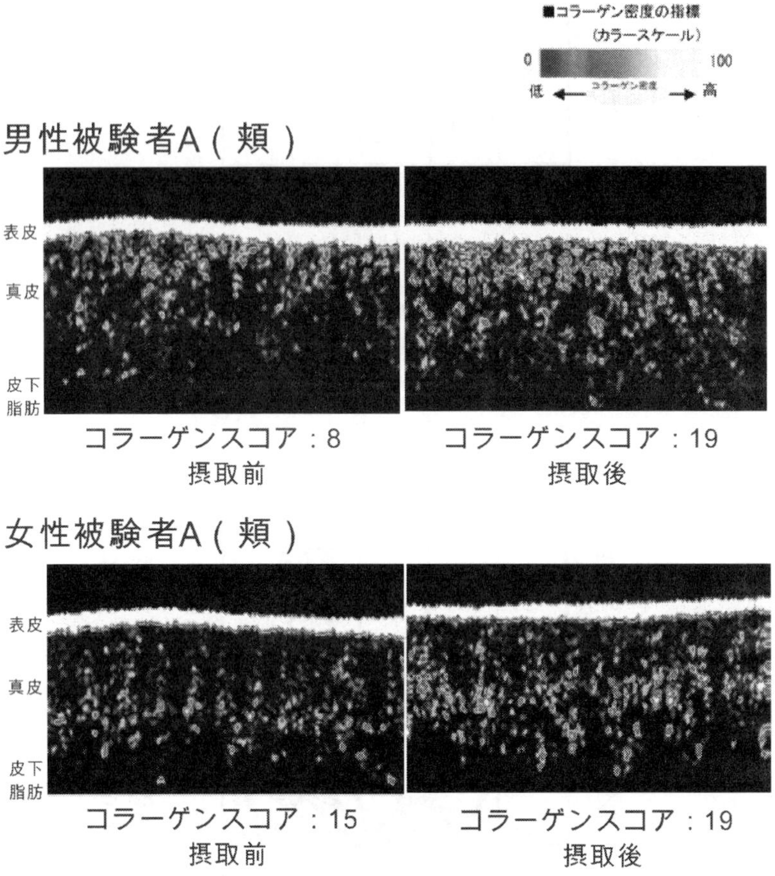


**図8　紫茶エキス摂取前後の頬の超音波画像**

## 4　おわりに

紫茶の抗肥満作用については，肥満パラメーターを指標としたプラセボ対照の臨床試験を計画中である。機能性表示食品を狙い健常者の範囲のBMI保持者を対象とするか，海外輸出に重点を置き，BMI30 kg/m$^2$前後のアメリカ被験者を対象とするか思案中である。いずれにせよ，茶飲料は国内外で広く認知されたポピュラーな食品であることから，今後紫茶の市場も拡大するものと考えられる。

## 文　　献

1） L. Cherotich *et al.*, *Am. J. Plant. Sci.* **4**, 628 (2013)
2） K. Yagi *et al.*, *Chem. Pharm. Bull.* **57**, 1284 (2009)
3） K. Rashid *et al.*, *Parasitol Int.* **63**, 417 (2014)
4） K. Rashid *et al.*, *Nutr. Neurosci.* **17**, 178 (2014)
5） H. Shimoda *et al.*, *Int. J. Biomed. Sci.* **11**, 67 (2015)
6） Q. Zhou *et al.*, *PLoS One.* **12**, e0177816 (2017)
7） L. Wang *et al.*, *Int. J. Mol. Sci.* **18**, E833 (2017)
8） R. Joshi *et al.*, *J. Food Sci. Technol.* **54**, 1953 (2017)
9） T. Saito *et al.*, *J. Agric. Food Chem.* **59**, 4779 (2011)

# 第10章　機能性フタロシアニンと皮膚への作用

## 1　機能性フタロシアニン

築城寿長*

### 1. 1　はじめに

フタロシアニンは，1928年にフタルイミドの合成の際に鉄が混入したことで偶然に発見され，ブルー～グリーンの堅牢性のある顔料として交通標識，光学メディアなどに広く使用されている。その後，官能基の付加により，染料としても使われるようになり，用途がさらに拡大した。フタロシアニン（図1）は，天然物であるポルフィリン（図2）と構造が類似していることから，研究のカテゴリーでは，異なる物質でありながら，同一の物質群として研究が行われている。

ここでは，ポルフィリンが生体内で行っている作用をフタロシアニンに置き換える研究から誕生した機能性フタロシアニンを担持した繊維，および，その皮膚への作用について述べる。

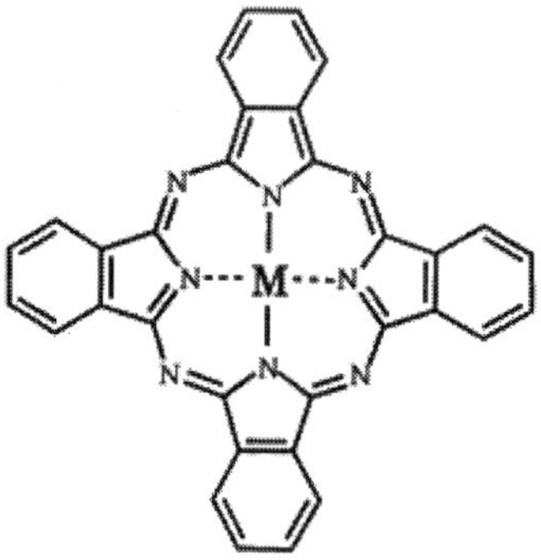

図1　フタロシアニン

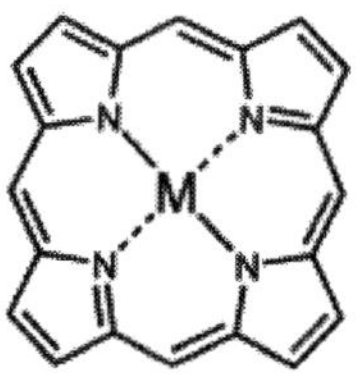

図2　ポルフィリン

### 1. 2　機能性フタロシアニン

フタロシアニンは，構造の中心に様々な金属イオンが入ることや，周辺官能基の構造・性質によって，機能が変化することから，多彩な応用研究が行われている。電気特性を活かした燃料電池，表示素子，電気伝導体，光学特性を活かした光メモリ，癌の光治療，有機太陽電池，化学特

* Hisanaga Tsuiki　ダイワボウノイ㈱　機能材料研究開発室；
信州大学　繊維学部　ダイワボウ先端機能繊維研究部門

性を活かした触媒，センサ，変異原物質の吸着など，実用化に向けての研究が続けられている。

### 1.3　機能性フタロシアニンの触媒機能

本来，光や熱に安定であるのが，フタロシアニンの顔料や染料での「機能」であった。しかし，機能性フタロシアニンは，本来持つ「光や熱に安定」な機能を低減させることで，新たな機能を持つことができた。その機能の１つである触媒機能について説明する。

触媒機能としてのフタロシアニンは，ポルフィリンとの構造の類似性から，生体内でのポルフィリンをフタロシアニンに置き換えることにより，天然より高機能なものを作り出そうとする研究が進んだ。その一例として，肝臓などに存在する酸化酵素のモデル化が行われ，オキシダーゼ，オキシゲナーゼ，カタラーゼ，ペルオキシダーゼ，チトクロムP-450のモデル化が行われてきた[1)]。また，酸化酵素が行う酸化反応だけではなく，還元反応，カルボニル化反応，分解反応，脱塩素反応，フリーデルクラフト反応など多くの反応を触媒することが知られている[2)]。

### 1.4　繊維への応用

酵素は，活性中心と反応を最適化したり，基質特異性を生み出したりするタンパク質の立体構造から構成されている。酵素をそのまま使うには，生体内のような安定した環境では最適に機能できるが，紫外線，温度，化学物質，細菌などに曝されることにより，その機能を失ってしまう。その安定化の手法として，酵素のモデル化があるが，活性中心であるポルフィリンはそのままに，タンパク質を合成高分子に置き換える研究が最初に行われてきた。さらに，ポルフィリンはフタロシアニンに置き換えられ，合成高分子を，繊維に置き換えることで，安定化，二次加工の容易さが得られ，生体模倣（バイオミメティック）の代表例となる人工酵素と呼ばれるものが誕生した。

### 1.5　消臭・抗菌繊維「デオメタフィ」

肝臓で行われている解毒は，酸化酵素によって，水に溶けないものを水溶化することで，尿中に排出させやすいようにするのがその１つの役割である。血中の薬の有効成分の濃度コントロールは，この酸化酵素の能力の個人差が薬効に影響していると言われている。悪臭物質も同様で，ヒトが悪臭と感じることは，悪臭物質がヒトにとって有害であるため，そこから忌避するために，低濃度でも感知できるように進化してきた。体内に入った悪臭物質も体外に早く排出させるために，酸化分解が行われている。

フタロシアニンが顔料や染料として使用されるときは，会合状態を作り，それが光や熱に対しての安定性に寄与しているが，この会合状態を壊すことにより，機能性フタロシアニンにおいても，分子が単量体として存在することで，触媒機能を発現することが可能になる。溶液の中でその状態を維持すること，また，繊維上でその状態を維持するため，繊維，フタロシアニン両面での研究開発が行われた。

繊維側からのアプローチは，繊維の結晶構造にフタロシアニンを単量体の状態で導入することから始められた。この手法により，1984年，最初の消臭繊維「デオメタフィ」が信州大学繊維学部と大和紡績株式会社の共同研究により誕生した。前述の酸化酵素のモデル化において，タンパク質の代替に多非晶質レーヨンを用いたものであり，レーヨンの水酸基がフタロシアニンの中心金属に配位することで，反応の最適化と繊維への結合とフタロシアニンの安定化という3つの役割を担うことができ，非晶質部分が多いことで，多くのフタロシアニンが結合することが可能になった。しかし，フタロシアニンを導入するために，繊維が非晶質領域を多く持つ必要があり，その結果，強力の弱い繊維となり，その後の繊維の二次加工に多くの制限が生じた。

次に，このフタロシアニンが持つアニオン基を利用して，繊維上に逆性のカチオン基を配置することで，繊維へのイオン結合を実現した。この際にも，繊維のカチオン基の間隔が近すぎると，フタロシアニンが会合状態を作ってしまい触媒機能を失ってしまうため，カチオン基の配置とフタロシアニンの担持量は微妙なバランスの中で最適化された。また，繊維にカチオン基が導入されることで，抗菌性を有するに至った。この抗菌作用は，繊維に抗菌成分が共有結合している構造であるため，溶出が起こらないため，安全性が高い。

### 1. 6　抗アレルゲン繊維「アレルキャッチャー」

デオメタフィの製品化を進めていく過程で,新たにアレルゲンの吸着・分解機能が見出された。

アレルギー症状は，生体がアレルゲンを排除するために行う抗原抗体反応（免疫）の1つである。抗原抗体反応は非常に精密で，タンパク質であるアレルゲンの立体構造を鍵（抗原）とすると，ぴったり合致する鍵穴を持ったものが抗体で，生体は常に身を守るために外敵と認識したアレルゲンに対する抗体を作り続けている。

フタロシアニンは，このアレルゲンを構成しているタンパク質の立体構造を形成する結合に作用し，アレルゲンの形状を変えることで，アレルギー症状を起こす抗体との反応を起こさなくすると考えられる。また，消臭のときと同様にアレルゲンに対する選択性がないため，多くのアレルゲンを対象にできる特長がある（図3）[3]。

アレルキャッチャーは，スギ花粉やハウスダストといったアレルゲンに対しての吸着・分解効果が認められ，マスク，フィルターで多く採用された。いずれの商品も差別化のため多機能を求められ，従来からのデオメタフィが持っていた消臭機能，抗菌機能も商品として採用される大きな要因となった（図4）。

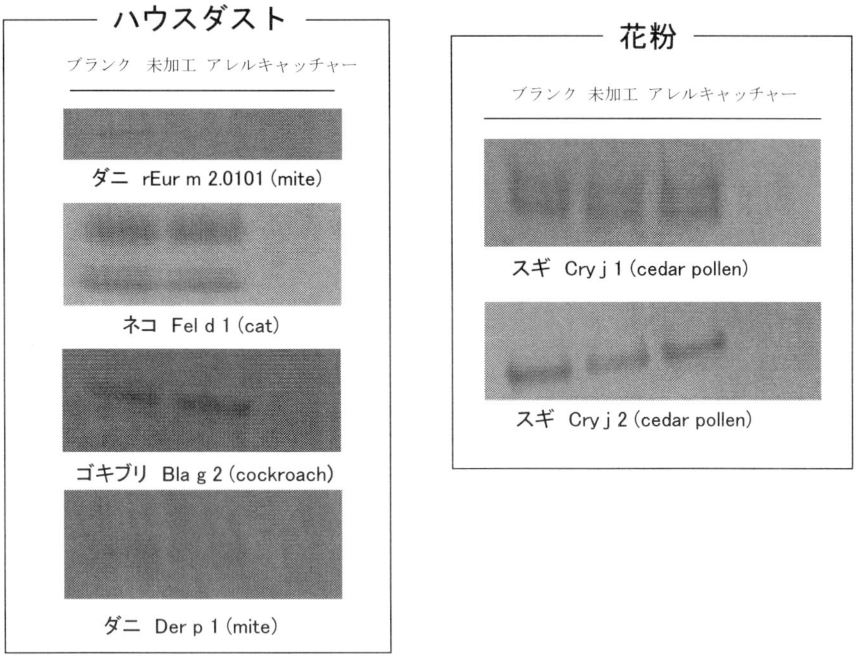


**図 3　アレルキャッチャーの抗アレルゲン性能（電気泳動法）**

測定：（独）農業・生物系特定農業技術研究機構　作物研究所

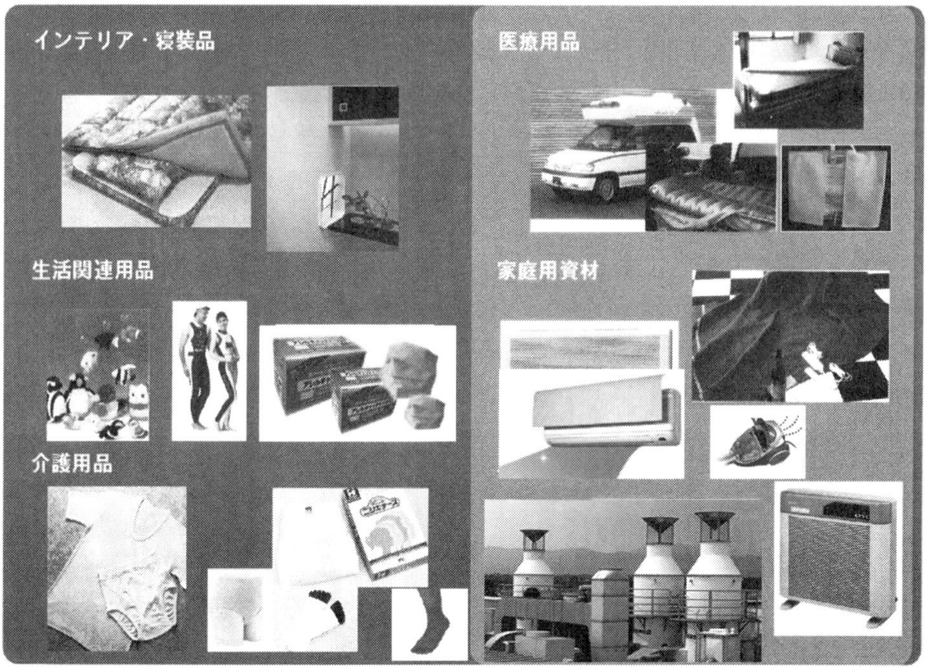


**図 4　デオメタフィ・アレルキャッチャー商品群**

### 1. 7　黄砂・PM2.5への対応

東アジアの経済発展に伴い，工業化が急速に進んできた。ヒトが経済活動することで発生する生活廃棄物，工業廃棄物から水質汚染，大気汚染が起こるのは，日本の戦後の経済成長の中で経験してきたことである。日本においても，多くの公害が発生し，長い努力の結果，高い環境基準をクリアし，世界のトップレベルの環境汚染処理技術を持っている。しかし，東アジア地域では，工業化のみが進み，公害対策までなかなか手が回っていない実情がある。実害がなければ，海の向こうのことは対岸の火事と思いがちであるが，スケールの大きな公害は，海を越えて日本までも汚染しようとしている。特に，多環芳香族炭化水素（PAHs）は変異原性を有し，健康被害に繋がることが懸念されている。

PAHsは大気に放出された時点で拡散していくが，東アジアにある砂漠を起源とする黄砂に付着し，日本のみならず，太平洋を越えてアメリカでも黄砂の飛来が確認されている。また，黄砂は大きな粒子は遠距離まで飛来せずに落下していくが，粒子の小さいものほど遠方まで飛来し，微粒子は呼吸により体内深くまで入り込み，より重篤な健康被害へと繋がっていく可能性が高い。

黄砂も粒子状物質で，フィルターで十分止められるものであるが，PAHsは常温で固体のものもあるが，分子量の小さいものはガス状になるものもある。ガス状のものは，一旦黄砂に物理吸着されるが，容易にはずれて，気体としてフィルターをすり抜けてしまう。そのため，常温で気体状態のPAHsであるピレン（図5）やフェナントレン（図6）の除去は，今後問題視される黄砂の健康被害に大きく寄与すると考えられる。

フタロシアニンは，π電子共役系の平面構造を持っており，繊維に担持された状態でも，同じπ電子共役系のPAHsと親和性が高いことが知られている[4)]。しかし，PAHsの吸着に有効なフタロシアニンには，アレルキャッチャーの持つ消臭・抗菌・抗アレルゲンの機能は持たないため，アレルキャッチャーでPAHsの吸着が認めらたことで，さらなる高機能化が進んだ。黄砂に含まれるPAHsの吸着は，微生物に対する抗菌性も含めた研究成果として報告されている[5)]。

現在，PM2.5（2.5 $\mu$m以下の微小粒子状物質）と呼ばれるものは，黄砂を核にしたものだけでなく，ディーゼル排煙や石炭燃焼の際のススのような黒色炭素も核になったものもあり，今後，それらに付着した物質，菌・カビ，および，上空を飛来し，紫外線を浴びたことによる化学

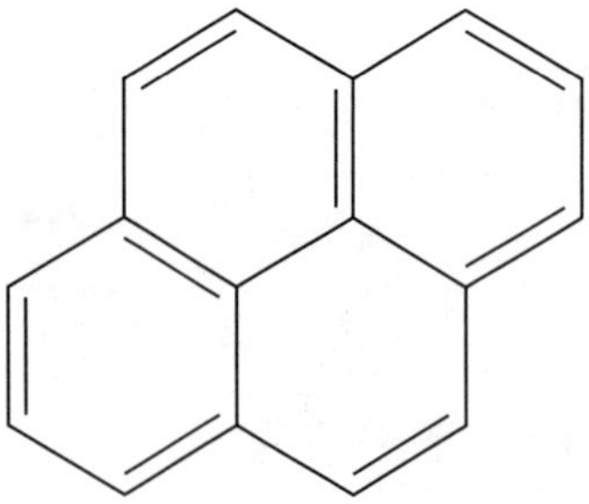

図5　ピレン

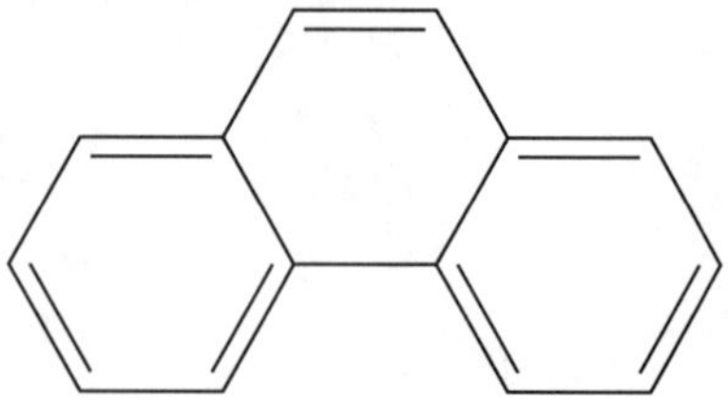

図6　フェナントレン

変化，変異したものによる健康被害との因果関係が明確になることで，防御についての具体的な必要性に迫られるであろう。

### 1. 8　痒み鎮静繊維「アレルキャッチャーAD」

アレルキャッチャーに先んじて，開発をスタートさせていたアレルキャッチャーADは，アレルキャッチャーと同等または，それ以上の機能を持っており，ダニアレルゲンの吸着・分解性能が高いことから，医療機器としての安全性試験を実施後，アトピー性皮膚炎の患者に対して肌着の形状で治験を行い，二重盲検によるかゆみスコア（表1）評価で，80％以上の被験者で有意な差でかゆみ鎮静効果を認められる結果を得た（図7）[6]。

アレルキャッチャーADは，アレルキャッチャーで認められた抗アレルゲン性だけでなく，カチオン基を持つことによる抗菌性や水分率の向上，細番手の繊維を用いることによる肌当たりの

表1　かゆみスコア

| 症状の程度 | スコア |
|---|---|
| いてもたってもいられないかゆみ（かゆくてほとんど眠れない） | 4点 |
| かなりかゆく，人前でもかく（夜，かゆくて目がさめる） | 3点 |
| 時に手が行き，軽くかく（かけば眠れる） | 2点 |
| 時にむずむずするが，かくほどではない（かかなくても眠れる） | 1点 |
| ほとんどかゆみを感じない | 0点 |

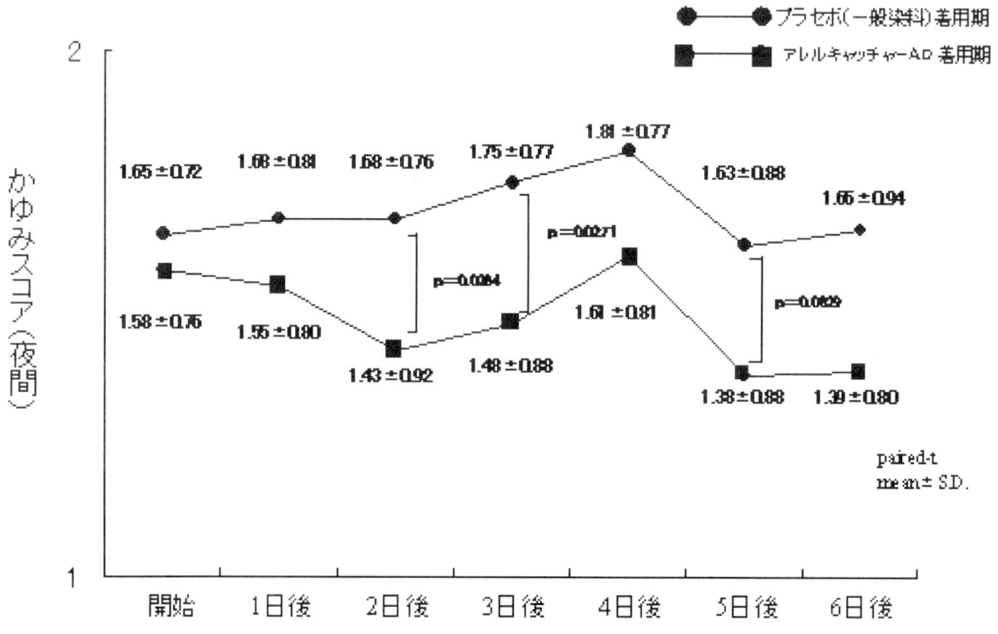


図7　アレルキャッチャーAD着用によるかゆみの抑制

柔らかさなど，繊維の特性も大きく寄与していると考えられる。また，前述の黄砂・PM2.5を含む大気汚染物質がアトピー性皮膚炎の症状を引き起こす報告もあり[7]，フタロシアニンの機能に期待が高まっている。

アレルキャッチャーADにさらに抗菌性を高めたものが，脳梗塞などで拘縮状態になった皮膚状態の改善[8]，褥瘡や火傷の皮膚に用いられることによる治癒効果も報告されており[9]，フタロシアニンの皮膚への効果について，さらに研究が進められていくと考えられる。

### 1.9 おわりに

機能性フタロシアニンの１つの機能である触媒機能に着目し，研究と製品開発の中でキャッチボールを繰り返しながら，新たな機能，中でも皮膚に対しての効果が多く認められてきた。マスクやフィルターが呼吸器に対しての外部バリアになるように，肌着やさらに皮膚に近いところに使う材料も同様に外部バリアとなり，いずれも，外部からの悪臭物質，PAHs，変異原物質，アレルゲン，菌，カビなどを遮断することができる。外部からの刺激物が少なくなれば，ヒトが本来持っている自然治癒力で呼吸器も皮膚も改善していくと考えられる。今後，この機能性フタロシアニンがさらに形を変えて，新しいヒトへの脅威の防御に役立っていくものになることを期待したい。

## 文　献

1）白井汪芳，日本化学会誌，**1**，1（1994）
2）白井汪芳，英謙二，工業化学，**38**，332（1987）
3）H. Yano *et al.*, *Amino Acid*, **30**, 303（2006）
4）H. Hayatsu, *J. Chromatography*, **497**, 37（1992）
5）M. Yamada *et al.*, *Chem Pharm*, **63**, 1, 38（2015）
6）科学技術振興機構報 第293号（2006）
7）T. Hidaka *et al.*, *Nat Immunol*, **18**, 64（2017）
8）水谷千代美ほか，繊維学会誌，**69**，7，141（2013）
9）荒川謙三，診断と新薬，**27**，1，3（2000）

## 2　美容酵素メディエンザイムの作用メカニズム

宮本　達*

### 2. 1　はじめに

近年の化粧品市場において，アンチエイジング，美白，保湿などの機能性に優れた化粧品の比率が増大している。これらの製品は有用性素材の系統的探索，評価技術の進歩，さらに独自の処方技術のもとに，高機能化が発展したと考えられる。一方，最近明らかとなった美白化粧品による白斑問題や薬用石けんによるアレルギー問題については，化粧品による皮膚障害事件として大きな社会問題となり，化粧品の安全性についてあらためて注目されることになった。これらの製品については，特定の有効成分や素材が皮膚障害の原因となったことが指摘されており，より安全性の高い新規原料の開発や安全性を厳密に確認した化粧品が求められているのが現状である[1)]。

フタロシアニン誘導体は信州大学白井汪芳名誉教授らにより酵素と類似した触媒作用が見出され，バイオミメティック（生体模倣）の観点から，酵素では実現できなかった，生体外での安定性，非基質特異性，多様な機能を発現することが分かっている。また，繊維などの高分子材料に担持することにより，高分子反応場を形成し，触媒する反応の制御がなされ，種々の機能を持った繊維素材が開発され，製品化されている[2)]。

本化合物は，消臭・抗菌・活性酸素消去作用を始め，鎮痒・消炎機能が期待できる有用成分である。本化合物より化粧品用途として開発されたメディエンザイムは，皮膚への有用性に優れると同時に，皮膚透過性が低いという特有の性質を持ち，皮膚表面で酸化タンパク質の抑制作用を有する優れた化粧品成分と考えられる[3, 4)]。

本稿では，機能性フタロシアニンの一種であるメディエンザイムの皮膚への作用について，肌に負担の少ないスキンケアおよび内外美容の観点より紹介する。

### 2. 2　化粧品の安全性に関わる問題

1970年代に多発した化粧品原料による皮膚障害事件をきっかけとして，防腐剤，殺菌剤，合成色素，紫外線吸収剤などの製品への表示を義務付ける表示指定成分制度が1980年に導入された。その後，これらの表示指定成分を配合しない無添加化粧品が開発され，化粧品による肌トラブルに悩む方や安心安全な化粧品を求める消費者等から多くの支持を集めた。その後，敏感肌者やアトピー肌者の増加に伴い，無添加化粧品や敏感肌用化粧品を始めとして，「肌にやさしい化粧品」が一定の市場を構成するようになった[1)]。一方，一般の化粧品においては，化粧品原料の安全性が向上し，1990年代になると皮膚科学等の基礎研究の進展や有用性評価法の高度化に基づき，より高い機能性と使用性に裏付けられた付加価値の高い化粧品を求める傾向が強くなった[5)]。

近年明らかとなった加水分解コムギ配合石けんによるアレルギー問題[6)]や美白化粧品による白

*　Itaru Miyamoto　㈱アイフォーレ　研究顧問

斑問題[7]は，これまでの化粧品による皮膚障害事件の中でも最も深刻なものと考えられ，化粧品の品質として安全性が最も重要であることがあらためて認識された。特に，美白化粧品による白斑発症の主たる原因は有効成分のロドデノールとされているが，進歩した処方技術によるところも大きいと考えられる。即ち，最近の美白化粧品を含めた機能性化粧品では，有効成分の皮膚内浸透性を高める技術の応用により有効性の向上を図っている例が多いと考えられる[8~10]。皮膚内部への浸透性を高めた処方では，有効性が高められるという利点があるが，一方で皮膚への負担が増加し，有効成分による副作用やその他の配合成分の皮膚透過性が高まることによる安全性上のリスクについても懸念されている。

薬用化粧品を始めとする機能性化粧品の場合，高い機能性成分や差別化された使用感を左右する成分の開発が，製品全体の品質の中で優先される可能性もあり，最近の皮膚障害事件を引き起こした原因の一つとも考えられる。今後，化粧品の機能性を追求するためには，素材開発，製品開発と並行して，厳密な安全性評価が必要と考えられる[11]。

## 2. 3 メディエンザイムについて

フタロシアニン誘導体は，酸素運搬，電子伝達，解毒といった生体にはなくてはならない作用を司るポルフィリンと類似の化学構造をしていることから，白井らによりモデル化の研究が行われてきた。特に酸化酵素のモデル化においては，活性中心のみならず，酵素の反応を制御するタンパク質の四次構造を高分子に置き換え，人工酵素と呼べる分野を確立した。この高分子の一つとして繊維の形状があり，多非晶質レーヨンに担持したフタロシアニン誘導体により，少量で有害なチオール，硫化水素などの悪臭成分を酸化酵素類似の反応機構で酸化除去できることが明らかになった。また，この悪臭を分解する消臭繊維を用いた材料が，家電，インテリアから医療現場まで広く使われている[2]。

その機能は消臭に留まらず，アレル物質の吸着・分解にも繋がり，花粉症患者の増加から，マスク，フィルターで多くの人の苦しみを軽減してきた。また，この知見を皮膚に適用し，アトピー肌や荒れた状態の皮膚に使用することにより，皮膚改善効果に優れた機能を有することが分かった。また，これらの繊維は，各種の安全性テストにより皮膚安全性に優れていることを確認していることから，フタロシアニン誘導体を化粧品配合成分として開発を行うに至った。有用性評価試験及び安全性試験を行った結果，化粧品用途に特化したフタロシアニン誘導体（メディエンザイム）が皮膚への有用性に優れると同時に，皮膚透過性が低いという独自の性質を持ち，優れた化粧品成分と考えられる[3]。さらに，酸化タンパク質の抑制作用，抗炎症作用や過酸化脂質の分解促進作用を有する優れた化粧品成分と考えられる[4]。

以下にメディエンザイムの基礎的データを紹介する。

## 2. 4 メディエンザイムの皮膚透過性

メディエンザイムについて，ユカタンミニブタ皮膚（日本チャールスリバー）をフランツ型の

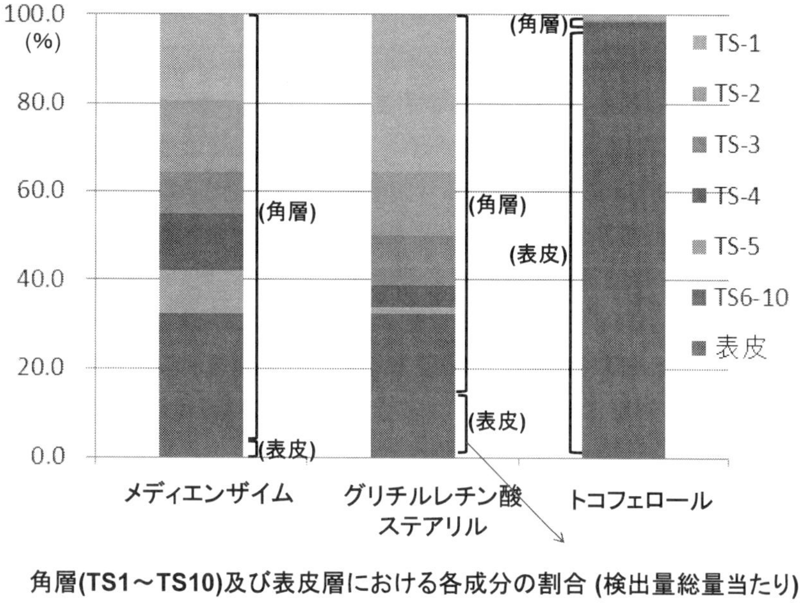


図1　化粧品成分の皮膚透過性

拡散セルにセットして皮膚透過性試験を行ない，透過実験後の角層と表皮における化合物濃度を測定した。比較対象としてグリチルレチン酸ステアリルと，トコフェロールを用いた。皮膚透過性試験の結果，それぞれの塗布量に対する表皮への浸透率は，メディエンザイムは，グリチルレチン酸ステアリルの約1／10及びトコフェロールの約1／1000であり，表皮内部への浸透性が極めて低いことが分かった。メディエンザイムは特殊な化学的性質を有するため，角層内に入っても表皮内部にまで浸透しないことが考えられた（図1）。

### 2. 5　メディエンザイムの有用性

メディエンザイムについて，皮膚有用性に関連する様々な基礎的知見が得られているので以下にその一部を紹介する。

#### 2. 5. 1　抗炎症作用

ヒトの上皮モデル（LabCyte EPI-MODEL，ジャパン・ティッシュ・エンジニアリング）に紫外線B波照射の前後にメディエンザイムを添加して，炎症性マーカーの一つであるTNF$\alpha$値の変動を評価した。抗酸化剤として知られており，紫外線照射によるMMP誘導を抑制する作用が知られているトコフェリルリン酸ナトリウムを比較サンプルとして用いた。紫外線非照射群ではTNF$\alpha$は全く分泌されなかったが，紫外線照射群ではTNF$\alpha$が皮膚細胞外に顕著に分泌されている事が分かった。メディエンザイム添加群では濃度依存的にTNF$\alpha$分泌の抑制作用が認められ，トコフェリルリン酸ナトリウムによる抑制作用よりも顕著な作用であった。この結果より，紫外線ダメージで起こる皮膚炎症の初期応答をメディエンザイムが抑制する可能性が示唆さ

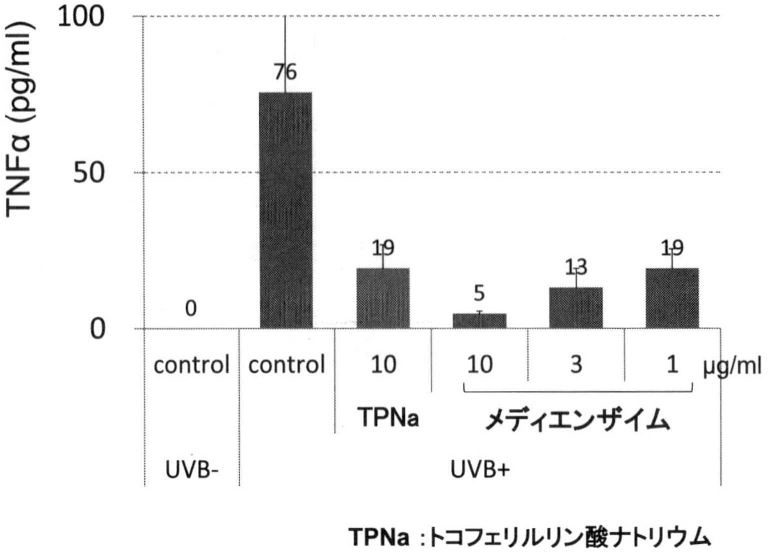


図2　メディエンザイムによる TN$\alpha$ 分泌抑制作用

れた（図2）。

**2. 5. 2　過酸化脂質分解促進作用**

ESR スピントラップ法によりメディエンザイムの過酸化脂質分解促進作用を評価した。過酸化脂質（tert-ブチルヒドロペルオキシド）溶液に対してメディエンザイムを添加すると，数分

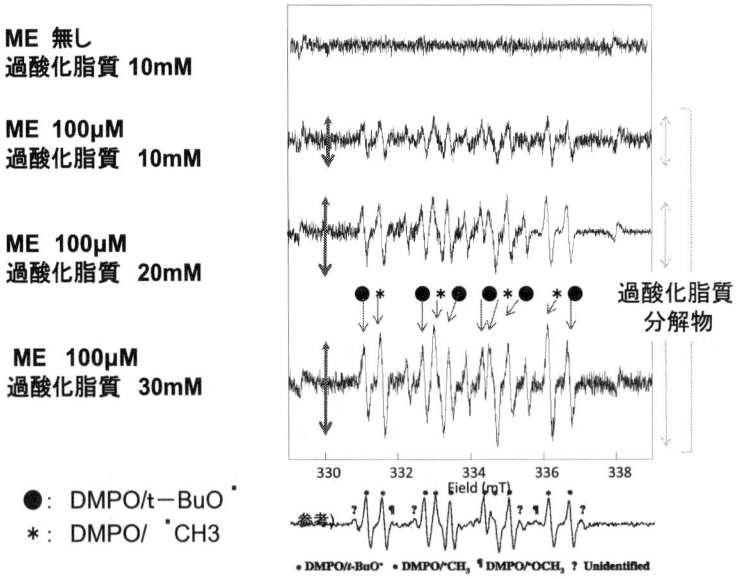


図3　メディエンザイムによる過酸化脂質分解促進作用

の反応で過酸化脂質の分解物に由来するシグナルを過酸化脂質の濃度依存的に確認した（図 3）。

また，培養ヒト表皮角化細胞における過酸化脂質の分解作用について調べた。過酸化脂質誘導試薬（AAPH，2,2′-アゾビス(2-メチルプロピオンアミジン)二塩酸塩）添加で顕著な過酸化脂質増加を認める条件において，メディエンザイムでは，過酸化脂質を誘導した後に顕著に過酸化脂質を抑制した。この結果より，培養細胞においても一旦形成されてしまった過酸化脂質をメディエンザイムが分解する作用を有していることが示唆された。

## 2. 6　内外美容の有用性

前述したように，皮膚からの美容効果を高めるために，有用成分を皮膚内部に浸透性を高める技術が開発され，これらの技術を応用した多くの化粧品が市販されている。しかし，本来皮膚上で存在するべき成分が内部に浸透することにより，肌トラブルが引き起こされる可能性や，長期間の肌への影響が懸念される。有用成分の皮膚浸透性を高めることにより化粧品の美容効果の増大が期待されるが，安全性上の不安要素が大きくなるという厄介な問題が伴う。この問題を解決し，肌と身体に負担なく高い美容効果を達成する方法が内外美容であると考えられる。

化粧品による皮膚への美容と合わせて，内側からの美容という新しい考え方の「内外美容」の考え方が提唱されてから 10 年以上経過した[12]。今日では，内外美容として化粧品使用と食品の摂取による外側と内側の相乗作用を期待する商品から，内側からの内面美容という考え方まで幅広い商品が存在するが，美肌効果を有する商品の販売額は 2001 年の 400 億円から 2012 年では 1184 億円（見込み）まで拡大している[13]。内外美容の製品として多種類のものが販売されているが，コラーゲン[14]，ヒアルロン酸[15]，プロテオグリカン[16]，セラミド[17]等が皮膚有用性に関する実証データが紹介されている。さらに，注目されるのが化粧品と食品の特性を活かし，不足部分を補完し合うことで，両者の併用により一層の効果を高める商品として注目されている。

内外美容の素材の中で，科学的に効果が実証されメカニズムが明らかになっている素材としてコラーゲンがあるが，最近では他の成分との併用でより効果を高める例が知られている。その一例としてあげられるのが，一重項酸素消去活性が高く老化抑制作用に優れ，また線維芽細胞に対する有効性の認められている素材であるリンゴポリフェノール（AP）との併用である[18]。そのデータの一部を紹介する。

AP とコラーゲンペプチド（HTC コラーゲン）を配合した美容ドリンクの有効性試験を実施した。健常女性 18 名（平均年齢 36 歳）を対象とした二重盲検法により AP83 mg 含有，あるいは AP 非含有「HTC コラーゲン テンスアップ EX」を 1 日 1 本 30 日間連用させ，頬部弾力性および柔軟性（Cutometer MPA580）の測定，主観アンケートを行った。結果，両群とも頬部の弾力性や柔軟性が上昇し，また，主観アンケートにおいて，化粧のり，肌の潤い，なめらかさ（ざらつき），シワの目立ち具合，肌のハリについて，AP 含有群では AP 非含有群以上に高い実感を得た（図 4）。以上により，AP は皮膚のコラーゲン恒常性維持や真皮の基盤構造強化に寄与して肌の光老化抑制効果やリフトアップ効果が期待される。

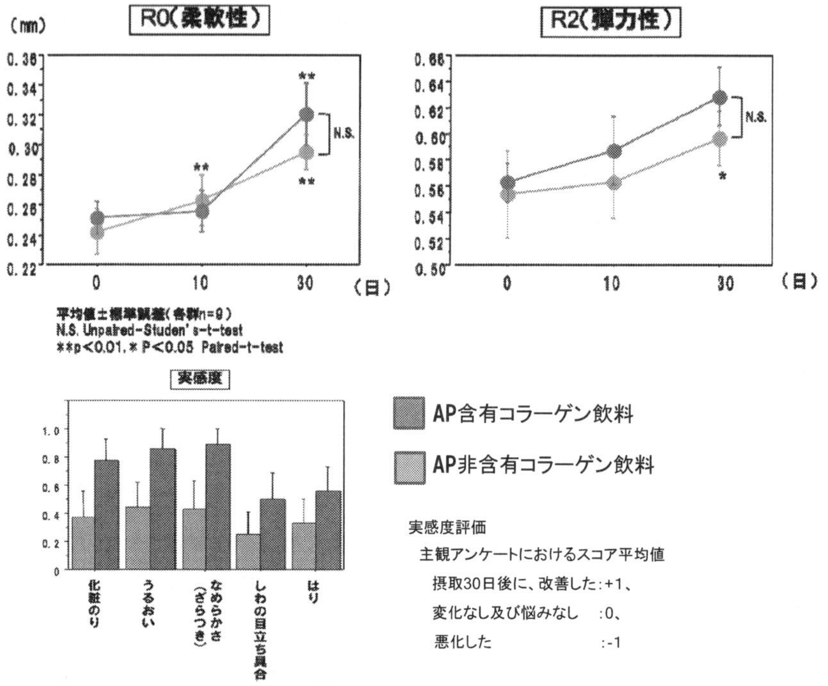


図4 「HTC®コラーゲン テンスアップEX」のヒトへの美容効果

### 2.7 表面美容効果と内側からの美容効果

化粧品の皮膚浸透イメージを図5に示すが，美白化粧品や高い浸透性を特徴とする化粧品では，皮膚バリヤを透過し有効成分を皮膚内部への浸透性の高い処方設計となっている例が多くみられる。また，一般の化粧品においても，肌の老化防止に効果がある成分等の有効成分を配合し，角層の奥までなどと訴求しつつも，実質的に皮膚内部への浸透を意図している製品も多くなっていると推察される。その結果，皮膚バリアの機能低下や皮膚内部への化粧品成分の浸透による皮膚機能への影響が懸念される。

シワ・タルミの改善が必要とされる中高年層の肌においては，皮膚の保湿力の低下や皮脂分泌量の減少とともに，表皮の菲薄化，皮膚代謝機能・抗酸化機能・防御機能等の低下が指摘されている。化粧品の場合，皮膚内部に有用成分を到達させて有効性を発揮させるためには，化粧品中に有効成分を高濃度に配合させ，さらに皮膚浸透性を高める処方になる傾向があることから，肌トラブルの危険性も高くなることが懸念される。

皮膚の表面と内部組織は相互に連携した構造であることから，皮膚表面の乾燥やクスミを改善したり，活性酸素を効果的に消去することにより内部状態が改善する可能性がある[19]。従って，皮膚の老化に伴う悩みを肌に対する負担がなく効果的に改善するためには，①皮膚の表面において活性酸素，酸化タンパク質等の老化原因物質を消去し，十分に保湿することにより，②くすみや乾燥を改善し，その結果③表皮内部の新陳代謝機能や細胞機能等などの皮膚内部機能を改善す

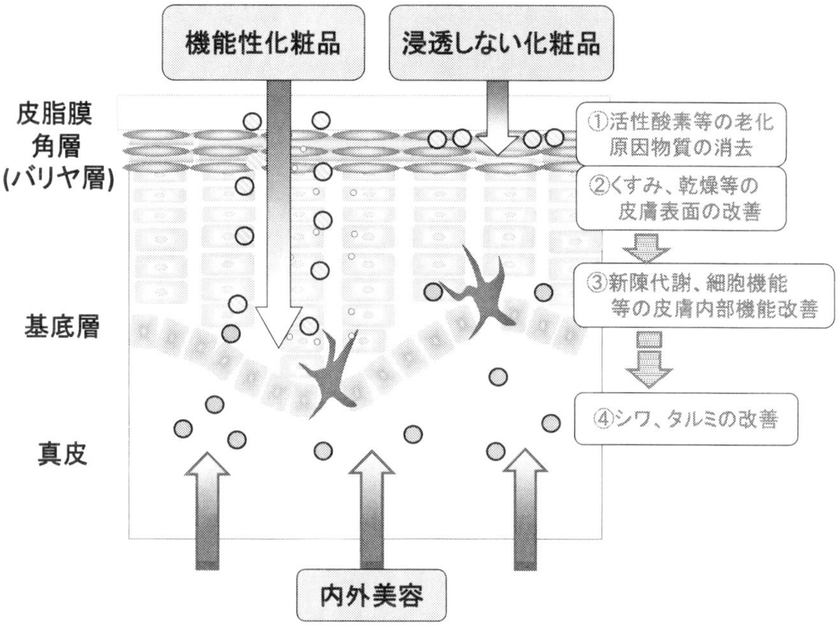


図 5　化粧品の皮膚浸透性と内外美容

ることが可能になると考えられる。また，皮膚内部のシワやタルミの改善のためには，皮膚表面からの化粧品による改善に加えて，④美容サプリメントの経口摂取による内側から効果を重視して対策することが理想的であるといえる（図 5）。

### 2. 8　まとめ

化粧品の主要な目的として美肌の追求があるが，皮膚は身体の保護，皮脂・汗等の排泄機能，恒常性の維持，等が本来の役割であり，この重要な機能を損ねてはならない。近年，化粧品の有効性・有用性を向上させるために，各種成分の皮膚内浸透性を高める技術が開発され，化粧品に応用されている。しかし，外部の刺激や化学物質から肌を守るべきバリヤ層を破壊してまで成分を浸透させることは，本来の皮膚生理機能からみると逆行しているといえる。肌への負担がなく美肌を追求するためには，肌に浸透することなく，皮膚表面で保湿機能，バリヤ機能，肌老化改善作用などを発揮することが理想的な化粧品といえる。美容に関する意識調査の結果では，「肌本来の力を引き出すこと」や「肌に負担がないこと」の回答が「成分を奥まで浸透させること」の回答よりも顕著に高いことから，この考えが裏付けられる[20]。化粧品の機能性を追求し，かつ安全性との良好なバランスがとれた製品開発を目指すためには，皮膚に浸透しないで皮膚表面から美肌効果を発揮する化粧品か，あるいは内外美容の考え方を取り入れることが最も適した美容方法であると考えられる[21]。

メディエンザイムは，抗炎症作用や過酸化脂質分解促進作用などの高い機能性を持ち，美容酵素として効果的に働く新しい化粧品成分である。さらに，皮膚透過性が低いという性質を持ち，皮膚表面の酸化を抑制することにより皮膚表面状態を正常にすることが期待される。また，皮膚表面が正常化することにより，皮膚内部の炎症が抑制され表皮全体にも良い影響が期待されるという，機能性と安全性のバランスに優れている成分である。さらに，内側からの美容成分と組み合わせることにより，理想的なスキンケアが実現できると考えられる。

今後は，我々の開発した新しい皮膚作用メカニズムを持つ化粧品の考え方が消費者の理解と信頼を得ることを期待したい。

## 文　献


1）宮本達，*Cosmetic Stage*，**8**（**1**），12-18（2013）
2）白井汪芳，日本化学会誌，**1994**（**1**），1-11（1994）
3）宮本達，築城寿長，フレグランスジャーナル，**42**（**1**），49-55（2014）
4）長谷川祐介 他，第78回SCCJ研究討論会講演要旨集，16-17（2016）
5）神田吉弘ら，「化粧品の研究開発技術の進歩と将来展望」，p2-10，フレグランスジャーナル社（2009）
6）千貫祐子ら，アレルギー・免疫，**20**（**6**），70-77（2013）
7）日本皮膚科学会特別委員会中間報告，9月7日付報道資料（2013）
8）杉林堅次，フレグランスジャーナル，**35**（**11**），25-28（2007）
9）竹岡篤史，「機能性化粧品と薬剤デリバリー」，p179-194 シーエムシー出版（2013）
10）内田崇志，フレグランスジャーナル，**39**（**9**），45-51（2011）
11）宮本達，*Cosmetic Stage*，**4**（**8**），55-63（2010）
12）宮本達，バイオインダストリー，**20**（**5**），30-39（2003）
13）富士経済プレス発表資料，「2012年の健康美容食品の国内市場を総括」3月15日（2013）
14）佐藤健司，*FOOD Style21*，**15**，34-37（2011）
15）川田千夏，吉田英人，フレグランスジャーナル，**42**（**1**），61-67（2014）
16）高橋達治，フレグランスジャーナル，**42**（**1**），38-43（2014）
17）向井克之，*Cosmetic Stage*，**7**（**5**），46-50（2013）
18）朝日直子ら，*Cosmetic Stage*，**7**（**1**），32-37（2012）
19）正木仁，フレグランスジャーナル，**42**（**2**），12-17（2014）
20）マイボイス社，「美容に関する意識調査」，2013年10月21日
21）朝日直子，金辰也，*FOOD Style21*，**15**，34-37（2011）

# 第 11 章　脂質の内外美容素材としての機能

日比野英彦*

## 1　はじめに

残業，勉強，レジャーと夜遅くまで活動し，徹夜をして過度の疲労や睡眠不足が続くと目の下に「くま」ができる。また，女性では飲酒による二日酔いや睡眠不足の朝は化粧ののりが悪いということが多いと思われる。これらは身体の内側の状況が外側の皮膚（肌）に影響を与えた一例である。「くま」の原因は血行不良による。それにより加齢による目の周囲の筋肉のたるみ，下瞼の脂肪が前方へせり出しでふくらみができ，目の下に黒い影ができる。血行不良は血管内での赤血球の通過性の低下であり，睡眠不足，疲労，ストレス，体調不良などで起こる。何故，血行不良が「くま」として現れるのであろうか？　目の周囲，瞼の皮膚は，身体の中でも特に薄く 0.5 から 0.6 mm であり（瞼の角層の厚さ；細胞数 7 層，頬 14 層，掌 50 層：表 1）そこには多くの毛細血管が集まっているので，そこを通過する赤血球の状況が薄い皮膚の身体の外から透けて見えるからである。血行不良により毛細血管に血液が停滞すると，炭酸ガスと結合したヘモグロビンを持つ黒ずんだ赤血球が「くま」として見える。新鮮な赤血球は，自身の直径より細い毛細血管を酸素と結合した赤いヘモグロビン（ヘモグロビンの中心成分の鉄と結合）が細長い形状に変化して（赤血球変形能による），さらさら（血液をさらさらにする葉酸の摂取も必要）と通過しているため身体の外から美しい瞼に見える。この赤血球変形能は EPA によって大きく向上する。赤血球を変化させる指示を出すスペクトリン蛋白質に従って細長い形状にするのは，赤血球膜を構成しているリン脂質膜であり，EPA はこの膜内に存在する。

二日酔いや睡眠不足は，肝臓機能を低下させる。肝臓は，全身の臓器から皮膚組織の基底膜にある毛細血管までそれらを構築する成分をリポ蛋白質として送り出している。肝臓機能の低下は皮膚組織の構築成分の供給低下，例えば，皮膚組織のコラーゲン不足は，コラーゲンを真皮に送達する機能の低下が関与している可能性や，解毒成分（未消化性の繊維素の多い野菜摂取により

**表 1　角層の厚さ，細胞層数**

| | |
|---|---|
| 眼瞼（まぶた） | 7 層 |
| 頬部（ほほ） | 10 層 |
| 身体・四肢 | 14 層 |
| 手掌・足裏 | 50 層 |
| 外陰部 | 6 層 |

＊　Hidehiko Hibino　日本脂質栄養学会　監事

毒性成分の吸収阻害）の分解の低下により，これらを体外に排出するため未分解毒物の肌への表出による肌荒れ，吹き出物の原因にもなる。そのため，肝臓機能の改善やリポ蛋白質の構築には，リン脂質の摂取が有効である。長期にわたる飲酒や過食は，肝硬変を起こし肝臓機能を低下させ活性酸素の消去能が低下し黒い影の「しみ」や「くすみ」を起こすことが危惧されることから，リン脂質の中のホスファチジルコリン（PC）とS-アデノシルメチオニンの摂取が，活性酸素を消去して肝障害を改善するという報告もされているので，これらの摂取も皮膚の機能維持から推奨される[1]。

飲酒や睡眠不足は，寝入りばなの深い睡眠が不充分なため，この時期に集中的に分泌される成長ホルモンが著しく低下するため，基底膜から表皮に至る皮膚の正常な分化サイクルに支障が出るのではないかと懸念される。成長ホルモンの肌への影響に関し，高齢者になってもスポーツをしている人は肌に張りがあり，見た目も若若しく見えるが，これは運動による成長ホルモンの分泌が肌のつやや張りに有効に作用しているものと思われる[2]。この成長ホルモン分泌にもリン脂質摂取が影響しているとの報告もある[3]。糖尿病の人の肌が著しく弾性がないことは，良く知られており身体の内面機能が外面に影響する実例である。

一方，脂質は，皮膚表面をサンオイルのように日光の紫外線（色素沈着：レチノールビタミンCで対策）から防御して遺伝子の損傷を防いだり，リン脂質やワセリンのように皮膚の水分保持のエモリエント効果を維持したり，皮膚表面の抗菌性をセラミドに結合したリノール酸が発揮するなど，身体の外面での機能も多数知られている。$\omega3$系脂肪酸の$\alpha$-リノレン酸は，優先的に皮膚毛髪系に取り込まれ，$\alpha$-リノレン酸が$\beta$酸化されやすく部分分解を経て半分に分解され，中鎖のトリヒドロキシデカン酸が生じて，皮膚毛髪系に重要なメラニン顆粒の脂質に取り込まれるという可能性が報じられている[4]。レチノイン酸が，表皮細胞の剥離促進効果を有するため，角化細胞の分化促進（ターンオーバー）を促進する。この作用により，表皮基底層周囲に存在するメラニン顆粒の排出の促進に外用剤としてゲル製剤が院内製剤として認可されている[5]。

上記の例のように，脂質は身体の内面機能や外面機能を改善する内外美容素材である。

## 2　化粧品用リン脂質

化粧品製造用レシチンには，乳液やクリームなどの乳化剤（乳化，分散化，可溶化），保湿性を維持するためにエモリエント剤に水素添加率の異なる数種のPCを組み合わせて使われている。リン脂質の皮膚に対する効果としては，結合部分の皮膚基質膜を活性化することが知られている。また，化粧品の有効成分の浸透促進にも用いられている。使用量の目安は，0.1～3.0％でリン脂質を30％含む卵黄レシチンや，脱脂卵黄レシチン（PC83％）を完全水素添加し，C18:0を60％まで高め，ローション，クリーム用に酸素，熱，光に対して安定性を高めた製品もある。また，卵黄レシチンをホスホリパーゼ$A_2$（$PLA_2$）で加水分解し，エタノール抽出したリゾPCもある。リゾPCは透明可溶化系でも安定している乳化剤，可溶化剤，保湿剤としても有用であ

**表2　リン脂質化粧品の法的状況**

| |
|---|
| 医薬部外品原料規格（外原規）とは，医薬部外品等の原料として配合することが認められている成分のうち，日本薬局方，食品添加物公定書および日本工業規格に収債されている成分規格以外のものについてまとめた規格書である。現行の外原規は，平成3年5月14日薬発第535号厚生省薬務局長通知をもって通知され，その後，規格の追加・訂正が行われてきた。さらに化粧品原料基準（粧原基）および化粧品種別配合成分規格（粧配規）に収載されていた成分も収載された形で取りまとめられ，平成18年4月より施行されている。粧工連発行「化粧品の成分表示名称リスト」に収載されていることと化粧品への配合可否は無関係である。 |
| 粧工連はリストへの収載と国内・国外規制との関係については関知しないとしている。医薬品の成分は配合禁止である（例外：旧化粧品種別許可基準に収載の成分，2001年4月より前に化粧品の配合成分として承認を受けているものおよび薬食審査発第0524001号「化粧品に配合可能な医薬品の成分について」に収載の成分は医薬品の成分であってもその前例範囲内で配合可能である。生物由来原料基準に適合しない原料，化審法の第一種特定化学物質／第二種特定化学物質，化粧品基準別表1（ネガティブリスト）の成分は配合禁止である。 |
| 化粧品基準別表2（ネガティブリスト）の成分は制限を守って配合する。 |

る。これらは医薬部外品原料規格（「外原規」：医薬部外品等の原料として配合することが認められている成分のうち，日本薬局方，食品添加物，公定書および日本工業規格に収載されている成分規格以外のものについてまとめた規格書）に卵黄油，水素添加卵黄レシチン，卵黄リゾPCと規格化され，化粧品の成分表示名称は，水添レシチン，リゾPCである（表2）。

水添レシチンは，疎水基の脂肪酸を水素添加することにより，疎水基の極性が低下し，両親媒分子の親水基の水和反応が低下し，活性剤として「べたつき」が少なくなる。そのため，化粧水，乳液には，乳化分散と保湿，ファンデーション，メークアップには，粉体，顔料の安定化，展延性の改良，クリーム，軟膏には，乳化分散，保湿，経皮吸収促進，刺激緩和，毛髪化粧品には，保湿，経皮吸収促進の用途が訴求されている[6]。

レシチンの水素添加は，卵黄リン脂質をエタノールに溶かし，パラジウム触媒で水素添加することから始まった。TGを含む大豆レシチンをベンゼン，ヘキサン，エーテル，あるいはこれらとアルコールとの混合溶媒に溶かし白金触媒を用い，温度25～45℃，水素圧1～3 kg/cm$^2$で水素添加を行っている。次いで，TGを含むリン脂質を含水溶媒10～60 w/wに溶かし，パラジウム触媒を脂質に対し0.1～5 w/w%添加し，水素圧2 kg/cm$^2$以上で水素添加を行っている。さらに，卵黄リン脂質25 w/w%を含水イソプロパノールに溶解し，10%パラジウム-活性炭触媒10 gを加え，オートクレーブにて水素圧30 kg/cm$^2$，温度70～85℃，120分間，1000 rpm撹拌で水素添加し，除触媒後，室温真空乾燥で脱溶媒，脱水を行い，白色水素添加レシチンを得ている。同法にてTGを含む大豆レシチンも得られている例もある[7]。

大豆リゾPCは，皮膚上皮細胞のラミニン5（細胞の接着と運動を強く促進する細胞接着分子）の合成を増大させて，皮膚基質膜の修復を促進する。皮膚基質膜を活性化すると上皮－真皮の繋がりや皮膚の血行を改善し，老化に対して抵抗力を強める。皮膚細胞の遺伝子DNAが紫外線で損傷を受けた時，皮膚内部では損傷を受けた部分の遺伝子コードを取り除く修復酵素が働

**表3　各種化粧品用リン脂質へのレシチンの改質**

| | |
|---|---|
| 物理的方法による改質 | |
| 　アルコール分別 | PCの濃縮 |
| 酵素による改質 | |
| 　ホスホリパーゼA2 | リゾPCの製造 |
| 　ホスホリパーゼD | PS（ホスファチジルセリン）の製造 |
| | PG（ホスファチジルグリセロール）の製造 |
| | PI（ホスファチジルイノシトール）の濃縮 |
| 化学的方法による改質 | |
| 　酸・アルカリ処理 | 部分水和レシチンの製造 |
| | GPC（グリセロホスホコリン）の製造 |
| 　無水酢酸処理 | アセチル化レシチンの製造 |
| 　乳酸と過酸化水素処理 | 水酸化レシチンの製造 |

く。その応答が，色素細胞の紫外線障害を防御するメラニンを産生するシグナルとなっている。

乳酸と過酸化水素処理で製造された水酸化レシチンは，保湿効果の高い特性そのままに，乳化・可溶化作用を大きく高めた成分で乳化剤やコンディショニング剤として肌への浸透性が高いので，保湿ケアのための製品を作る化粧品に配合される（表3）。

以上の他，各種化粧品用リン脂質へのレシチンの改変に関し，物理的方法，化学的方法，酵素的方法は表2に示した。

## 3　環状ホスファチジン酸

Cyclic Phosphatidic Acid（cPA）の実例物質には1-オレオイル-sn-グリセロ-2,3-サイクリック-ホスフェートがある（図1）。cPAは高純度水素添加PCからホスホリパーゼA2処理により調整されるリゾホスファチジルコリン（LPC）から製造される。このcPAは，肌細胞に働きかけ，ヒアルロン酸産生能を活性化し，ヒアルロン酸産生を増やす。そのため，張りのある，引き締まった，しかも潤いのある肌質に改善する能力がある。皮膚の水分を保ち，弾力を与え，細胞をつなぎとめて細胞が活動しやすい環境を作り出すコラーゲンを，cPAは，このコラーゲン繊維と細胞の接着を増やし，また，細胞そのものを丈夫にして（細胞骨格量を増加），肌を内側から支えるコラーゲン繊維の張力をアップさせている。cPAは肌改善効果が得られやすく，化粧品に配合しやすく皮膚のアンチエイジング効果も期待されている。cPAをヒト毛乳頭細胞に添加したところ，1〜2日後に細胞が増えていることが確認されている[8)]。毛乳頭細胞は，髪の生成工場である毛母細胞に発毛指令をだす働きがあり，この毛乳頭細胞の分裂が活発になれば，短くなったヘアサイクルを伸ばし，発毛を促せる。また，発毛に大きく関わる繊維芽細胞増殖因子（FGF）も通常より3倍も増えたことが確認されている。cPAの0.5％水溶液を1〜6ヵ月間，薄毛男性に塗布したところ，その有効性が確認されている[8)]。

cPAに関し，LPCをホスホリパーゼDで加水分解するとリゾホスファチジン酸と遊離コリン

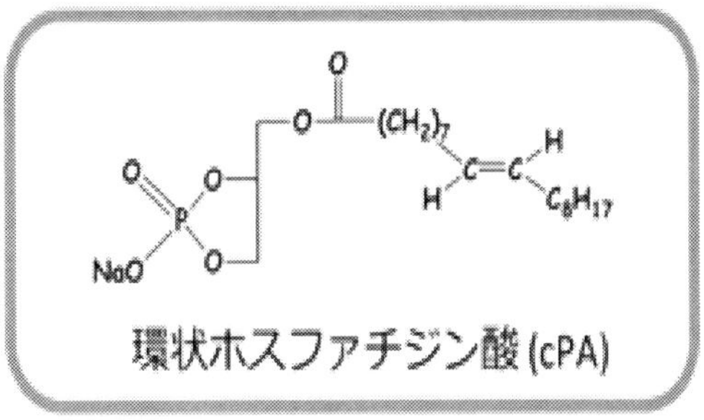


図 1　環状ホスファチジン酸：Cyclic Phosphatidic Acid (cPA)
実例物質　1-oleoyl-sn-glycero-2,3-cyclic-phosphate

を産生するが，ホスホリパーゼ D をホスファチジル基転移の反応条件によると *sn-2* と *sn-3* が環化した cPA と遊離コリンを産生する（図 2)。

cPA は，生化学的には細胞内のアクチンファイバー効果，真皮細胞の形態を改善し，張りのある引き締まった肌質に改善する（図 3)。また，ヒアルロン酸の産生増強効果は，潤いのある肌質に改善する。特に，リポソームとの高い親和性，リポソーム化による肌への浸透性・肌改善効果の向上が期待されている[9]。cPA は PPAR$\gamma$（Peroxisome Proliferator-Activated Receptor $\gamma$, NR1C3；核内受容体スーパーファミリーに属するタンパク質であり，転写因子としても機能する ペルオキシソーム増殖因子活性化受容体 $\gamma$）に対してアンタゴニスト活性をもつものとの報告もある[10]。cPA 添加化粧品には，下記の肌への効果が歌われている[11]。

①うるおい成分：ヒアルロン酸合成促進，②ハリ成分：コラーゲン強化，③引き締め・ハリ・弾力の改善：線維芽細胞の活性化，骨格を強化する，④うるおいを届ける：アクアポリン 3（細胞膜に存在する細孔を持った膜内在蛋白質で水分子のみを選択的に通過させ，細胞へ水を取り込む）増加，⑤セラミダーゼ抑制：バリア機能向上，⑥アトピー抑制：アトピー性皮膚炎を抑制する。

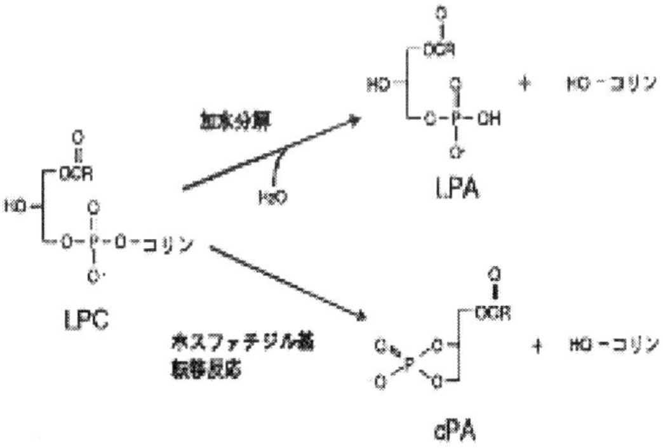


図 2　サイクリックホスファチジン酸（cPA）の構造と製法

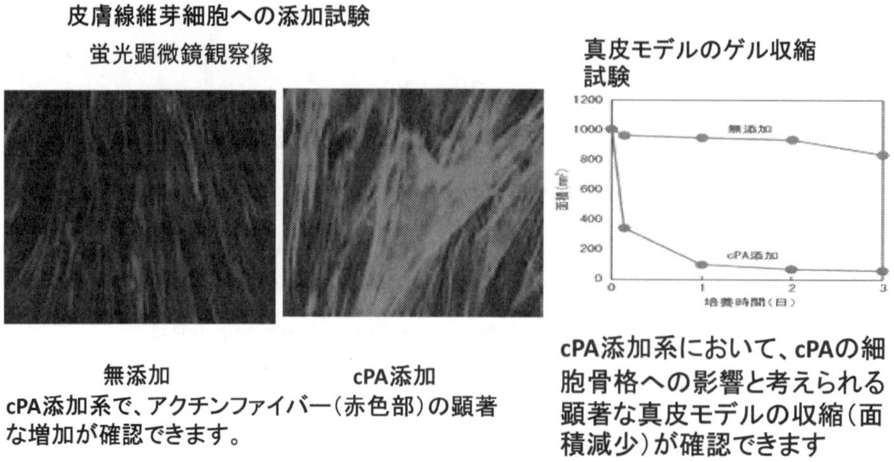


**図3　サイクリックホスファチジン酸の生理効果**

細胞内のアクチンファイバー効果。真皮細胞の形態を改善し，張りのある引き締まった肌質に改善。ヒアルロン酸の産生増強効果。潤いのある肌質に改善。リポソームとの高い親和性。リポソーム化により肌への浸透性・肌改善効果が向上。

日油㈱　油化事業部，水添大豆環状リン脂質 CP7　説明文引用

## 4　毛穴目立ち[12]

肌の毛穴目立ちの作用機序を解明したところ，皮脂の不飽和脂肪酸が関与していることが解明された。皮脂の不飽和脂肪酸が表皮角化細胞のカルシウムイオン濃度を高め，サイトカイン産生を亢進，これが表皮肥厚や不全角化を誘導して毛穴が開きやすくなるというものである。この機序から細胞内のイオンバランスを保つことで毛穴を縮小させるアミノ酸誘導体も見出されている。毛穴の目立ちは，毛穴開口部周囲の「すり鉢状構造」に起因していること，この部分の角層細胞は本来消失しているはずの核が存在し，「不全角化状態」になっていること，この原因の一つが皮脂由来の不飽和脂肪酸であった。培養ヒト角化細胞に，皮脂中に多く含まれるオレイン酸などの不飽和脂肪酸を添加すると，表皮角化細胞を刺激して細胞内へのカルシウムイオンの流入が促進され，シグナル伝達物質のサイトカインの分泌を亢進することが確認されている。このカルシウムイオンの流入にはNMDA（N-メチル-D-アスパラギン酸）型のグルタミン酸受容体[13]（リガンドであるグルタミン酸の結合を経て，陽イオンを透過する，イオンチャネル共役型受容体；図3）である。リガンドを受容したNMDA受容体が透過させる陽イオンには特に選択性がなく，ナトリウムイオン（$Na^+$）やカリウムイオン（$K^+$）の他に，カルシウムイオン（$Ca^{2+}$）も通す機構（図3）で特異的に働いていた。プラスに荷電した$Ca^{2+}$が流入したことで細胞が興奮し，サイトカイン産生が亢進される。この受容体を構成する主要サブユニットの一つ，NR1サブユニットにはグリシンを結合する部位があり，グリシンを結合していないNMDA型受容体は，グルタミン酸刺激によって活性化されない。NMDA受容体のグリシンサイト（マイナスに

荷電した塩化物を流入させる部位）に作用する可能性のある約 120 の成分を探索したところ，特定のアミノ酸誘導体に効果があることが判った。モニター試験で，このアミノ酸誘導体を配合した溶液をヒト頬部へ塗布したところ，有意に毛穴面積が縮小することが確認された。また，保湿効果の指標である角層水分量の上昇と水分蒸発量の低下，不全角化の改善傾向も認められている。これらの結果から毛穴悩みに対応したスキンケア品への対応が検討されている。

NMDA 受容体が皮膚に存在することから図 4 に示すように多様な結合サイトの各種知られているアゴニストを皮膚に塗布すると図 5 にバイリア回復率が経時と共に改善された。アミノ酸のグリシン結合サイトへのアプローチがなされた。肌の角層に 4 種類の D-アミノ酸（D-アスパラギン酸，D-アラニン，D-セリン，D-グルタミン酸）が含まれることを見出しました。このグ

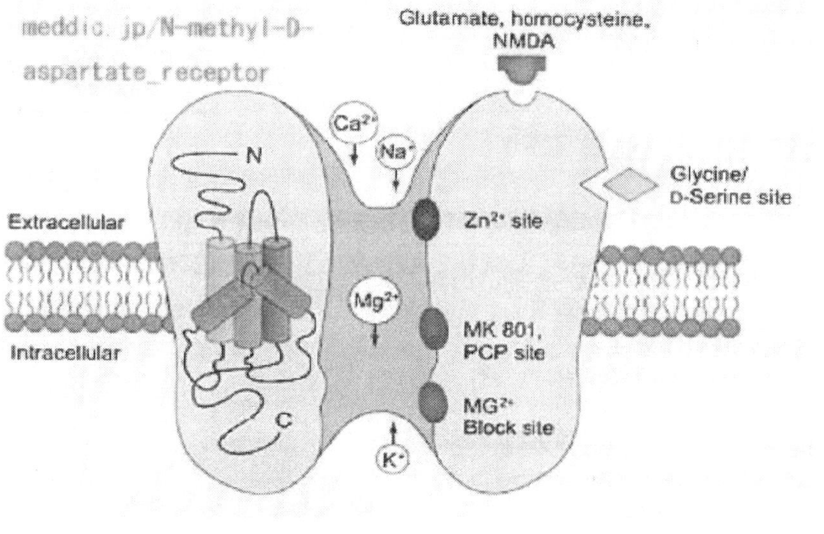


**図 4　NMDA 受容体化学構造図**

龍野徹ら，化学と生物，31，726（1993）より引用

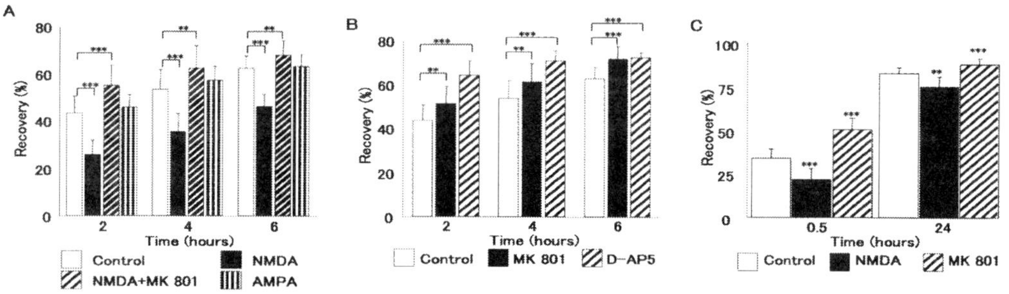


**図 5　皮膚 NMDA 受容体に対するアゴニスとのバリア回復率**

S, Fuziwar *et al.*, *J. Investi Dermatol,* **120,** 1023-1029（2003）より引用

リシン結合サイトは，D 体アミノ酸の D-セリンなどがアゴニストとして結合する。D 体アミノ酸は，アミノ酸醗酵食品の酢，醤油，味噌などにも含まれることをアミノ酸キラル分析が可能な HPLC により確認されている。特に，D-アミノ含量の多い醸造酢のテーストを飲み易い飲料として，毛穴目立ちやバリア機能を内面から改善すること目指した商品の開発も進められている。

## 5 N-3 系脂肪酸

アトピー性皮膚炎は，皮膚の慢性アレルギー疾患，角層の異常に起因する皮膚の乾燥とバリア機能異常という皮膚の生理学的異常を伴い，多彩な非特異的刺激反応及び特異的アレルギー反応が関与して生じる。アトピー性皮膚炎は，慢性に経過する炎症と掻痒を特徴とする湿疹皮膚炎症群の一疾患である。皮膚のバリア機能が損なわれるとアレルゲン・抗原が体表から体内に取り込まれやすくなるため，免疫反応が過剰に活性化する。ステロイド剤，免疫抑制剤，抗ヒスタミン剤，抗アレルギー薬などが治療に用いられているほか，皮膚のバリアの補填として皮膚保湿剤も症状の改善に有効であるが，充分な治療効果は認められていない。

アトピー性皮膚炎患者を治療するために食品中の脂肪酸の組成が N-6／N-3 比を下げる食品を選択した方法（図 6）[14]や，伝統的和食により結果として血漿・血清の N-6／N-3 比を下げる方法により改善が認められている[15]。食品を選択した方法（図 7）では，対象は下関市立中央病院通院・入院患者で高リノール酸食品を除去し，シソ（エゴマ）油，魚介類の摂取を勧める伝統

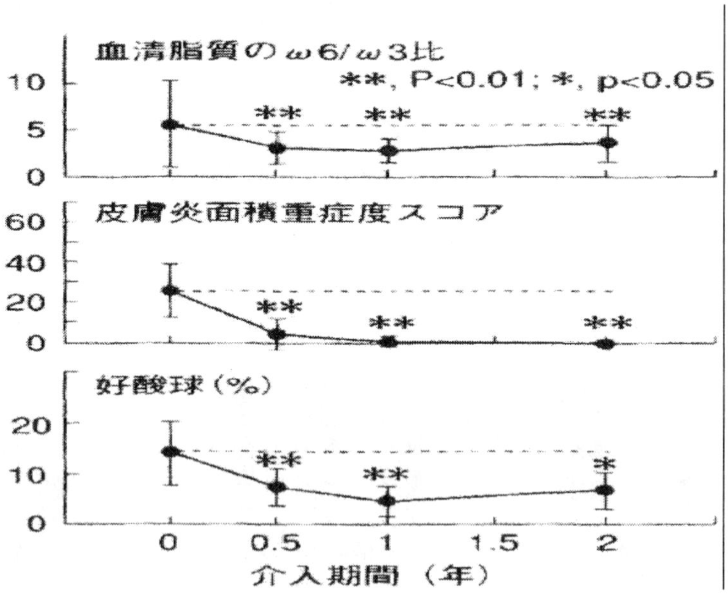


**図 6 伝統和食療法を 2 年間続けた乳幼児の結果**

奥山治美ほか，油の正しい選び方・摂り方，p.80，健康双書（2014）より引用

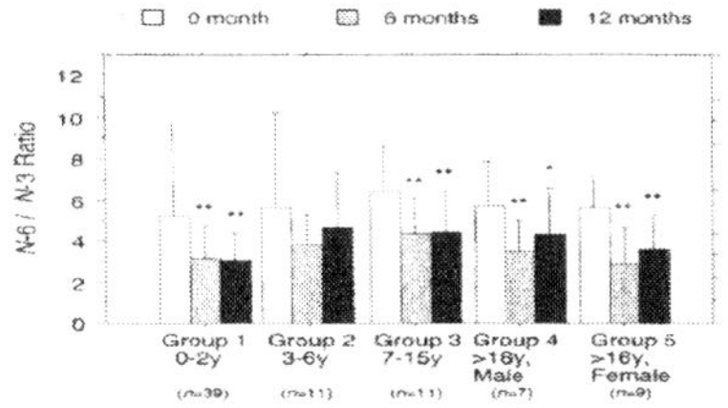


**Fig. 1.** Changes in the $n-6/n-3$ Ratios of Serum Lipids during 1 Year Intervention
Each column with a bar represents mean ± S.D. Statistic analysis was performed with repeated-measures one-way ANOVA and Student's $t$-test. * $p < 0.05$, ** $p < 0.01$ $vs.$ 0 month.

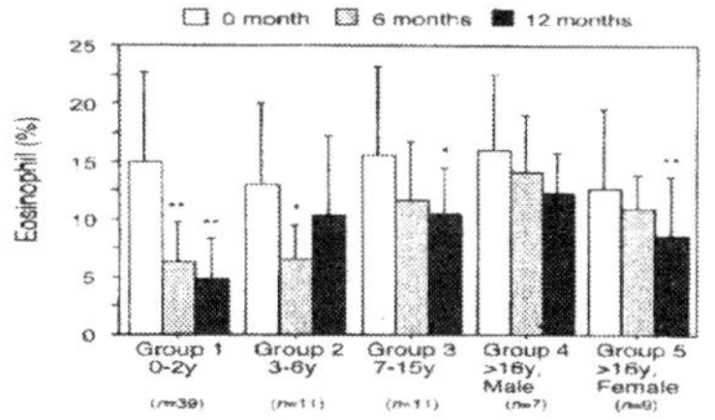


**Fig. 3.** Changes in Eosinophil Counts during 1 Year of Intervention
Each column with a bar represents mean ± S.D. Statistic analysis was performed with repeated-measures one-way ANOVA and Student's $t$-test. * $p < 0.05$, ** $p < 0.01$ $vs.$ 0 month.

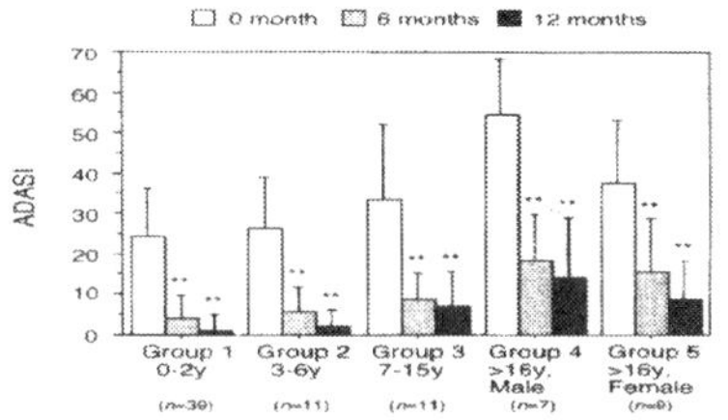


**Fig. 2.** Changes in the ADASI during 1 Year Intervention
Each column with a bar represents mean ± S.D. Statistic analysis was performed with repeated-measures one-way ANOVA and Student's $t$-test. ** $p < 0.01$ $vs.$ 0 month.

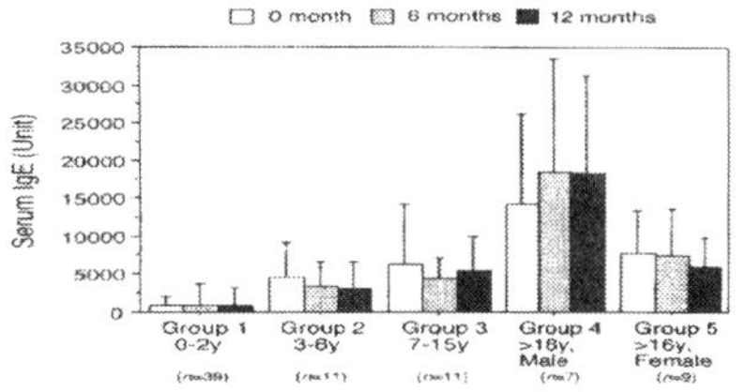


**Fig. 4.** Effect of Dietary Intervention on Serum IgE Level
Each column with a bar represents mean ± S.D. Statistic analysis was performed with repeated-measures one-way ANOVA and Student's $t$-test.

ADASI（アトピー性皮膚炎の皮膚炎面積と重篤度指数）

**図7　食品中の脂肪酸の組成がN-6／N-3比を下げる食品を選択した方法**
K. Miyuki *et al.*, *Jounal of Helth Science*, **46**, 241-250 (2000) より引用

和食療法をとり，どの年齢でも顕著な皮膚炎の改善が認められたが，しかし高年齢層での効果は弱かった。Miyukiら[14]は，高リノール酸食品を減らし，シソ（エゴマ）油，魚介類の摂取を勧める伝統和食療法では，どの年齢でも血清（fig.1），ADASI（アトピー性皮膚炎の皮膚炎面積と重篤度指数）（Fig.2），好酸球（Fig.3），血清IgE量（fig.4）に改善が認められ，N-3脂肪酸の積極的摂取が推定される（図8）[16]。げっ歯類の結果であるが，モルモットでは経口摂取された$\alpha$-リノレン酸の50%以上が皮膚に送達されるという。また，メラニン合成抑制は$\alpha$-リノレン酸が最強という報告もあるが，この情報は講演会での口頭発表であり特許の関係か公表されていない。しかし，$\alpha$-リノレン酸を外用化粧品に用いるためには，ハードルの高い速い酸化劣化臭の抑制技術の確立が必要となる。

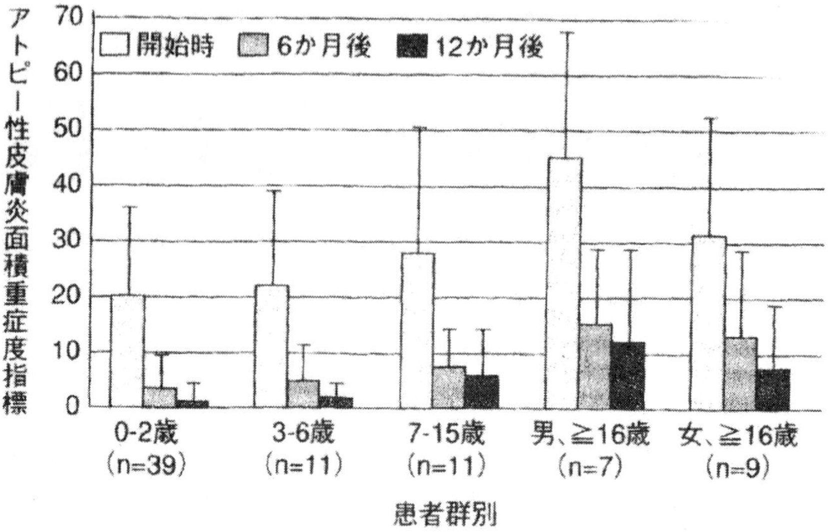


**図8　ω6／ω3比を下げることによるアトピー性皮膚炎の治療ー伝統和食療法1年の結果**

## 6　おわりに

身体の内側からの美容は，健康的な身体状態を反映しているので正しい生活習慣やバランスの良い食生活が重要である。この観点からこの章ではN-3脂肪酸を取り上げ血漿が適切なN-6／N-3比になるよう食生活を改善し，N-3脂肪酸を積極的に摂取した場合の皮膚の状況を紹介した。特に，毛穴目立ちの引き締めには，最近見出された脳で興奮性受容体として作用しているNMDAが皮膚表面でも見出され，その受容体アゴニスト：D-体アミノ酸を経口摂取させる試みも紹介した。外側からの美容は主に化粧品である。クリーム状化粧品には主要基材として脂肪酸誘導体が使われているが，肌への保湿効果，エモリエント効果，張り・つやの付与，添加物の分散・乳化，製品の進展などには，各種のリン脂質を紹介した。

特に，cPAは，LPCをホスホリパーゼDでリン酸-コリンのエステル結合を分解するのでなく，ホスファチジル基転移を起こすように反応し*sn-2*と*sn-3*の水酸基で環化（サイクリック）し，末端に三員環を持つ直鎖状化合物である。cPAは皮膚組織の構成成分を規定している遺伝子に生化学的な脂質メディエーターとして繊維芽細胞などに情報伝達し，ヒアルロン酸，コラーゲン，アクアポリンを増加させ，セラミダーゼ抑制を促進し，張り，引き締め，潤い，弾力性を向上させた，アトピー性皮膚炎を抑制する。

脂質の内外美容に関する素材とその機能についてはこの章で述べた。

## 文　　献


1)　C. S. Lieber *et al.*, *Nutrition Research*, **27**, 565 (2007)
2)　T. Ziegenfuss *et al.*, *Journal of the International of Sports Nutrition*, **5** (Suppl 1) : P15 (2008)
3)　G. P. Ceda *et al.*, *Horm. metab. Res.* **24**, 119 (1992)
4)　吉田敏，脂質栄養学，**26**，9 (2017)
5)　河野弥生ら，オレオサイエンス，**17**，367 (2017)
6)　辻製油㈱ HP，水素添加レシチンの製品情報
7)　山口明，特開昭 60-105686
8)　http://ikumou-goodlife.com/ikumou-news/cpa
9)　日油㈱ HP，水添大豆環状リン脂質 CP'7
10)　Tsukahara T *et al.*, *Molecule Cell*, **39**, 42 (2010)
11)　SANSHO ㈱ HP，化粧品事業部
12)　化学工業日報，2007/08/06
13)　龍野徹ら，化学と生物，**31**，726 (1993)
14)　S, Fuziwar *et al.*, *J. Investi Dermatol*, **120**, 1023-1029 (2003)
15)　K. Miyuki *et al.*, *Jounal of Helth Science*, **46**, 241-250 (2000)
16)　奥山治美ほか，油の正しい選び方・摂り方，p.80，健康双書 (2014)

# 第12章　高付加価値を持つヒアルロン酸の内外美容

大門奈央[*1]，吉田英人[*2]

## 1　はじめに

ヒアルロン酸は1934年にMeyerらによって牛の眼の硝子体から単離され，ギリシャ語の硝子体（Hyaloid）とその構造単位であるウロン酸（Uronic acid）から，Hyaluronic acid（ヒアルロン酸）と命名された[1)]。

ヒアルロン酸は酸性ムコ多糖に分類される。ムコ多糖とはグルコサミンなどのアミノ糖を含む多糖であり，水溶液に粘性がある特徴から，粘液を意味するラテン語の「mucus」に名前が由来している。同じ酸性ムコ多糖としては他に，コンドロイチン硫酸，ヘパリン，デルマタン硫酸，ケラタン硫酸などがある。

ヒアルロン酸の構造は，*N*-アセチルグルコサミンとD-グルクロン酸の2糖単位が$\beta$-1,4と$\beta$-1,3の交互繰り返しのグリコシド結合で繋がった直鎖状の構造をしており，分枝はない（図1)。分子量は最大で1000万Daにも及び，生体で最大の高分子ポリマーの1つである[2)]。繰り返し2糖の平均的長さは約1 nmである。例えば，分子量が1000万Daの場合には，図1の2糖単位が2万回以上繰り返され，ヒアルロン酸分子を端から端まで引き伸ばしたとすると20 $\mu$m以上にもなる。

また，ヒアルロン酸は全ての脊椎動物と一部の微生物に存在し，生体内では皮膚，靭帯，大動脈，腱，心臓弁，関節液などあらゆる臓器や結合組織に存在している[3)]。特に皮膚に多く存在し，その量は体全体に含まれる量の約50%を占めている[2)]。この皮膚中のヒアルロン酸は，年齢を重ねるにつれ減少していくことが報告されている[4)]。加齢に伴う皮膚の弾力やみずみずしさの

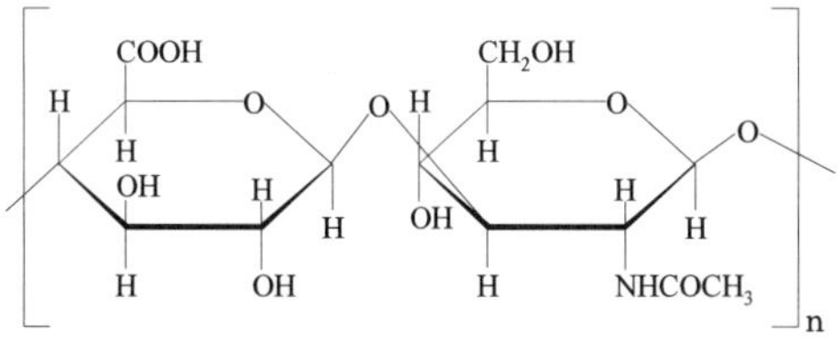


**図1　ヒアルロン酸の化学構造式**

---

＊1　Nao Okado　キユーピー㈱　研究開発本部　商品開発研究所　ファインケミカル開発部

＊2　Hideto Yoshida　キユーピー㈱　研究開発本部　商品開発研究所　ファインケミカル開発部

低下，シワの増加といった現象には，皮膚におけるヒアルロン酸の減少が関わっていると考えられる。

## 2　ヒアルロン酸の性質

ヒアルロン酸の最も特徴的な物理的性質として，保水能力，粘弾性が挙げられる。生体内あるいは水溶液中では，ヒアルロン酸は構成糖であるD-グルクロン酸のカルボキシル基がイオンに解離した状態で存在している。すなわち，巨大な分子内に極めて多数のマイナス荷電を持っており，このマイナス荷電により分子間に反発力が生じ，また水分子を引き寄せ，分子内に水分子を抱え込む役割を果たしている[5]。また，ヒアルロン酸は，水溶液中では，網目構造をとっていることが知られており[6]，この網目の中に多数の水分子を取り込むことができる。上市されているヒアルロン酸製品の分子量は多様であるが，この物理的性質は分子量によって著しく変化する。

## 3　ヒアルロン酸の塗布による皮膚改善効果

ヒアルロン酸は保湿剤として化粧水，乳液，美容液など幅広く化粧品に配合されている。多くのヒアルロン酸配合化粧品は，分子量の高いヒアルロン酸を主成分として配合している。分子量の高いヒアルロン酸は，塗布後に皮膚表面に水分を含んだ膜が作られて皮膚からの水分蒸散を防ぎ，潤いを高める[7]。近年，こうしたヒアルロン酸の保湿機能をさらに高めるなど，付加価値をもたせた機能性ヒアルロン酸が注目を集めている。

### 3.1　低分子ヒアルロン酸

低分子ヒアルロン酸（商品名：ヒアロオリゴ®，キユーピー㈱）は，極限粘度法による分子量測定法において平均分子量1万以下であり，分子量分布は数百～数万となっている。以下，低分子ヒアルロン酸の代表例であるヒアロオリゴ®で得られている知見を示す。

#### 3.1.1　角質層への浸透性

低分子ヒアルロン酸は皮膚表面から角質層内部に浸透することで，保湿効果を発揮する可能性が期待される。そこで，蛍光ラベル化した低分子ヒアルロン酸を用いて，角質層への浸透性を確認した。ヒト皮膚に蛍光ラベル化した低分子ヒアルロン酸1％水溶液を塗布し，1時間後に水洗した後，その組織切片を蛍光顕微鏡で観察した。

その結果，角質層で低分子ヒアルロン酸の特異的な蛍光が観察された（写真1）。このことから，低分子ヒアルロン酸は角質層に浸透することが確認された。

#### 3.1.2　保湿

##### (1)　保湿効果

低分子ヒアルロン酸を用いてヒト皮膚への塗布試験を実施し，保湿効果について確認した。低

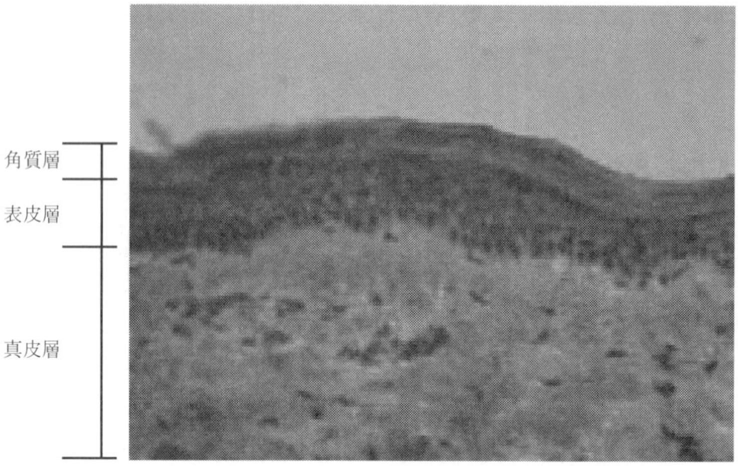


写真 1-1　角質層への低分子ヒアルロン酸浸透試験結果（組織染色画像）

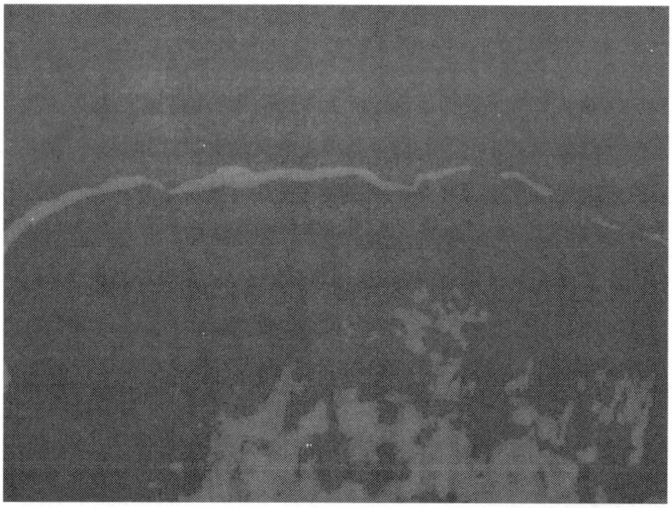

写真 1-2　角質層への低分子ヒアルロン酸浸透試験結果（蛍光画像）

分子ヒアルロン酸 1% 水溶液を 3 cm × 3 cm のガーゼに 1 mL しみ込ませ，前腕部にガーゼを 24 時間貼り続けた後にガーゼを取り除き，皮表角層水分計（SKIKON-200，IBS 社製）を用いて皮膚表面の電気伝導度を測定し，経時的に皮膚水分量の変化を確認した。

その結果，高分子ヒアルロン酸（平均分子量 160 万）に比べて，低分子ヒアルロン酸は約 2 倍の皮膚水分量の改善効果が確認された（図 2）。以上のことから，低分子ヒアルロン酸は，皮膚表面を覆うだけでなく，角質層に浸透したため，浸透しない高分子ヒアルロン酸より保湿力が高いと考えられる。

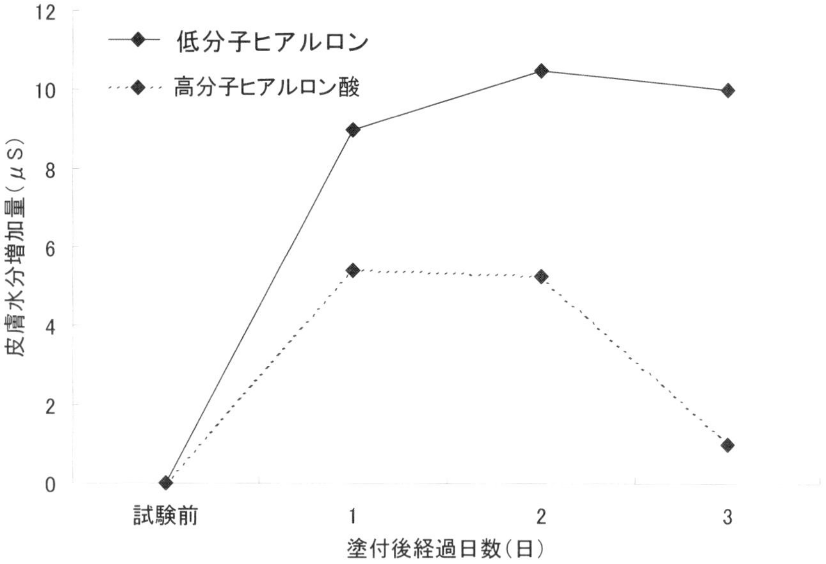


図 2　低分子ヒアルロン酸の保湿効果の比較結果

(2) 皮膚水分持続性

低分子ヒアルロン酸のヒト皮膚への塗布試験を実施し，皮膚水分量の持続性について確認した。

低分子ヒアルロン酸 1％水溶液を 3 cm × 3 cm のガーゼに 1 mL しみ込ませ，前腕部にガーゼを 1 日 8 時間，3 日間貼り続けた後，皮表角層水分計（SKICON-200，IBS 社製）を用いて皮膚表面の電気伝導度を測定し，経時的に皮膚水分量の変化を確認した。

その結果，貼付後 1〜3 日後に 20〜30 μS 程度の水分量増加が確認された（図 3）。以上のことから，低分子ヒアルロン酸が角質層に浸透したため，皮膚水分持続力が高いと考えられる。

### 3. 1. 3 シワ軽減

低分子ヒアルロン酸のヒト皮膚への塗布試験を実施し，シワグレードを確認した。低分子ヒアルロン酸 1％水溶液をシワグレード 2〜3 の小じわを有する者 20 名を対象に 1 日 2 回，8 週間洗顔後に顔面に塗布した後，医師の目視によるシワグレードを確認した。

その結果，塗布後 8 週間後にシワグレードが減少した（図 4）ことから，低分子ヒアルロン酸はシワを軽減する効果があることが分かった。

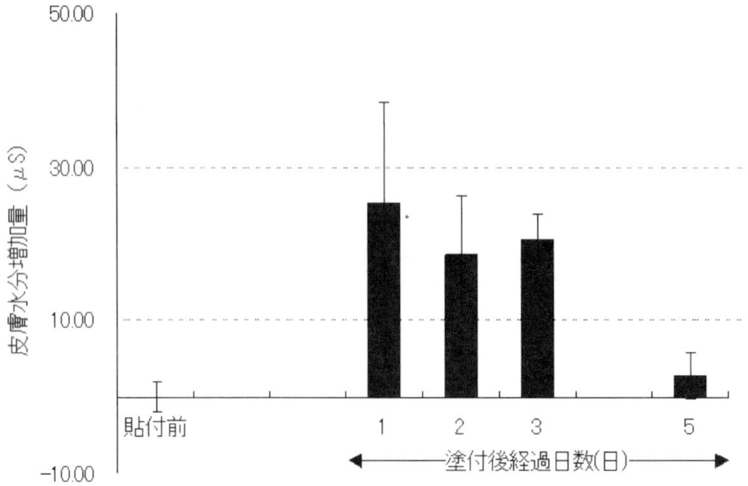


図3　低分子ヒアルロン酸の皮膚水分持続性試験結果

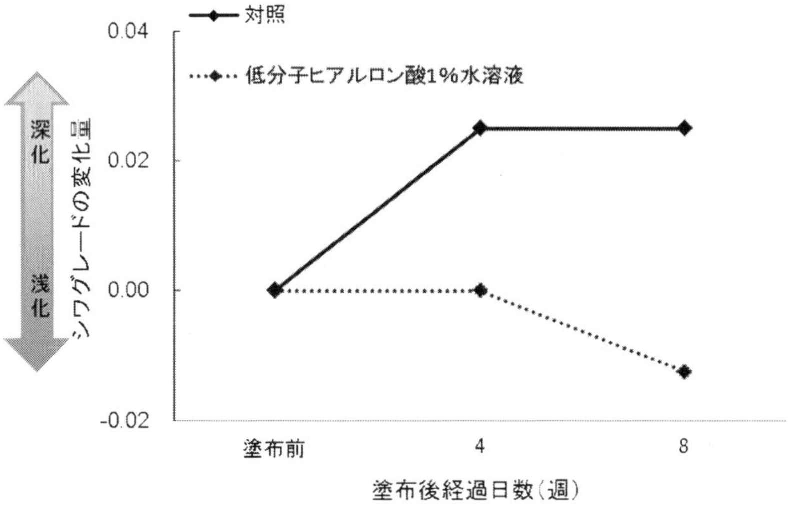


図4　低分子ヒアルロン酸のシワ軽減効果試験結果

### 3. 2　超保湿型ヒアルロン酸

超保湿型ヒアルロン酸（商品名：ヒアロキャッチ®，キユーピー㈱）は，平均分子量約100万であり，カルボキシメチル基を修飾したヒアルロン酸誘導体である。以下，超保湿型ヒアルロン酸の代表例であるヒアロキャッチ®で得られている知見を示す。

#### 3. 2. 1　保水力

超保湿型ヒアルロン酸の保水力は，1%水溶液を秤量瓶に入れ，シリカゲルをいれたデシケーター中に静置し，重量を継時的に測定することで確認した[8]。対照には，超保湿型ヒアルロン酸

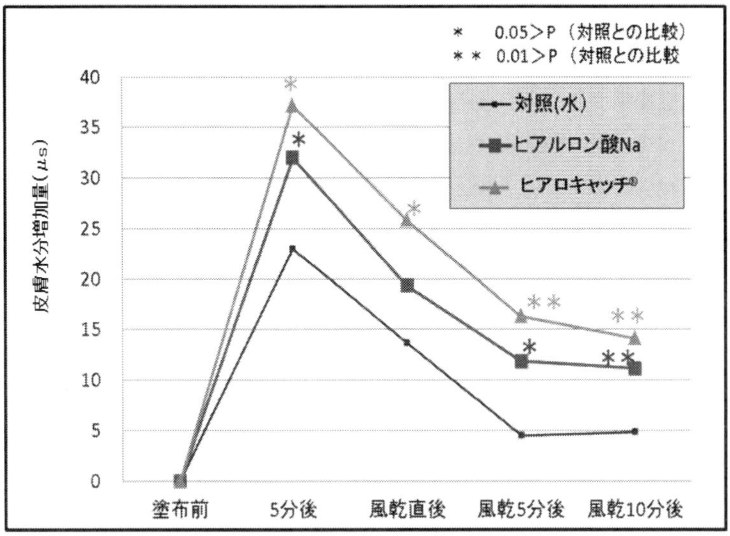


**図 5　超保湿型ヒアルロン酸の保湿効果の比較結果**

と同程度の分子量であるヒアルロン酸を用いた。どちらのサンプルも 20 時間後に秤量瓶中に残っている試験サンプルの重量を測定し，20 時間後の水分保持率を算出した。この試験の結果，超保湿型ヒアルロン酸の水溶液は従来のヒアルロン酸と比較して 3 倍程度の水分が保持されており，保水力が高いことがわかった。

### 3. 2. 2　皮膚保湿効果

被験者 8 名による超保湿型ヒアルロン酸 0.1％水溶液の塗布試験を行った。前腕部内側に超保湿型ヒアルロン酸 0.1％水溶液を塗布し，塗布 5 分後の角層水分量を皮表角層水分計（SKICON-200，IBS 社製）を使用し，電気伝導度を測定することによって測定した。その後，より強力な乾燥条件を作り出すために，塗布部をドライヤーで 5 分間乾燥させたのち，乾燥後の角層水分量を継時的に測定した（図 5）。その結果，超保湿型ヒアルロン酸水溶液は有意に水分値が高いことが示された。さらにこの試験で皮膚表面を観察したところ，皮膚のキメが細かくなった。このことより，超保湿型ヒアルロン酸はより皮膚を保湿し，きめ細かい肌を整える効果があると考えられる。

## 4　ヒアルロン酸の経口摂取

ヒアルロン酸の食品への利用は，現状ではサプリメントなどの健康食品分野が最も多い。訴求点は主に女性をターゲットとした美肌であり，コラーゲン，コエンザイム $Q_{10}$ などの素材と一緒に配合されることもある。また最近では，飲料，飴，ガム等の一般食品にも配合され始め，新たな市場が形成されてきている。

一般食品へのヒアルロン酸の配合に際して考慮すべきものとしては，風味（臭い，味，色）への影響が挙げられる。また，飲料に配合する場合は易溶性も必要である。この点については，高度に精製されたヒアルロン酸は無味無臭の白色粉末であり，水溶液も無色澄明であるため，そのような高純度製品を使用すれば，ミネラルウォーター等に配合しても風味を損なうことはない。

体内に含まれるヒアルロン酸の約3分の1が毎日ターンオーバーしていること[9]や，その合成量が加齢とともに減少していくことなどから，加齢に伴う皮膚症状の改善のために積極的にヒアルロン酸を摂取することは望ましいと考えられる。ヒアルロン酸の経口摂取時の肌に対する作用については，ヒアルロン酸ヒト摂取試験およびマウスによる紫外線照射試験を実施したので，その効果を紹介する。

### 4. 1　ヒトに対する経口摂取ヒアルロン酸の皮膚改善効果

1日120 mgのヒアルロン酸とプラセボを女性39名（平均年齢43.6 ± 4.6歳）に6週間摂取させ，その間，皮膚水分量の測定を二重盲検試験法により実施した[10]，その結果，3週間目には右頬においてプラセボ群と比較して有意な差を認めた（図6）。

更に，1日120 mgのヒアルロン酸を摂取するヒト試験（男性13名，女性22名，平均年齢31.5 ± 13.3歳）を実施し[11]，その結果，2週間目には左眼下において皮膚水分量がプラセボ群と比較して有意な増加を認め，皮膚表面の顕微鏡的解析では，ヒアルロン酸群で摂取前と比較し，摂取2週間目に左眼下で皮膚の滑らかさを示す指標に，頸背部でシワの数と幅を示す指標に有意な改善が認められた（写真2）。

さらに，眼尻のシワを自覚している22歳以上59歳以下の健康な男女60名を対象に，12週間にわたり平均分子量2000および30万のヒアルロン酸を1日120 mg連日摂取する二重盲検試験を行った[12]。レプリカ画像解析によるシワの評価，皮膚における自覚症状のアンケート調査により皮膚状態を評価した。その結果，シワの評価（全体積率，シワ面積率，シワ体積率の変化量）において，平均分子量2000群および30万群では，プラセボ群に対し常に低い値を維持し，

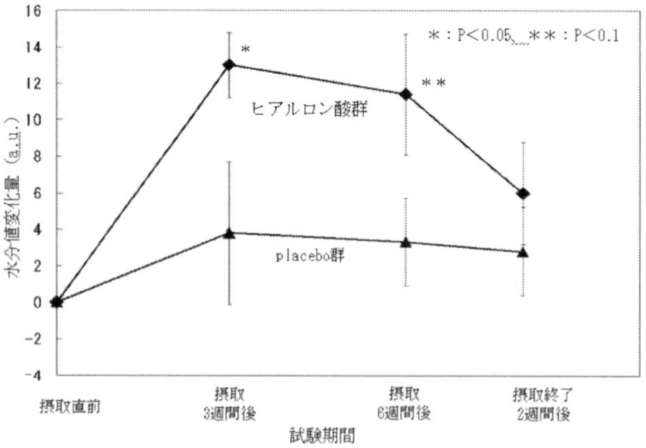


**図6　皮膚水分値の変化**

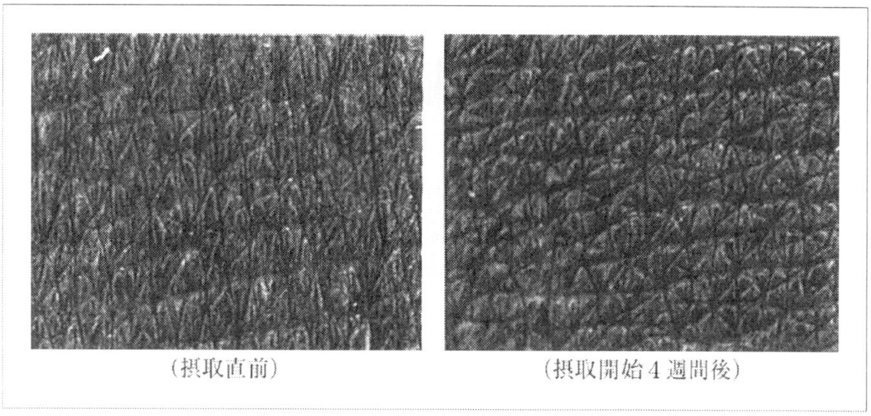


写真 2　ヒアルロン酸 120 mg 摂取群の頸背部における変化（23 歳女性）

シワの抑制が確認された。8 週間摂取後においてはプラセボ群に対して平均分子量 30 万群のみで有意にシワ体積率が減少し，シワを抑制した（写真 3）。皮膚のつやおよびハリは，12 週間後において全群で摂取前と比較し有意に改善した。また，平均分子量 2000 群および 30 万群ともに，プラセボ群と比較し有意ではないがシワ（全体積率，シワ面積率，シワ体積率の変化量）が低下していた。

以上の結果より，ヒトにおいて 1 日 120 mg 以上のヒアルロン酸を経口摂取することにより，皮膚の症状の改善（乾燥肌・かさつきの改善，弾力性・柔軟性の向上，シワの改善）する可能性が示唆された。

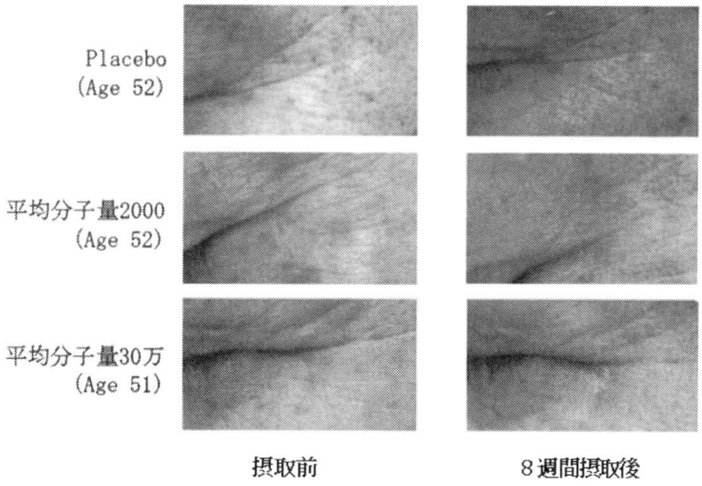


写真 3　ヒアルロン酸平均分子量 2000 および 30 万摂取群の眼尻のシワにおける変化

### 4. 2　紫外線照射皮膚障害マウスに対する経口投与ヒアルロン酸の光老化予防効果

皮膚老化の大きな要因といわれている紫外線（Ultraviolet ray：UV）の曝露により引き起こされる光老化皮膚に対するヒアルロン酸の効果について検証を行うため，長期UV照射により作製した紫外線照射ヘアレスマウスを用いた投与試験を実施した[13]。紫外線非照射群（UV(－)，n = 6），紫外線照射コントロール群（UV(＋)control，n = 6）および紫外線照射ヒアルロン酸投与群（UV(＋)HA，n = 5）の3群に分けた。その後，6週間連日200 mg/kg体重となるようにヒアルロン酸を経口投与し，週3日UV照射を行い，背部皮膚の皮膚水分量の測定を行った（図7）。UV(－)control群に対して，UV(＋)群は照射時間が長くなるに従い皮膚水分量が低下し，照射開始6週目まで，統計学的な有意差が認められた。UV(＋)群間で比較したところ，照射開始3週目以降，UV(＋)control群に対してUV(＋)HA群が常に高い皮膚水分量を維持していた。照射3週目では，UV(＋)control群で39.03±1.15 CM unitsであるのに対しUV(＋)HA群で44.07 ± 1.82 CM unitsとなり，UV(＋)control群に対して有意な皮膚水分量の改善が認められた（図7）。

また，皮膚中に産生されているヒアルロン酸合成酵素（HAS-2）の遺伝子発現量の変化を，定量的リアルタイムPCR（qRT-PCR）で解析した。マウス背部皮膚からtotal RNAを抽出し，内部標準としてGAPDHを用い測定した。図8にHAS-2遺伝子の遺伝子発現量を解析した結果を示した。皮膚中のHAS-2遺伝子発現量は紫外線照射により増加した。UV(＋)control群に対してUV(＋)HA群は，HAS-2の発現量が亢進していた。

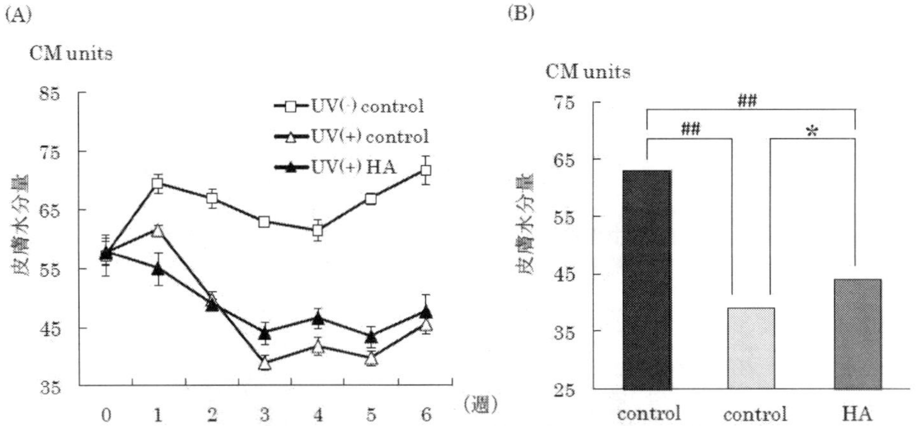


(A)：皮膚水分量の経時的変化、(B)：紫外線照射3週間後の皮膚水分量
データは平均値±標準誤差で表す（各群n=5, 6）。
##UV(-) controlに対する統計学的有意差を表す（P<0.01、Tuky-Kramar' s test）
*UV(+) controlに対する統計学的有意差を表す（P<0.05、Student' s t-test ）

**図7　紫外線照射ヘアレスマウスにおける皮膚水分量に対するヒアルロン酸投与による効果**

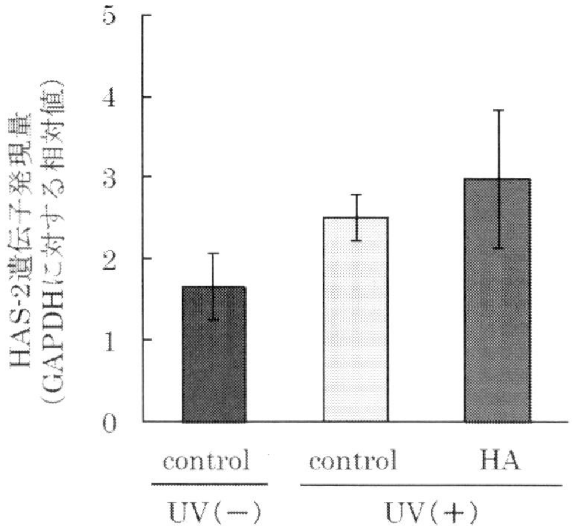


**図 8　HAS-2 遺伝子発現量の比較**

以上の結果より，ヒアルロン酸の経口摂取は，紫外線による皮膚保湿機能のダメージを抑制し，光老化に対する予防効果が期待される。

### 4. 3　経口投与のヒアルロン酸の吸収について

腸管吸収後の体内動態を調べるため，鶏冠を用いた組織培養法により，平均分子量 92 万の $^{14}$C－ヒアルロン酸を合成した。この $^{14}$C－ヒアルロン酸を雄性ラットに単回経口投与し，血漿中放射能濃度，排泄動態，全身オートラジオグラフィーの測定を行った[14]。経口投与後の血漿中放射能濃度を表 1 に示した。投与後 4 時間目から放射能が検出され，8 時間後に最高濃度を示し，以降緩やかに消失した。放射能の経時的な尿，糞，呼気中排泄率および 168 時間目での体内残存率を表 2 に示した。最終的に尿中から 3.0%，糞中から 11.9%，呼気中からは 76.5% の放射能が検出され，屍体からは 8.8% の放射能が検出された。経口投与後 8，24，96 時間目の全身オートラジオグラムを画像解析し，肝臓，血液，皮膚の単位面積当たりの発光強度の比較を行った（図 9）。その結果，肝臓や血液の発光強度は 8 時間目から 96 時間目まで漸次減少していくが，皮膚では 8 時間目から 24 時間目に上昇しており，96 時間目には肝臓や血液より高い値となっていた。これらのことから，吸収されたヒアルロン酸は肝臓で代謝され，呼気や尿中に排泄される一方，ヒアルロン酸の分解物またはその代謝物が皮膚に移行し，利用されていることが示唆された。なお，経口摂取したヒアルロン酸 Na は，腸内細菌によって 2〜6 糖まで分解され一部は大腸から吸収され[15]，皮膚などの組織に移行することが報告されている[16〜18]。

表1　経口投与後の血漿ヒアルロン酸濃度

| 時間<br>(h) | 放射能濃度<br>(μg eq. ヒアルロン酸 /mL) |
|---|---|
| 0.08 | N.D |
| 0.25 | N.D |
| 0.50 | N.D |
| 1 | N.D |
| 2 | N.D |
| 4 | 1.1 ± 0.8 |
| 8 | 7.6 ± 0.6 |
| 24 | 3.5 ± 0.3 |
| 48 | 2.0 ± 0.1 |
| 72 | 1.3 ± 0.1 |
| 96 | 0.9 ± 0.0 |
| 120 | 0.7 ± 0.1 |
| 144 | 0.5 ± 0.0 |
| 168 | 0.4 ± 0.1 |

表2　経口投与したヒアルロン酸の排泄率および体内残存率

| 時間 | 放射能の排泄率（投与量に対する％） | | | |
|---|---|---|---|---|
| (h) | 尿 | 糞 | 呼気 | 合計 |
| 0-4 | 0.0 ± 0.0 | − | 1.5 ± 1.2 | − |
| 8 | 1.0 ± 0.3 | − | 45.9 ± 1.9 | − |
| 24 | 2.5 ± 0.3 | 7.8 ± 1.6 | 70.7 ± 1.2 | 81.1 ± 1.5 |
| 48 | 2.7 ± 0.2 | 11.0 ± 1.0 | 73.4 ± 1.3 | 87.0 ± 0.9 |
| 72 | 2.8 ± 0.2 | 11.4 ± 1.0 | 74.7 ± 1.5 | 88.8 ± 0.9 |
| 96 | 2.9 ± 0.2 | 11.6 ± 1.0 | 75.4 ± 1.5 | 89.9 ± 1.0 |
| 120 | 2.9 ± 0.2 | 11.7 ± 1.0 | 75.8 ± 1.5 | 90.4 ± 1.0 |
| 144 | 2.9 ± 0.3 | 11.8 ± 1.0 | 76.2 ± 1.5 | 90.9 ± 1.0 |
| 168 | 3.0 ± 0.2 | 11.9 ± 1.0 | 76.5 ± 1.6 | 91.3 ± 1.0 |
| 屍体（168h） | | | | 8.8 ± 0.6 |

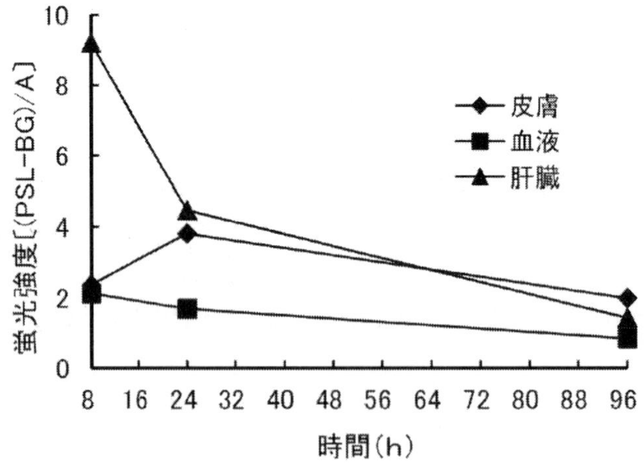


図9　発光強度の比較

## 5　おわりに

ヒアルロン酸は内外美容に用いられる素材の一つである。食品では，2015年4月より，機能性表示制度が始まり，食品の安全性と機能性に関する科学的根拠（臨床試験または研究レビュー）等を担保することでヒアルロン酸Naの機能性表示が可能となった。「ヒアルロン酸Naは肌の水分保持に役立ち，乾燥を緩和する機能があることが報告されています。」との機能性表示で，ヒアルロン酸Na配合サプリメントが届出されている。化粧品でも高い保湿効果が認められる他，日本香粧品学会シワガイドラインに類似した試験において，ヒアルロ酸にはシワの改善が認められている。経口摂取と塗布のどちらも高い機能を有しており，内外美容を実現する素材として非常に有用な素材と考える。

## 文　　献


1） K. Meyer and J. W. Palmer, *J. Biol. Chem.*, **107**, 629-634 (1943)
2） T. C. Laurent and J. R. Fraser, *FASEB J.*, **6**, 2397-2402 (1992)
3） 阿武喜美子，長谷川栄一，ムコ多糖実験法［1］，南江堂，6-7 (1972)
4） I. Ghersetich, T. Lotti, G .Campanile, C. Grappone and G. Dini, *Int. J. Dermatol.*, **33**, 119-122 (1994)
5） 加納優子，FRAGRANCE JOURNAL，**15**，69-74 (1996)
6） J. E. Scott, C. Cummings, A. Brass and Y. Chen, *Biochem. J.*, **274**, 699-705 (1991)
7） 外岡憲明，皮膚，**27**，296 (1985)
8） 阿部友紀奈，FRAGRANCE JOURNAL，**4**，25-28 (2017)
9） R. Stern, *Eur. J. Cell Res.*, **83**, 317-325 (2004)
10） 佐藤稔秀，Aesthetic Dermatology，**17**，33-39 (2007)
11） 佐藤稔秀，Aesthetic Dermatology，**12**，109-120 (2001)
12） M. Oe, *Clinical, Cosmetic and Investigational Dermatology*, **10**, 267-273 (2017)
13） 川田千夏，薬理と治療，**41 (8)**，773-778 (2013)
14） 佐藤稔秀，メディカル・コア，**2**，323-328 (2005)
15） 栗原仁，第14回日本抗加齢学会要旨集，362 (2014)
16） M. Laznicek, A. Laznickova, D. Cozikova *et al.*, *Pharmacol Rep*, **64 (2)**, 428-437 (2012)
17） L. Balogh, A Polyak, D. M athe *et al.*, *J Agric Food Chem*, **56 (22)**, 10582-10593 (2008)
18） M. Oe, K. Mitsugi, W. Odanaka *et al.*, *Scientific World Journal*, Vol.2014, doi: 10.1155/2014/378024 (2014)

# 第13章　乳由来スフィンゴミエリンの皮膚バリア機能改善効果

森藤雅史*

## 1　はじめに

皮膚は体表面を覆う人体最大の臓器であり，体内からの水分蒸散や，体外からの異物の侵入を防ぐバリア機能を担っている。皮膚バリア機能は，紫外線を過剰に浴びること，冬の乾燥時期，洗剤などで肌を洗いすぎることなどがきっかけとなり低下する。皮膚バリア機能が低下すると，外からの異物が皮膚内部に入りやすくなり，肌荒れ，乾燥肌，敏感肌などの肌トラブルや，皮膚炎などの症状が発症しやすくなる。食品成分を摂取することにより，皮膚バリア機能が改善されることを示した報告が多くなされている[1)]。例えば，セラミド骨格を有する植物由来のグルコシルセラミドは皮膚バリア機能を改善し，肌のうるおいを保つ機能があることが報告されており[2)]，機能性表示食品として販売されている。われわれは，グルコシルセラミドと同様なセラミド骨格を有するスフィンゴミエリンに着目し，皮膚バリア機能に対する効果について研究を行った。

## 2　乳由来のスフィンゴミエリンとその構造

スフィンゴミエリンは動物性の食品（肉，卵，牛乳など）に多く含まれる。牛乳においては，乳脂肪を被膜し，水系エマルジョンの安定化に寄与し，リン脂質やたんぱく質から構成される乳脂肪球膜に多く存在する[3)]。スフィンゴミエリンは，スフィンゴイド塩基と脂肪酸がアミド結合したセラミドにホスホコリンが結合したスフィンゴ脂質である。スフィンゴミエリンは炭素鎖数，不飽和度の異なるスフィンゴイド塩基，脂肪酸から構成され，さまざまな分子種が存在する[4)]。乳由来のスフィンゴミエリンを構成するスフィンゴイド塩基は，炭素鎖数の異なるスフィンゴシン（*d*16:1，*d*17:1，*d*18:1）がおもに含まれ，脂肪酸は，16:0，22:0，23:0，24:0がおもに含まれている。とくにスフィンゴシン（*d*16:1）と脂肪酸（23:0）から構成されるスフィンゴミエリン（N-(tricosanoyl)-hexadecasphing-4-enine-1-phosphocholine, *d*16:1/23:0-SM）は，牛乳中に特徴的に含まれる分子種である（図1）[5)]。

＊　Masashi Morifuji　㈱明治　研究本部　食機能科学研究所

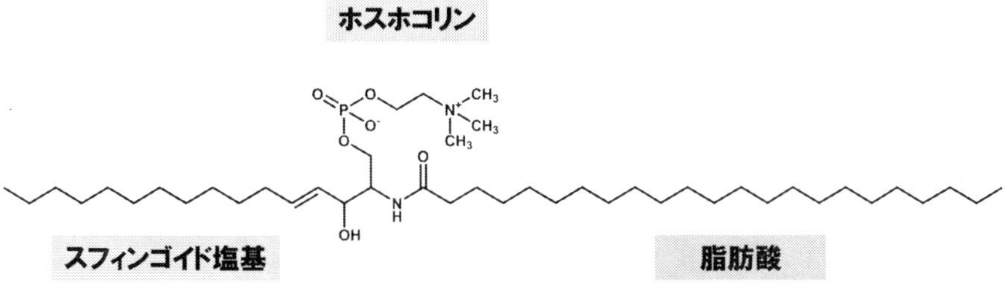


**図1　乳由来スフィンゴミエリンの構造**
(N-(tricosanoyl)-hexadecasphing-4-enine-1-phosphocholine, d16:1/23:0-SM)

## 3　乳由来スフィンゴミエリンの皮膚バリア機能改善効果

われわれは，乳由来スフィンゴミエリンの皮膚バリア機能の改善効果とそのメカニズムを検討するため，ドライスキンモデル[6]，紫外線照射モデル[7]，荒れ肌モデル動物を用い評価した。

### 3.1　ドライスキンモデルによる評価

ヘアレスマウスにドライスキン誘発食（HR-AD 食）を摂取させ，乳由来スフィンゴミエリン摂取によるドライスキン症状改善効果を検討した。4週齢の雌性ヘアレスマウス（Hos:HR-1）を①通常食群，② HR-AD 食群，③乳由来スフィンゴミエリン 0.11％添加 HR-AD 食群，④乳由来スフィンゴミエリン 0.66％添加 HR-AD 食群に群分けし，それぞれの飼料を8週間自由摂取させた。

乳由来スフィンゴミエリンの摂取は，HR-AD 食摂取による角層水分量の低下，TEWL の上昇を抑制し，ドライスキン症状を有意に改善させた（図2）。また，乳由来スフィンゴミエリンの摂取により，HR-AD 食摂取による背部皮膚の乾燥症状，粉ふき，紅斑などの症状の改善も観察された（図3）。

われわれは，乳由来スフィンゴミエリン摂取によるドライスキン症状改善効果の作用機作を解明するために，皮膚中の角層細胞と結合した結合型セラミドと炎症マーカーに着目した。角層中にはセラミドが多く含まれており，このセラミドが水分層と脂質の層が交互に重なるラメラ構造を形成することにより保湿機能とバリア機能を発揮する。また，セラミドは，遊離型セラミドと結合型セラミドに分けられ，結合型セラミドは角層細胞と共有結合した長鎖脂肪酸を含むセラミド分子種である[8]。紫外線照射やドデシル硫酸ナトリウム（SDS）の塗布により，皮膚中の遊離型セラミド量は変化しないが，結合型セラミド量が減少することが報告されており，結合型セラミドが皮膚のバリア機能に重要な役割を果たしていると考えられている[9]。本試験において，乳由来スフィンゴミエリンの摂取は，HR-AD 食摂取による表皮中の結合型セラミドの低下を有意に抑制した。また，結合型セラミド量と角層水分量のあいだに強い正の相関関係（$r = 0.87$, $P < 0.001$），結合型セラミド量と TEWL のあいだに強い負の相関関係（$r = -0.91$, $P < 0.001$）

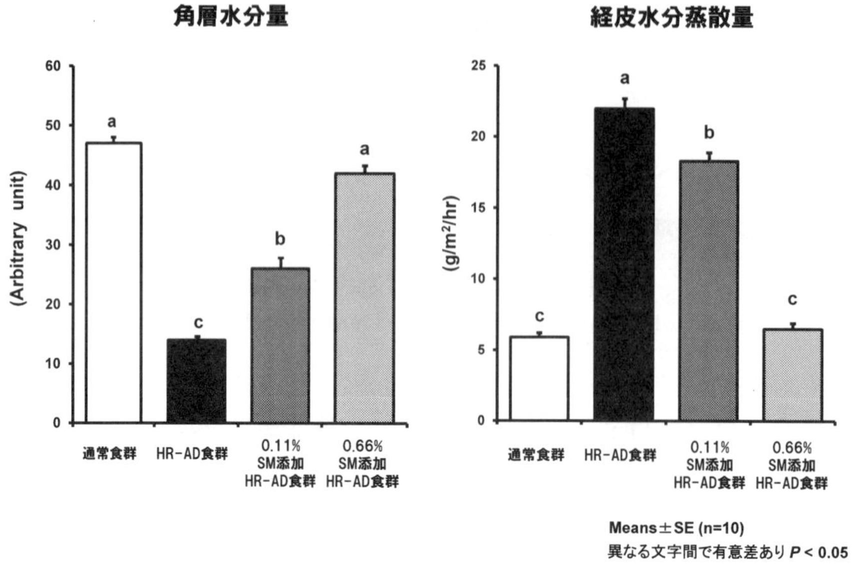


図2　飼育8週目の角層水分量，経皮水分蒸散量（SM：乳由来スフィンゴミエリン）（ドライスキンモデル）

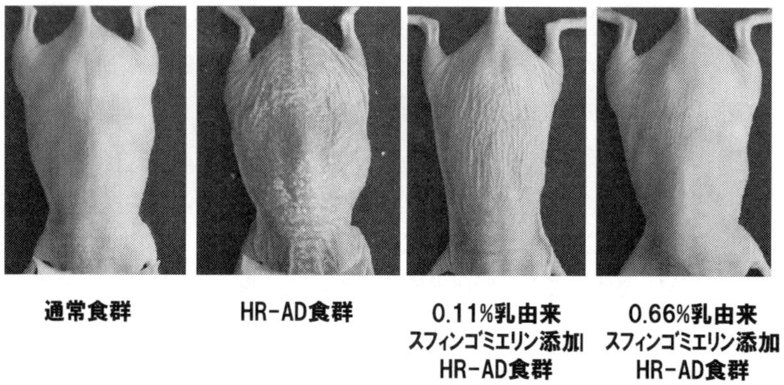


図3　乳由来スフィンゴミエリン摂取後の背部皮膚所見（ドライスキンモデル）

が確認された。これらの結果から，乳由来スフィンゴミエリンの摂取は，結合型セラミド量を増加し，角層細胞間のラメラ構造を安定化することによりドライスキン症状を改善することが示唆された。

アトピー性皮膚炎などの皮膚状態では慢性的に皮膚の炎症状態が引き起こされている[10)]。とくに，血清の炎症マーカーである immunoglobulin E（Ig-E），thymus and activation-regulated chemokine（TARC）値が，アトピー性皮膚炎の指標として広く用いられている[11)]。HR-AD食の摂取は，代表的なTh2サイトカインである皮膚中のTARC，thymic stromal lymphopoietin（TSLP）のmRNAレベルや血清IgE，TARC値を著しく上昇をさせた。乳由来スフィンゴミエリンの摂取は，皮膚中のTARC，TSLPのmRNAレベル，血清IgE，TARC値を有意に低下させた。このように，乳由来スフィンゴミエリンの摂取は，皮膚の炎症を抑制することにより，皮膚乾燥症状を改善させる可能性が示唆された。

### 3. 2　紫外線照射モデルによる評価

紫外線を単回照射したヘアレスマウスを用い，乳由来スフィンゴミエリン経口投与時の皮膚バリア機能低下抑制効果とその作用メカニズムについて検討した。9週齢の雌性ヘアレスマウス（Hos:HR-1）を①コントロール群と，②乳由来スフィンゴミエリン群に群分けし，それぞれコントロール（水）溶液と乳由来スフィンゴミエリン溶液（146 mg/kg BW/day）を10日間経口投与した。投与開始7日目に背部皮膚へ紫外線（20 mJ/cm$^2$）を単回照射し，照射前，照射1，2，3日後の皮膚バリア機能の評価と皮膚の採取を行った。

乳由来スフィンゴミエリンの摂取は，紫外線照射による皮膚の角層水分量の低下と経皮水分蒸散量（TEWL）の上昇を有意に抑制した（図4）。紫外線を過剰に浴びることにより，皮膚中の結合型セラミドが減少すること，紫外線により損傷したDNA（シクロブタン型ピリミジンダイマー）あるいはRNAが引き金となり，サイトカインやプロスタグランディンなど炎症を惹起する因子が生成されることが報告されている[12]。乳由来スフィンゴミエリンの摂取は，紫外線照射による角層細胞と結合した表皮中の結合型セラミド量の減少，および皮膚中の炎症マーカー遺伝子（Interleukin-6（IL-6），thymic stromal lymphopoietin（TSLP），IL-1$\beta$）の発現上昇を有

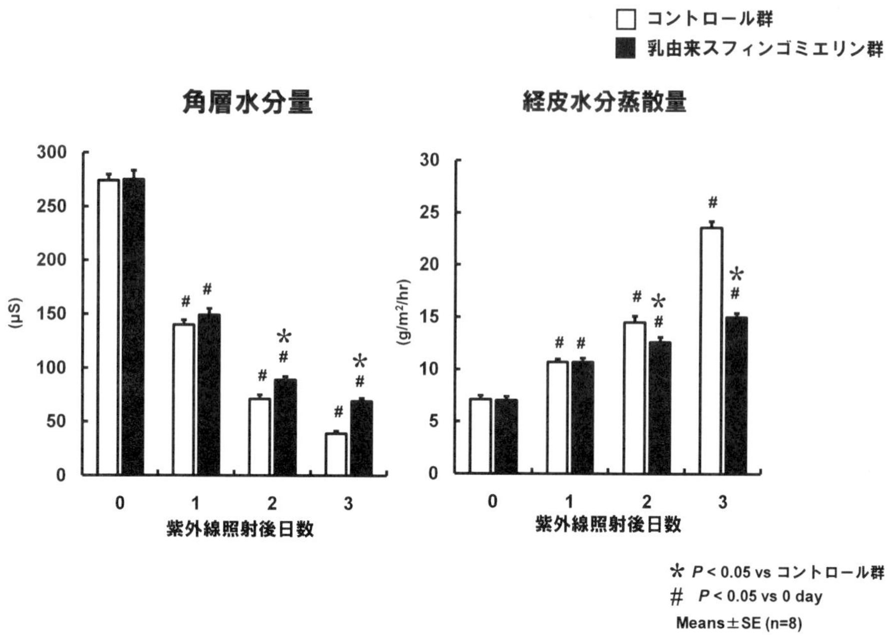


図4　紫外線単回照射後の角層水分量，経皮水分蒸散量（TEWL）の変化（紫外線照射モデル）

意に抑制した。このように，乳由来スフィンゴミエリンの摂取は，紫外線照射による結合型セラミドの減少，皮膚炎症を抑制することにより，皮膚バリア機能の低下を抑制することが示唆された。

角質細胞の最外層には，角質細胞の内部を包むコーニファイドエンベロープ（CE）と呼ばれる膜が存在する。CE はロリクリン，インボルクリン，スモールプロリンリッチプロテイン，トランスグルタミナーゼなどの様々なたんぱく質から構成される[13]。乳由来スフィンゴミエリンの摂取は，角層の角化肥厚膜の形成に寄与する遺伝子（Loricrin, Transglutaminase-3）の発現を促進した。これらの結果から，乳由来スフィンゴミエリンの摂取は，結合型セラミドの維持と角化肥厚膜の形成促進によって，角層細胞間のラメラ構造を安定化し，皮膚のバリア機能低下を抑制する可能性が示唆された。

### 3. 3　荒れ肌モデルによる評価

SDS を連続塗布したヘアレスマウスを用い，乳由来スフィンゴミエリンの荒れ肌に対する皮膚バリア機能低下抑制効果について検討した。9 週齢の雌性ヘアレスマウス（Hos：HR-1）を①コントロール群と，②乳由来スフィンゴミエリン群に群分けし，それぞれコントロール飼料（AIN-93G）と乳由来スフィンゴミエリン飼料（0.026％混餌 AIN-93G）を 10 日間自由摂取させた。摂取開始 7 日目から 3 日間背部皮膚へ 10％ SDS を塗布し，塗布前，塗布 0，1，2，3 日後の皮膚バリア機能の評価を行った。その結果，乳由来スフィンゴミエリン摂取により，SDS

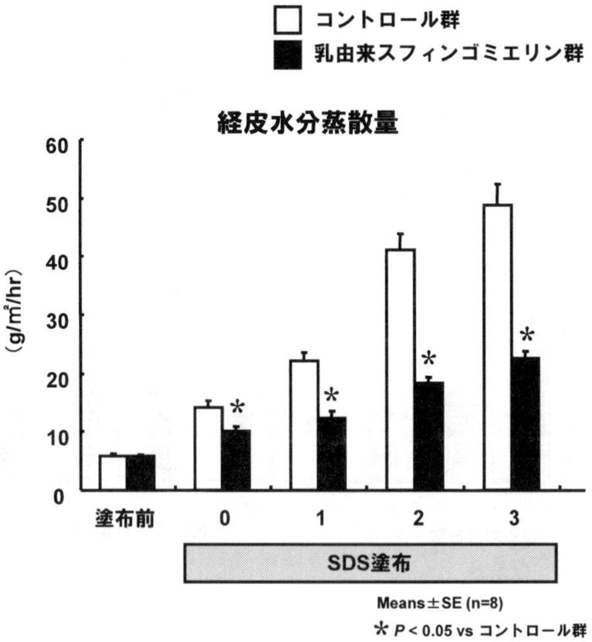


図 5　SDS 塗布後の TEWL の変化（荒れ肌モデル）

塗布によるTEWLの上昇が有意に抑制された（図5）。乳由来スフィンゴミエリンは，荒れ肌による皮膚バリア機能の低下を改善することが示された。

### 3. 4　ヒトによる評価

Higurashiらは，スフィンゴミエリンを高含有に含む乳由来リン脂質を摂取したときの効果を検証する，二重盲検プラセボコントロールランダム化試験を実施した[14)]。角層水分量の低い96名の20歳から39歳の健康な試験参加者を対象とし，高用量スフィンゴミエリン群（10 mg/日），低用量スフィンゴミエリン群（5 mg/日），プラセボ群の3群に群分けし，12週間試験食品を摂取させた。その結果，摂取9週後，12週後のかかとの角層水分量が，プラセボ群と比較して，低用量スフィンゴミエリン群において有意に増加した。しかし，スフィンゴミエリン摂取によるヒトに対する効果は，グルコシルセラミドに比べ十分な報告はない。今後さらなるデータの蓄積が必要であろう。

## 4　おわりに

乳由来スフィンゴミエリンの摂取は，角層細胞間のラメラ構造の安定化や皮膚炎症の抑制などの働きにより，皮膚バリア機能を改善することを明らかにした。このように，乳由来スフィンゴミエリンは，機能性食品素材として，皮膚バリア機能を改善し，健康な肌を維持する効果が期待できる。しかし，食事から摂取されたスフィンゴミエリンがどのように吸収され皮膚へ作用しているかはいまだ明らかではなく，さらなる研究が必要である。

## 文　　献

1）E. Boelsma, LP. van de Vijver, RA. Goldbohm *et al.*, Human skin condition and its associations with nutrient concentrations in serum and diet, *Am J Clin Nutr*, **77**, 348-355 (2003)

2）R. Ideta, T. Sakuta, Y. Nakano *et al.*, Orally administered glucosylceramide improves the skin barrier function by upregulating genes associated with the tight junction and cornified envelope formation, *Biosci Biotechnol Biochem*, **75**, 1516-1523 (2011)

3）H. Vesper, EM. Schmelz, MN. Nikolova-Karakashian *et al.*, Sphingolipids in food and the emerging importance of sphingolipids to nutrition, *J Nutr*, **129**, 1239-1250 (1999)

4）WC. Byrdwell, RH. Perry, Liquid chromatography with dual parallel mass spectrometry and 31P nuclear magnetic resonance spectroscopy for analysis of sphingomyelin and dihydrosphingomyelin. II. Bovine milk sphingolipids, *J Chromatogr*

*A*, **1146**, 164-185 (2007)
5) M. Morifuji, S. Higashi, C. Oba *et al.*, Milk Phospholipids Enhance Lymphatic Absorption of Dietary Sphingomyelin in Lymph-Cannulated Rats, *Lipids*, **50**, 987-996 (2015)
6) M. Morifuji, C. Oba, S. Ichikawa *et al.*, A novel mechanism for improvement of dry skin by dietary milk phospholipids: Effect on epidermal covalently bound ceramides and skin inflammation in hairless mice, *J Dermatol Sci*, **78**, 224-231 (2015)
7) C. Oba, M. Morifuji, S. Ichikawa *et al.*, Dietary Milk Sphingomyelin Prevents Disruption of Skin Barrier Function in Hairless Mice after UV-B Irradiation, *PLoS One*, **10**, e0136377 (2015)
8) M. Behne, Y. Uchida, T. Seki *et al.*, Omega-hydroxyceramides are required for corneocyte lipid envelope (CLE) formation and normal epidermal permeability barrier function, *J Invest Dermatol*, **114**, 185-192 (2000)
9) Y. Takagi, H. Nakagawa, H. Kondo *et al.*, Decreased levels of covalently bound ceramide are associated with ultraviolet B-induced perturbation of the skin barrier, *J Invest Dermatol*, **123**, 1102-1109 (2004)
10) DY. Leung, M. Boguniewicz, MD. Howell *et al.*, New insights into atopic dermatitis, *J Clin Invest*, **113**, 651-657 (2004)
11) T. Kakinuma, K. Nakamura, M. Wakugawa *et al.*, Thymus and activation-regulated chemokine in atopic dermatitis : Serum thymus and activation-regulated chemokine level is closely related with disease activity, *J Allergy Clin Immunol*, **107**, 535-541 (2001)
12) M. Ichihashi, M. Ueda, A. Budiyanto *et al.*, UV-induced skin damage, *Toxicology*, **189**, 21-39 (2003)
13) K. Hitomi, Transglutaminases in skin epidermis, *Eur J Dermatol*, **15**, 313-319 (2005)
14) S. Higurashi, Y. Haruta-Ono, H. Urazono *et al.*, Improvement of skin condition by oral supplementation with sphingomyelin-containing milk phospholipids in a double-blind, placebo-controlled, randomized trial, *J Dairy Sci*, **98**, 6706-12 (2015)

# 第14章　イチゴ種子エキスの角層セラミドおよび表皮バリアー機能分子に及ぼす作用

竹田翔伍[*1]，下田博司[*2]

## 1　はじめに

肌のきれいな状態，いわゆる美肌は女性に限らず誰もが手に入れたいものであり，保湿は美しい肌の条件の中でも特に重要なファクターである。今日の化粧品や機能性食品市場においても，肌に潤いをもたらす作用を謳った製品が多数見受けられる。皮膚の最外層である表皮は，内側より基底層，有棘層，顆粒層，角質層から構成され，特に外部と直接触れ合う角質層には保湿に関与する様々な分子が局在している。これらの分子が欠けることなく正常に働くことによって，外部からの異物の侵入や体内の水分の過剰な蒸散を防ぐ角質バリアー機能を発揮することができる。一方で，これら角層バリアー機能分子が異常をきたすと乾燥肌や敏感肌，アトピー性皮膚炎といった皮膚疾患症状の原因となる。したがって，角層バリアーに関与する分子をケアすることは皮膚の水分を保つ上で重要であるといえる。

著者らはこれまで，ポリフェノール成分を含有するイチゴ種子の抽出物に着目し，美容素材としての機能性について研究を行ってきた。本稿では，表皮のバリアー機能や保湿に関与する分子について概説するとともに，イチゴ種子抽出物の保湿作用に関して見出された機能性として角層バリアー機能分子に及ぼす影響について紹介する。

## 2　イチゴ種子エキス

オリザ油化㈱（愛知県一宮市）では，イチゴ（*Fragaria ananassa*）種子を原料とし，ダイエットおよび保湿作用を訴求点とした「イチゴ種子エキス」を2008年に上市している。製品化にあたり，脱脂イチゴ種子の含水エタノール抽出エキスの含有成分の探索を行い，フラボノイド配糖体のチリロサイド（図1）およびケンフェロール-3-*O*-グルコシドを単離・構造決定している。チリロサイドはperoxisome proliferator-activated receptor（PPAR）$\alpha$の発現増加に基づく抗肥満作用を有し，体脂肪改善を訴求した機能性表示食品の関与成分として届け出が受理されている。その一方で，PPAR$\alpha$や$\gamma$の活性化はセラミド合成に関与する酵素の発現や角質の成熟を促進することが知られている[1,2]。著者らは，これまでの研究でイチゴ種子エキスが高脂肪食飼育マウスの皮膚におけるPPAR$\alpha$および$\gamma$遺伝子の発現促進による皮膚バリアー機能の向上

＊1　Shogo Takeda　オリザ油化㈱　研究開発本部　食品開発部
＊2　Hiroshi Shimoda　オリザ油化㈱　研究開発本部　本部長

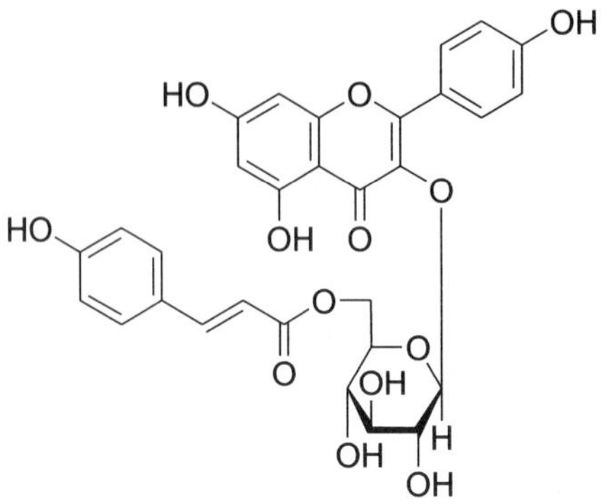


図1　チリロサイドの構造

や，角質細胞間脂質の主成分であるセラミド合成に関与する酵素の遺伝子発現促進作用を見出している。

そこで著者らは，ヒト表皮三次元培養モデルにおいてイチゴ種子エキスおよびチリロサイドのセラミドや保湿機能分子に及ぼす影響を評価した。

## 3　表皮機能に関与する分子

### 3. 1　セラミド

十数年前より，セラミドという言葉が新聞やテレビで報じられるようになり，セラミドを配合した機能性食品や化粧品が数多く市場で販売されている。セラミドは正式にはスフィンゴ脂質と呼ばれる脂質の一種であるが，グルコシルセラミドなど部分的にセラミド構造を有する化合物も包括する広義の言葉として使われている。一般的なセラミドは，細胞膜組織の生体膜成分として普遍的に存在しており，とりわけ皮膚の角層の主要な脂質成分として存在し，バリアー機能や水分の保持に関わっている。また，植物由来のグルコシルセラミドの摂取が表皮角質の水分保持やバリアー機能を改善することが証明され[3, 4]，米をはじめとする植物性セラミドの利用が機能性表示食品を中心に広がっている。

### 3. 2　フィラグリン

フィラグリンは角層の形成において，重要な役割を担うタンパクである。そのメカニズムは，まずその前駆体が顆粒細胞でプロフィラグリンとして産生され，顆粒細胞が角質細胞になる際に分解されてフィラグリンとなる。フィラグリンは角化細胞のケラチン繊維を凝集した後に，角層上層で小分子に分解される。これらは保水機能や紫外線吸収能を持ち，天然保湿因子（natural moisturizing factor；NMF）の主要な成分となる[5]。

### 3. 3　インボルクリン

インボルクリンは，健全な皮膚バリアー機能に関わるコーニファイドエンベロープ（cornified envelope；CE）を構成するタンパクの一つである。有棘層から顆粒層にかけて発現し，角層に至る過程でトランスグルタミナーゼによって架橋を形成し，不溶化する。このような過程で成熟した CE は非常に強固な構造をとり，皮膚バリアー機能の重要な役割を担っている[6)]。

## 4　実験方法

ヒト表皮三次元培養モデルには LabCyte EPI-MODEL 6D（J-TEC 社製）を用いた（図 2）。培地にイチゴ種子エキス（1, 3 μg/mL）またはチリロサイド（0.1, 0.3 μg/mL）を添加して，1 日おきに培地交換を行いながら 5 日間培養を行った。培養終了後に細胞を剥離し，トリプシン/EDTA 溶液中で角層と表皮を分離した。得られた角層はタンパク含量を測定するともに，セラミド含量を高分解能薄層クロマトグラフィー（HPTLC）で分離定量した。また，培養 4 日目の角層・表皮を回収し，total RNA を抽出後，定量 RT-PCR によって serin palmitoyltransferase（SPT），ceramide synthase（CerS）3，glucosylceramide synthase（GCSase），β-glucocerebrosidase（BGCase），sphingomyelin synthase（SMSase），acid sphingomyelinase（ASMase）の遺伝子発現を調べた。さらに，培養 7 日目に回収した角層・表皮からタンパクを抽出し，ウエスタンブロッティング法によりフィラグリン，インボルクリンの発現を調べた。

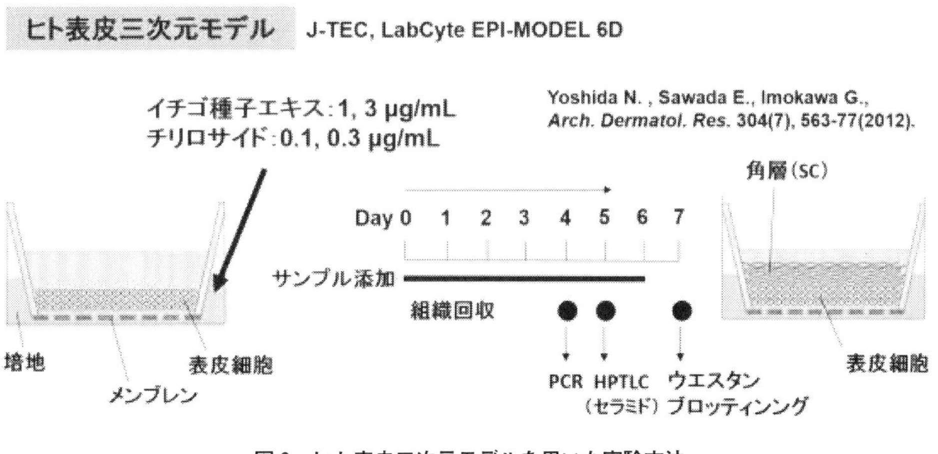


図 2　ヒト表皮三次元モデルを用いた実験方法

## 5 結果および考察

### 5. 1 角層セラミドに及ぼす影響

セラミドは，スフィンゴイド塩基と脂肪酸がアミド結合した化合物であり，4種類のスフィンゴイド塩基と3種類の脂肪酸の組み合わせから，計12クラスのセラミドが存在することになる[7)]。その中でも，ceramide (Cer.) [EOS] のようなアシルセラミドと呼ばれるセラミドは，高いバリアー機能を有していることが知られている[8)]。実験では，角層中の総セラミド量，Cer. [EOS]，Cer. [NS, NDS]，Cer, [NP]，Cer. [EOH]，Cer. [AS]，Cer. [NH]，Cer. [AP]，および Cer. [AH] 含量を測定した（図3)。

HPTLC クロマトグラムの結果を図4に示した。定量の結果，角層の総セラミド量はイチゴ種子エキス（1 μg/mL）の添加により有意に増加した。さらに，イチゴ種子エキス（1 μg/mL）の添加により Cer. [NS, NDS]，[NP]，[EOH]，[AS]，および [AP] 量も有意に増加した（図5)。一方で，チリロサイド（0.3 μg/mL）の添加によって総セラミド量は増加傾向を示した。さらに，チリロサイド（0.3 μg/mL）の添加により，Cer. [NS, NDS] が有意に増加した。チリロサイド（0.1, 0.3 μg/mL）の添加によって各セラミド種は増加傾向を示したが，有意差はみられなかった（図6)。これらの結果より，イチゴ種子エキスおよびチリロサイドは Cer. [NS, NDS] を増加させることが示された。Cer. [NS, NDS] は角層セラミドの中では最も含有比率が高く[9)]，皮膚の

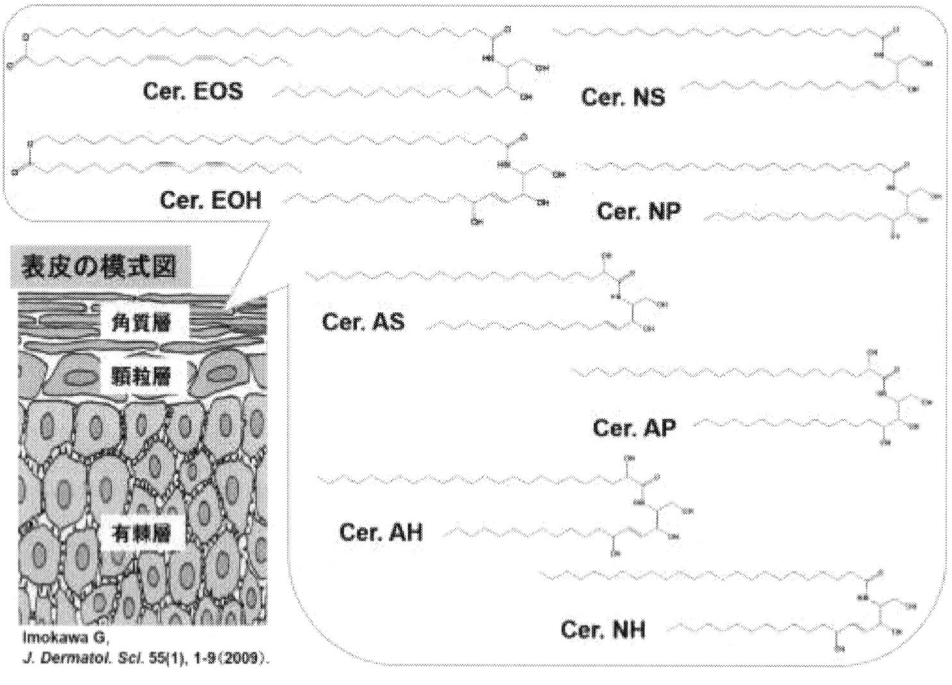


図3 角層セラミドの種類

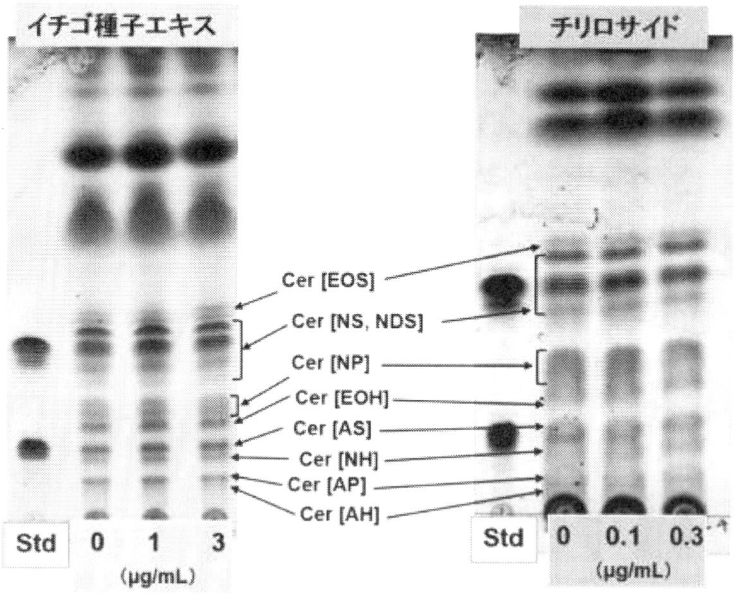


**図 4　角層セラミドの HPTLC クロマトグラム**

クロロホルム：メタノール：水＝ 190：9：1 で展開，風乾後，クロロホルム：メタノール：水＝ 197：2：1 で再度展開を行った。

展開後のプレートは 10％硫酸銅含有 8％リン酸液を噴霧後，180℃で 7 分加熱して発色

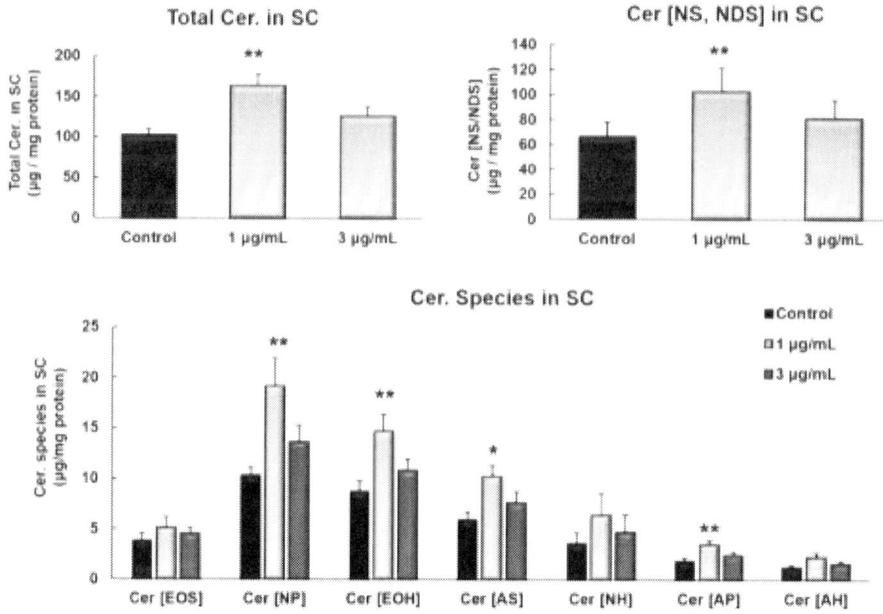


**図 5　イチゴ種子エキス添加による，角層セラミド量の変化**

Mean ± SE (n = 5)，＊：$P < 0.05$　＊＊：$P < 0.01$

Dunnett の多重比較検定

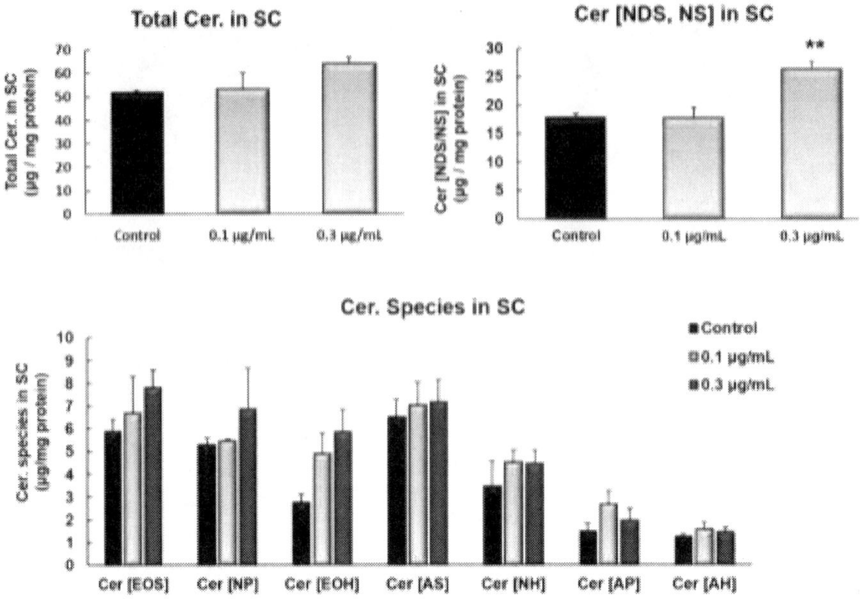


**図6　チリロサイド添加による，角層セラミド量の変化**

Mean ± SE（n = 5），＊＊：$P < 0.01$

Dunnettの多重比較検定

保湿への関与率も高いと考えられる。

以上の結果から，イチゴ種子エキスおよびチリロサイドは角層セラミド量（特にCer.［NS, NDS］量）を増加させることにより，皮膚の保湿およびバリアー機能を向上させることが示唆された。

### 5. 2　角層セラミド合成に関与する遺伝子発現への影響

セラミドは，表皮基底細胞内でアミノ酸のセリンにパルミチン酸が付加してケトスフィンガニンが産生される反応を出発点とし，顆粒細胞内に分泌されるまでにスフィンゴミエリンやグルコシルセラミドに変換される。そして，これらが顆粒細胞が角質細胞になるに伴って角層セラミドに変換される（図7）。そこで著者らは，イチゴ種子エキスおよびチリロサイドの角層セラミド合成に関与する遺伝子の発現に与える影響を，定量RT-PCRによって評価した。その結果，SPT遺伝子発現はイチゴ種子エキス（1, 3 μg/mL）の添加により有意に増加したが，チリロサイド（0.1, 0.3 μg/mL）の添加による発現の変化は見られなかった。CerS3遺伝子発現はイチゴ種子エキス（1, 3 μg/mL）の添加により，濃度依存的な増加傾向を示したが，有意差は見られなかった。また，チリロサイド（0.1, 0.3 μg/mL）の添加による発現の変化は見られなかった。GCSase遺伝子発現はイチゴ種子エキス（1 μg/mL）およびチリロサイド（0.1, 0.3 μg/mL）の添加によって有意に増加した。また，BGCase遺伝子発現は，イチゴ種子エキス（1 μg/mL）およ

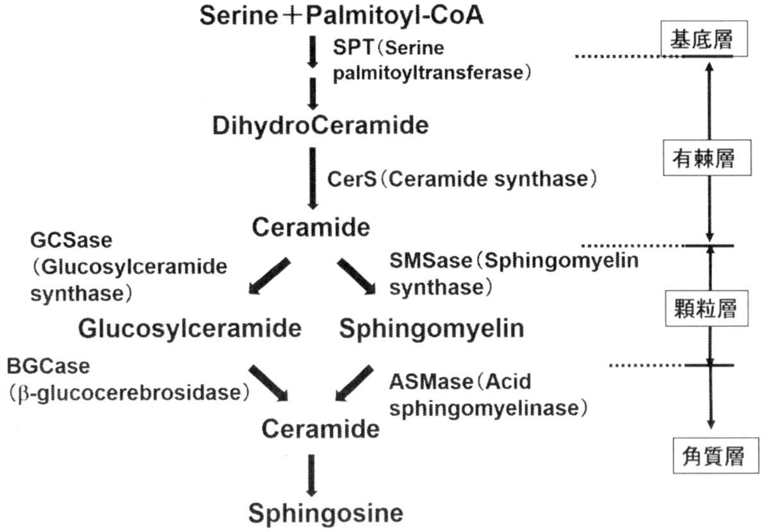


図 7　表皮におけるセラミド合成経路

びチリロサイド（0.3 μg/mL）の添加によって有意に増加した（図 8）。一方で，SMS 遺伝子発現に対してイチゴ種子エキスおよびチリロサイドの添加は影響を与えなかった。また，ASMase 遺伝子発現はイチゴ種子エキスの添加による発現の変化は見られなかったが，チリロサイド（0.3 μg/mL）の添加によって有意に減少した（図 9）。

以上の結果をまとめると，GCSase および BGCase 遺伝子のイチゴ種子エキスおよびチリロ

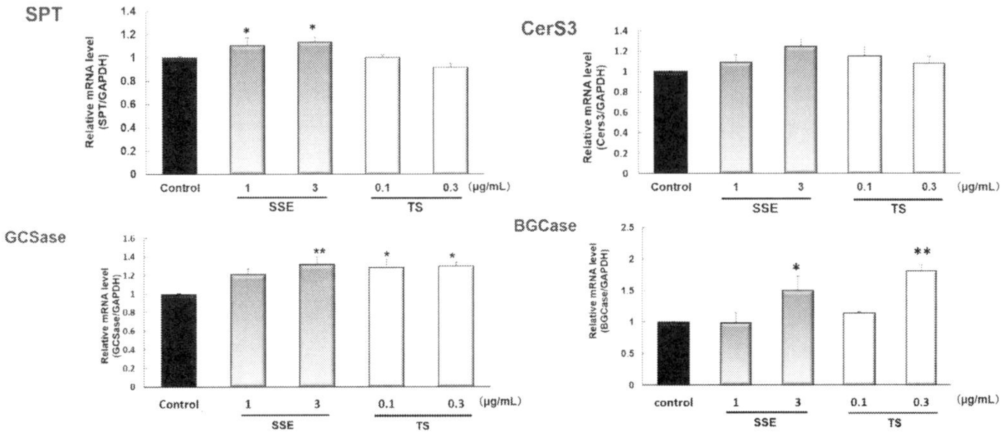


図 8　イチゴ種子エキスおよびチリロサイドの SPT，CerS3，GCSase，および BGCase 遺伝子発現に及ぼす影響

SSE：イチゴ種子，TS：チリロサイド

Mean ± SE (n = 5)，＊：$P < 0.05$　＊＊：$P < 0.01$，Dunnett の多重比較検定

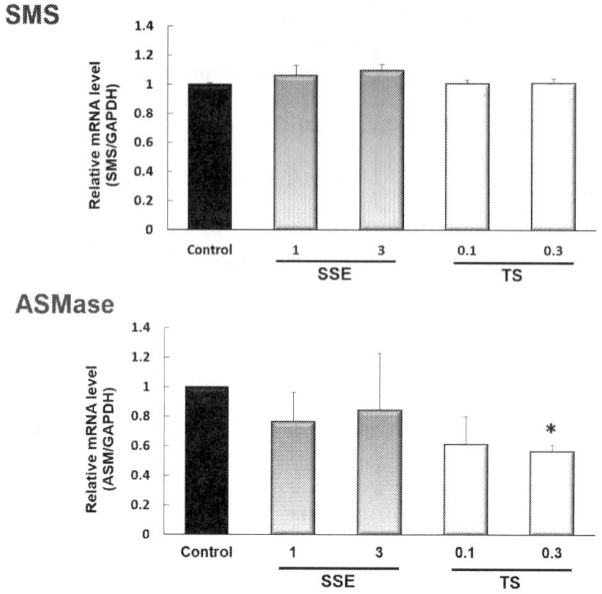


**図9　イチゴ種子エキスおよびチリロサイドのSMSおよびASMase遺伝子発現に及ぼす影響**
SSE：イチゴ種子，TS：チリロサイド
Mean ± SE (n = 5)，*：$P < 0.05$，Dunnettの多重比較検定

サイドの添加により有意な発現増加が示されたことから，イチゴ種子エキスおよびチリロサイドは角層セラミドを合成する経路のうち，グルコシルセラミドを経由する経路の反応を促進させることによって角層セラミド合成を促進させることが示唆された。一方で，SPTおよびCerS3遺伝子発現はイチゴ種子エキスの添加で有意に増加したが，チリロサイドの添加では有意な変化を示さなかった。この結果は，GCSaseおよびBGCase遺伝子発現増加におけるイチゴ種子エキスの活性成分がチリロサイドであるのに対し，SPTおよびCerS3遺伝子においては別の活性成分の存在を示唆していると考えられる。

## 5. 3　フィラグリンおよびインボルクリン発現への影響

フィラグリンの発現量は，イチゴ種子エキス（1 μg/mL）およびチリロサイド（0.1, 0.3 μg/mL）の添加による増加が認められ，イチゴ種子エキスには有意差が認められた（図10）。また，インボルクリンの発現量においても，イチゴ種子エキス（1 μg/mL）およびチリロサイド（0.1, 0.3 μg/mL）の添加による発現増加が認められ，イチゴ種子エキスおよびチリロサイド（0.3 μg/mL）で有意差が認められた（図11）。

以上の結果より，イチゴ種子エキスおよびチリロサイドはフィラグリン，インボルクリンの発現を増加させ，保湿や角層バリアー機能を高める可能性が示された。

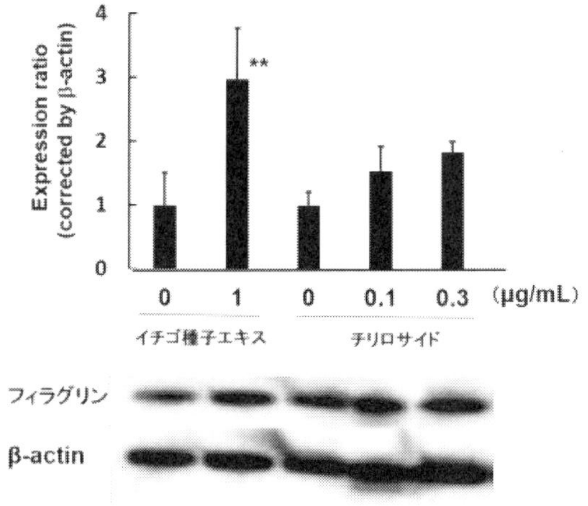


**図10　イチゴ種子エキスおよびチリロサイドのフィラグリン発現に及ぼす影響**
タンパク発現量は $\beta$-actin で補正後，コントロールを1とした値
Mean ± SE (n = 3)，**：$P < 0.01$，Student の t 検定

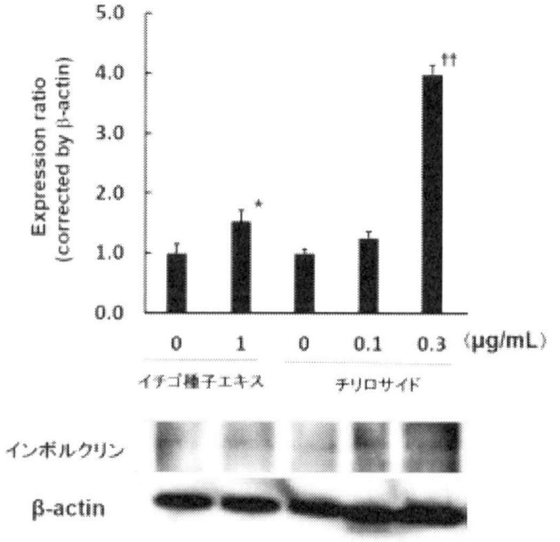


**図11　イチゴ種子エキスおよびチリロサイドのインボルクリン発現に及ぼす影響**
タンパク発現量は $\beta$-actin で補正後，コントロールを1とした値
Mean ± SE (n = 3)，*：$P < 0.05$，Student の t 検定，††；$P < 0.01$，Dunnett の多重比較検定

## 6　おわりに

本稿では，弊社の製品である「イチゴ種子エキス」とその含有成分であるチリロサイドの保湿および角質バリアー機能分子に与える影響について述べた。肌の保湿に対する消費者のニーズは

老若男女問わず高まっており，明確なエビデンスに基づく素材を市場が求めるようになってきている。イチゴ種子エキスは，皮膚中のセラミドだけでなく，フィラグリンやインボルクリンにも働きかけるなど様々なアプローチによって保湿，バリアー機能に貢献できる素材である。オリザ油化㈱では，このようなイチゴ種子エキスの保湿，角層バリアー機能向上作用にセラミドをはじめとした保湿作用に訴求点を置く素材を組み合わせることで，効果的な保湿，バリアー機能が発揮できるものと考えている。

## 文　献


1) M. Rivier *et al.*, *J. Invest. Dermatol.*, **114**, 681-687 (2000)
2) Y. Yamashita-Sugahara *et al.*, *J. Biol. Chem.*, **288**, 4522-4537 (2013)
3) J. Duan *et al.*, *Experimental Dermatol.*, **21**, 448-452 (2012)
4) H. Shimoda *et al.*, *J. Med. Food.*, **15**, 1064-1072 (2012)
5) A. Sandilands *et al.*, *J. Cell Sci.*, **122**, 1285-1294 (2009)
6) 山本明美，Fragrance Journal，**288**，31-37 (2004)
7) 五十嵐靖之 他，“セラミド-基礎と応用-”，p.22~23，食品化学新聞社 (2011)
8) G. Imokawa *et al.*, *J. Clin. Invest.*, **94**, 89-96 (1994)
9) N. Yoshida *et al.*, *Arch. Dermatol. Res.*, **304**, 563-577 (2012)

# 第15章　フラボノイドの抗アレルギー作用

山下修矢[*1]，立花宏文[*2]

## 1　はじめに

今や“約2人に1人”が何らかのアレルギー疾患に罹患していると推計されており，アレルギーは国民病の一つとなっている[1)]。この“約2人に1人”という数は平成17年には“約3人に1人”とされていたことから，アレルギー罹患者が今もなお増加していることがうかがえる。アレルギーとは，特定の抗原に対して生体の免疫が過敏に反応することを指し，アレルギー性の疾患としては，気管支喘息，アトピー性皮膚炎，アレルギー性鼻炎，アレルギー性結膜炎，蕁麻疹，食物アレルギー，アナフィラキシーショック等がある。こうしたアレルギー性疾病は国民の生活の質（quality of life：QOL）を著しく低下させるが[2,3)]，その有効な治療法は未だ確立されていない。

一方，食習慣の変化がアレルギー疾患有病率を高めている要因であることが指摘されている。日常摂取している食品には，アレルギー疾患の発症に対して促進的あるいは抑制的に作用する成分が含まれており，例えば，ある種の乳酸菌やn-3系不飽和脂肪酸の摂取により小児のアトピー性皮膚炎の症状が改善されたことが報告されている[4,5)]。植物ポリフェノールであるフラボノイドは，動脈硬化や虚血性心疾患の発達を抑制するなど，種々の慢性疾患に対する予防効果が期待されており[6)]，アレルギー疾患の症状改善の可能性についても研究が進められている。本章では，フラボノイドの抗アレルギー作用について紹介する。

## 2　フラボノイドとは

フラボノイドは，2個以上のフェノール性水酸基を持つ有機化合物であるポリフェノールに属するグループの一つであり，2つの芳香環（A環，B環）を3つの炭素原子（C環）を介して結合したジフェニルプロパン構造を有する化合物の総称である。フラボノイドは植物界に広く存在し，植物体内においてほとんどは二次代謝産物として配糖体として存在している。C環の酸化状態ならびに置換基の違いからフラボン，フラボノール，イソフラボン，フラバノン，フラバノール（カテキン），アントシアニジン等に分類される（表1）。近年，フラボノイドが抗がん作用や抗炎症作用をはじめとするさまざまな生理作用を有することが報告され[7)]，疾病予防や健康増進

＊1　Shuya Yamashita　農業・食品産業技術総合研究機構　果樹茶業研究部門　研究員
＊2　Hirofumi Tachibana　九州大学　大学院農学研究院　主幹教授

**表1　フラボノイド分類と構造**

| サブクラス | 基本骨格 | 代表化合物 | 5 | 6 | 7 | 3′ | 4′ | 5′ |
|---|---|---|---|---|---|---|---|---|
| フラボン | 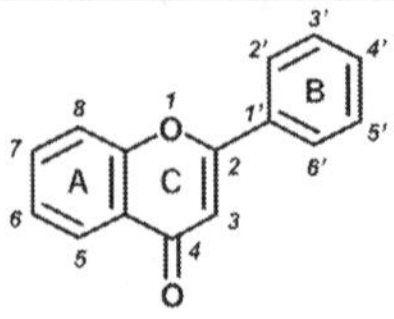 | クリシン | OH | H | OH | H | H | H |
| | | アピゲニン | OH | H | OH | H | OH | H |
| | | ルテオリン | OH | H | OH | OH | OH | H |
| フラボノール | 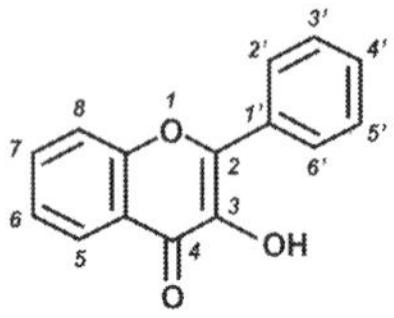 | ケンフェロール | OH | H | OH | H | OH | H |
| | | ケルセチン | OH | H | OH | OH | OH | H |
| | | ミリセチン | OH | H | OH | OH | OH | OH |
| イソフラボン | 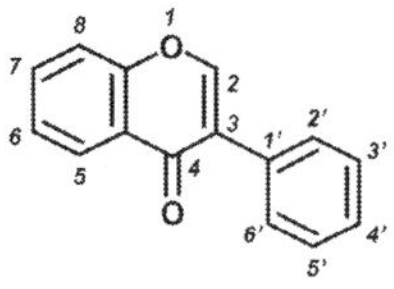 | ダイゼイン | H | H | OH | H | OH | H |
| | | ゲニステイン | OH | H | OH | H | OH | H |
| フラバノン | 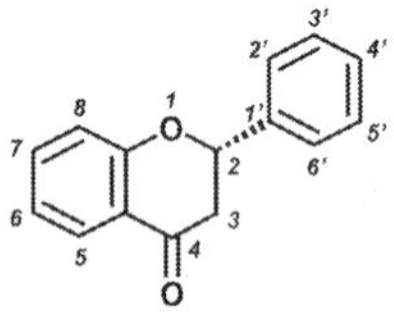 | ナリンゲニン | OH | H | OH | H | OH | H |
| | | エリオジクチオール | OH | H | OH | OH | OH | H |
| | | ヘスペレチン | OH | H | OH | OH | $OCH_3$ | H |
| フラバノール | 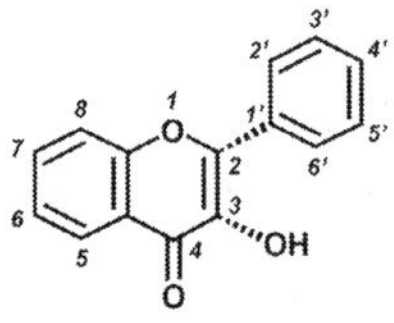 | エピカテキン | OH | H | OH | OH | OH | H |
| | | エピガロカテキン | OH | H | OH | OH | OH | OH |
| アントシアニジン | 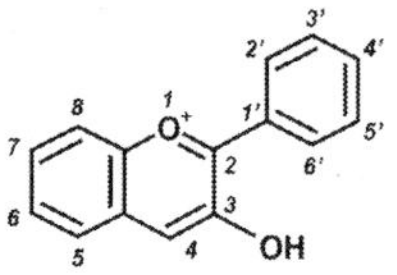 | ペラルゴニジン | OH | H | OH | H | OH | H |
| | | シアニジン | OH | H | OH | H | OH | OH |
| | | デルフィニジン | OH | H | OH | OH | OH | OH |

を目的としたフラボノイドの研究が盛んに行われている。

## 3　Ⅰ型アレルギーの発症機序

アレルギーは反応に関わる抗体や細胞の違いによりⅠからⅣ型の4つのタイプに分類される。Ⅰ，Ⅱ，Ⅲ型は抗体が関与する体液性免疫，Ⅳ型は感作リンパ球が関与する細胞性免疫と呼ばれる。Ⅰ型アレルギーは即時型とも呼ばれ，抗原の侵入から15から30分間程度で反応が起こる。近年患者数が増加しているアレルギー性鼻炎（花粉症を含む）やアトピー性皮膚炎，気管支喘息はⅠ型アレルギーに属し，ほかに蕁麻疹，アレルギー性結膜炎，アナフィラキシーショックもⅠ

型アレルギーに分類される。I型アレルギーの反応において鍵となる分子として免疫グロブリンE（IgE）が知られ，肥満細胞や好塩基球がケミカルメディエーターを放出することで炎症が惹起される。

I型アレルギー症状の発現機序の概略を図1に示した。まず，体内に侵入したアレルゲン物質に抗原提示細胞が接触し，その情報がヘルパーT細胞へ伝えられる。ヘルパーT細胞はインターロイキン(IL-)4やIL-13等のサイトカインを産生し，その刺激により抗体産生細胞であるB細胞がクラススイッチを起こすことでIgEが産生される。抗原に結合したIgEは肥満細胞や好塩基球の細胞膜上に存在する高親和性IgE受容体（FcεRI）と結合し，架橋する。それにより細胞内にシグナルが伝達され，ヒスタミンをはじめとする種々のケミカルメディエーターが遊離する。その結果，各組織において平滑筋収縮や血管透過性亢進をきたしてアレルギー反応が現出する。このように，抗原の侵入からアレルギー症状の発現までにはいくつかのステップから構成され，各ステップが抗アレルギー作用のターゲットとなりうる。

B細胞がIL-4によりIgEクラススイッチを起こすシグナル伝達経路を図2に示した。IL-4受容体（タイプI）は，IL-4Rα鎖とコモンγ（γc）鎖から構成される。IL-4の結合により，IL-4Rα鎖とγc鎖にそれぞれ結合しているキナーゼであるJAK1，JAK3が相互リン酸化し，IL-4Rα鎖にリン酸化を誘導する。IL-4Rα鎖のリン酸化部位へ転写因子であるSTAT6がリクルートされリン酸化されると，リン酸化STAT6はホモ二量体を形成して核内に移行し，IgEクラススイッチに重要な分子であるεGTの転写を誘導する。こうしてクラススイッチしたB細胞はIgEを産生するようになる[8]。

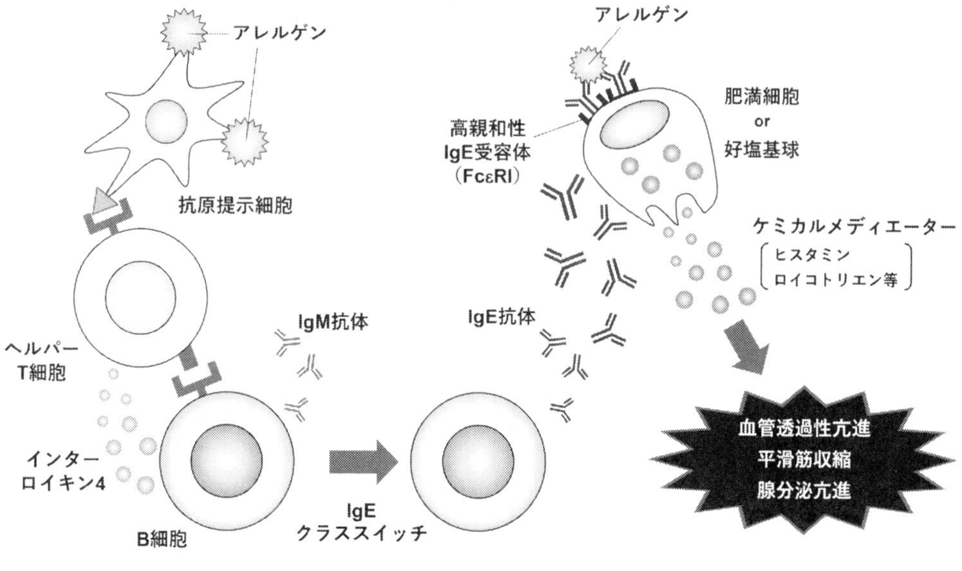


図1　I型アレルギーの発症機序

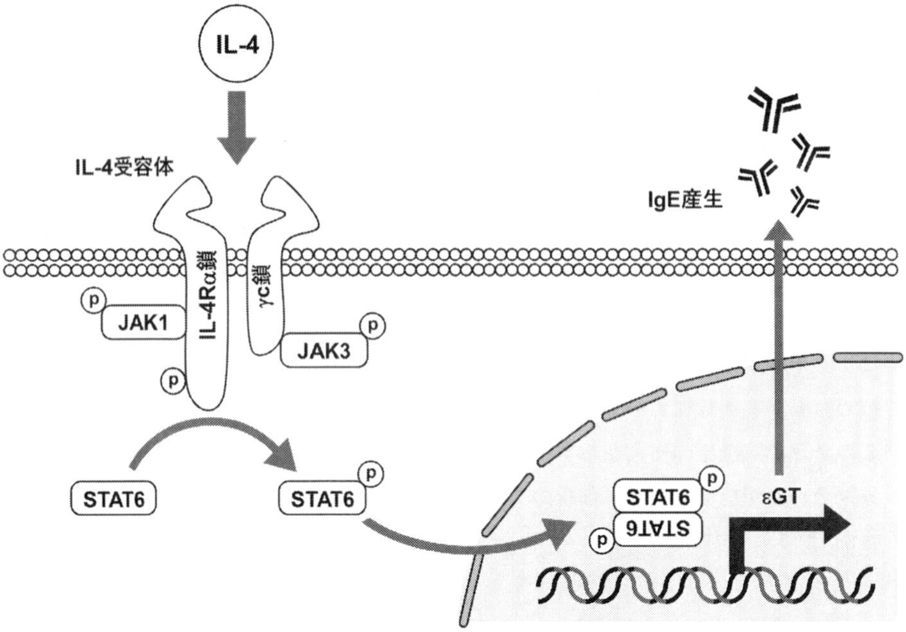


図2　IL-4 シグナリングによる IgE クラススイッチ

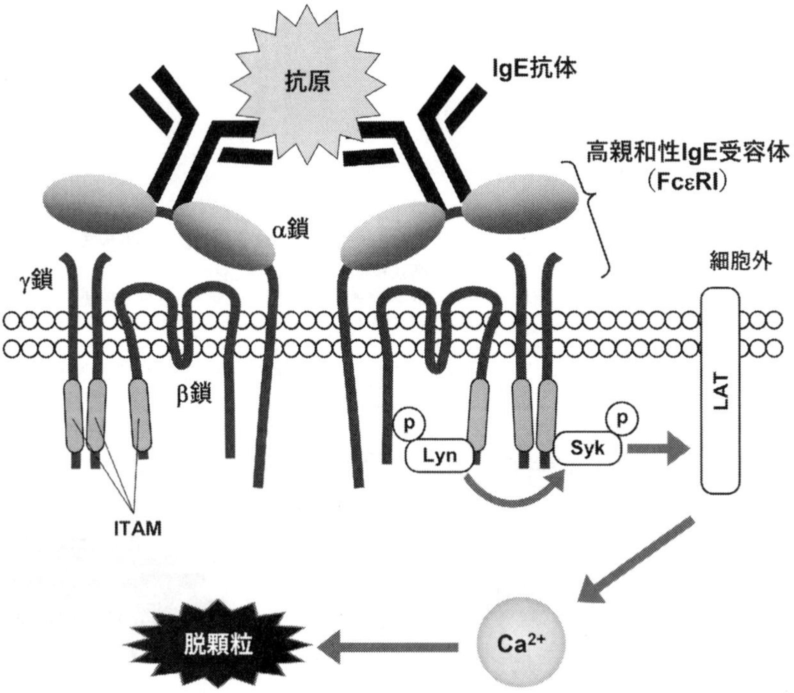


図3　FcεRI の架橋による脱顆粒反応

侵入した抗原をIgEが処理する場合，肥満細胞や好塩基球などの細胞表面に発現しているFcεRIに抗原特異的なIgEが結合し，受容体分子間に架橋が生じ，これが脱顆粒反応の引き金となる（図3)。FcεRIは4量体構造をしており，$\alpha$鎖はIgEと高い親和性を有し，$\beta$鎖と二本の$\gamma$鎖はシグナルを伝達する役割を担っている[9]。FcεRIが分子架橋するとチロシンキナーゼの一種であるLynが活性化され，$\beta$鎖と$\gamma$鎖がリン酸化される。$\gamma$鎖のリン酸化部位に別のチロシンキナーゼであるSykが結合し，リン酸化される。リン酸化SykはLATをはじめとするアダプター分子をリン酸化してシグナル分子の複合体形成を促し，細胞内のカルシウムイオン濃度を上昇させる。その結果，ヒスタミン等の血管作動性のメディエーターが放出される[10]。

## 4　フラボノイドの抗アレルギー作用

### 4. 1　フラボノール

フラボノイドの抗アレルギー作用の研究は，1977年にFewtrellとGompertsが，ケルセチンやケンフェロールなどのフラボノールが肥満細胞によるヒスタミン放出を抑制することを見出したことに端を発する[11]。フラボノールは3-ヒドロキシフラボン骨格を有するフラボノイドの一群であり，様々な果実や野菜に幅広く存在する。代表的なフラボノールとしてケンフェロール，ケルセチン，ミリセチンが知られ，ケルセチンはタマネギ，赤トウガラシ，緑茶等に，ケンフェロールはケッパー，しょうが，水菜等に，ミリセチンはパセリ，クランベリー等に多く含まれる[12]。その後，Middletonらにより，ケルセチン等のフラボノールがヒト好塩基球においてもヒスタミン放出を抑制すること，フラボンであるアピゲニンにも強い抑制活性があることが明らかにされた[13]。NC/Ngaマウスは塩化ピクリルの連続塗布により特定病原除去環境下においても抗原誘導性のアトピー性皮膚症状を発症し，アトピー性皮膚炎のモデルとしてよく用いられる。ケンフェロール配糖体であるアストラガリンをNC/Ngaマウスに一日あたり1.5 mg/kg摂取させると皮膚炎症状の悪化およびIgEレベルの増加が抑制されることが報告された[14]。ケンフェロールはB細胞においてIL-4により誘導されるSTAT6のリン酸化を抑制することが報告されている[15]。

ヒトを対象とした研究では，成人アトピー性皮膚炎に対する食事療法の効果について試験されている。食事内容は低エネルギー食を基本とし，アブラナ科を中心とする野菜の摂取，玄米食，またアストラガリンを含む柿の葉を煎じた柿茶により水分補給するというものである。難治性アトピー性皮膚炎患者19名を対象とした2ヶ月間の介入試験の結果，皮膚の重症度スコアは約半分に減少し，末梢血中の好酸球数，酸化ストレスの指標である尿中8-OHdGの排出量も減少した[16,17]。本食事療法はフラボノイドを豊富に含むことから（一日平均摂取量はアピゲニン17 mg，ルテオリン1.6 mg，ケルセチン19.5 mg，ケンフェロール29 mg)，フラボノイドがアトピー性皮膚炎症状の改善に寄与している可能性が示唆される。フィンランドでの約10,000人を対象としたコホート研究では，フラボノイドの高摂取群，特にケルセチン，ヘスペレチン，ナリンゲニンの摂取量が多い群では喘息の発症リスクが低いことが報告されている[18]。ケルセチン配糖体であるルチンを酵素処理して水溶性を高めた酵素処理イソクエルシトリンは，スギ花粉アレルギー保持者を対象とするプラセボ対照二重盲検試験により，花粉飛散開始4週間前から100 mg摂取すると花粉の飛散により惹起される眼症状総スコアの上昇が軽減されたことが報告されている。内訳として，かゆみ，流涙，充血スコアが抑制される傾向が認められている[19]。

## 4. 2 フラボン

フラボンはフラボノイドの中で3位に水酸基を持たないフラボン構造を基本骨格とし，植物体内においてフラバノンからの脱水素により生合成されるとされている。フラボンを代表するアピゲニンおよびルテオリンは主にハーブ類に含まれ，アピゲニンはパセリやセロリに，ルテオリンはオレガノやタイム，ペパーミントなどに多く含まれる[12]。また，クリシンは果実の果皮やミツバチの生息環境に生育する植物の樹脂であるプロポリスに含まれるフラボンである。矢野らは高親和性IgE受容体FcεRIの発現に及ぼすフラボンの影響について検討し，クリシンおよびアピゲニンがヒト好塩基球様細胞株のFcεRI$\alpha$鎖および$\gamma$鎖のmRNA発現量を低下させ，FcεRIの細胞表面発現を低下させることを見出した[20]。また，好塩基球のIL-4産生に及ぼすフラボノイドの影響の検討により，他のフラボノイドに比べてルテオリンおよびアピゲニンに強い抑制活性が報告されている[21]。*In vivo*においては，アピゲニン摂食がC57BL/6Nマウスの抗体産生およびサイトカイン産生に及ぼす影響について検討されている。アピゲニン0.025%含有飼料を2週間摂食させた結果，血中IgG，IgMおよびIgAのレベルはコントロール群と比べて差がなかったが，IgEレベルは有意に低値を示した[22]。食物アレルゲンにより誘導されるIgE産生に対するアピゲニンの影響についてもマウスを用いた試験により検討された。BALB/cマウスにクリシンあるいはアピゲニンを0.025%含む飼料を摂食させ，卵アレルギーの原因物質の一つであるovalbumin（OVA）の感作によってIgE産生を誘導した。その結果，クリシンおよびアピゲニンはOVA感作により誘導されるIgE産生の増大を抑制し，その作用にTh2サイトカインの発現抑制が関与することが示唆された[23]。我々は，アトピー性皮膚炎症状に対するフラボン類の影響について検討した。NC/Ngaマウスに対し，塩化ピクリル感作と継続塗布によりアトピー性皮膚炎を誘発し，感作18日後よりアピゲニンを0.05%含む食餌を4週間摂食させた。その結果，コントロール群と比べてアピゲニン摂食群では，摂食42日目以降において皮膚炎症状の緩和が観察され，血中IgG1およびIgEレベルについてもアピゲニン群で有意に低値を示した。またアピゲニンは，アトピー性皮膚炎における皮膚の肥大・炎症において重要な役割を果たすTh2サイトカインおよびインターフェロン(IFN)$\gamma$の脾臓リンパ球におけるmRNA発現レベルを有意に低下させた。したがって，アピゲニン摂食はIgE産生および遅延型アレルギー反応に関与するIFN-$\gamma$発現を低下させ，皮膚炎症状の悪化を軽減する可能性が示された[24]。動物試験により見出されたフラボンのIgE産生抑制作用のメカニズム解明のため，B細胞のIgEクラススイッチを制御するIL-4シグナリングに対するフラボンの影響について検討した。ヒト成熟B細胞株において，クリシンおよびアピゲニンはIL-4刺激に誘導される$\varepsilon$GTの発現を抑制し，JAK1，JAK3，IL-4R$\alpha$鎖，STAT6のリン酸化をすべて抑制した。フラボン類は核内転写因子であるPPAR$\gamma$のリガンド活性を有することが報告されているが[25]，本作用はPPAR$\gamma$非依存的であった。また，これらフラボンはIL-4のIL-4受容体への結合には影響せず，IL-4受容体を構成するもう一つの分子でシグナル伝達において重要な働きを担っている$\gamma$c鎖の細胞表面発現量およびタンパク質発現量を共に低下させることを見出し，IL-4シグナリング阻害に$\gamma$c鎖の発現低下が関与することが示された[26]。

### 4. 3　イソフラボン

イソフラボンはフラボンのアリール基が3位に置換されたもので，植物体内においてはフラバノンからの脱水素により生合成されると考えられている。イソフラボンは大豆や大豆製品に多く含まれるフラボノイドであり，エストロゲン受容体と親和性を有することから植物エストロゲンとも呼ばれている[27]。我々は，イソフラボンのFc$\varepsilon$RI発現に及ぼす影響について検討し，大豆イソフラボンを代表するゲニステインおよびダイゼインに加え，ダイゼインの腸内代謝産物であるエクオールがヒト好塩基球様細胞株のFc$\varepsilon$RI細胞表面上発現を低下させることを見出した。ダイゼインおよびエクオールはFc$\varepsilon$RIの$\alpha$鎖および$\gamma$鎖，ゲニステインは$\alpha$鎖と$\beta$鎖のmRNA発現量を低下させた。また，イソフラボンのFc$\varepsilon$RI発現低下作用はエストロゲン受容体拮抗剤であるICI182,780の影響を受けないことから，エストロゲン受容体非依存的な作用であることが明らかとなった[28]。ゲニステインについては，NC/Ngaマウスにおける自然発症性のアトピー性皮膚炎の症状が一日あたり20 mg/kgのゲニステインの摂取により軽減されたことが報告されている[29]。

### 4. 4　メチル化カテキン

世界で最もよく飲まれている飲料の一つである“茶”（*Camellia sinensis L.*）は，カテキン（フラバノール）を主とするフラボノイドを含んでおり，様々な健康増進作用が報告されている。緑茶に含まれるカテキンは主としてエピカテキン（EC），エピガロカテキン（EGC），エピカテキン3-*O*-ガレート（ECG），エピガロカテキン3-*O*-ガレート（EGCG）の4種類であり，このうち約半分を占めるEGCGは，ヒト好塩基球様細胞に対してFc$\varepsilon$RI発現低下作用を有することが報告されている[30]。

（国研）農業・食品産業技術総合研究機構は数多くの“茶”の遺伝資源を保有しており，当該機構により抗アレルギー活性を有する茶品種の探索が行われた。その結果，国内で最も生産されている栽培品種である“やぶきた”ではなく，紅茶系品種である“べにほまれ”や台湾系統の茶に強いヒスタミン放出抑制作用があることが肥満細胞株やマウスを用いた試験により見出され，新規活性成分としてEGCGのガレート基の水酸基の3位あるいは4位がメチルエーテル化されたEGCG3″MeおよびEGCG4″Meが同定された[31]。EGCGの生体内における受容体として

67 kDaラミニン受容体（67LR）が発見され[32]，EGCGの様々な生理作用が67LRを介して発現することが明らかにされている[33]。好塩基球様細胞株におけるメチル化EGCGのヒスタミン放出抑制作用も67LRを介していることが明らかにされた[34]。また，メチル化EGCGはFcεRIのβ鎖にリクルートされるチロシンキナーゼであるLynのリン酸化を阻害することで肥満細胞の活性化を抑制することが明らかにされている[35]。さらに，“べにほまれ”の後代として1993年に命名登録された“べにふうき”にもEGCG3″Meが多く含まれることが明らかになり，“べにふうき”緑茶の飲用試験によりメチル化EGCGの特性として，EGCGに比べ吸収率が高く，血中での安定性が高いことが明らかにされた[36]。

メチル化カテキンを豊富に含む“べにふうき”緑茶の効能についてはヒト介入試験による検証が進められている。ダニを主抗原とする通年性アレルギー性鼻炎有症者を対象に実施された臨床試験において，1日当たり34 mgのメチル化カテキンを含む“べにふうき”緑茶を12週間飲用したグループでは，最も流通している緑茶品種である“やぶきた”を飲用したグループに比べ，眼および鼻の症状が軽減する可能性が示された[37]。季節性アレルギー性鼻炎（花粉症）に対する検討では，スギ花粉症状の保持者に“べにふうき”緑茶あるいはメチル化カテキンを含まない“やぶきた”緑茶を毎日飲んでもらい（プラセボ），その効果が二重盲検試験により検証された。結果，“べにふうき”緑茶を飲用している群は，“やぶきた”緑茶を飲用している群に比べ有意に症状スコアの改善が認められた[38]。なお，当該試験においては“べにふうき”の抗アレルギー作用を高める野菜として探索された“しょうがエキス”の組み合わせ効果も検討され，“べにふうき”緑茶と“しょうがエキス”を同時摂取（3 gの“べにふうき”緑茶に対してしょうがエキスは60 mg/日）することで花粉症状を効果的に緩和できることが明らかにされた[38]。スギ花粉症有症者を対象とした“べにふうき”緑茶の介入試験では，花粉飛散1か月以上前から“べにふうき”緑茶飲料を毎日2本ずつ飲用することで（1日あたり34 mgのEGCG″Meを摂取），花粉飛散が始まり症状が出始めてから飲用するよりも，花粉飛散に伴う症状悪化が有意に抑制された[39]。さらに最近，ランダム化・プラセボ対照二重盲検試験の結果，対照である“やぶきた”緑茶飲用群に比べ“べにふうき”緑茶飲用群では鼻および目の症状が改善されることが示された[40]。また，アトピー性皮膚炎中等症の小児9名に対して“べにふうき”緑茶エキス含むクリームの症状改善に対する有効性と安全性の試験が行われた。その結果，2.1%の“べにふうき”緑茶エキスを含むクリームを8週間塗布した結果，症状スコアが低下し，対照クリームに比べ，ステロイド剤とタクロリムス剤の使用量が有意に減少した[41]。

近年，“べにふうき”を使用した商品が多数開発されており，ティーバッグ，粉末茶，ペットボトル飲料，菓子，ボディソープ等が上市されている。“べにふうき”を用いた商品開発ではメチル化カテキン量の制御が鍵となるため，生産現場で簡易にメチル化カテキンを測定できる装置やメチル化カテキンを減らさずにカフェインを低減化する方法，メチル化カテキンの吸収を高める飲用法などの研究開発も行われている[42~45]。

## 5　おわりに

本章では，我々が日頃から摂取しているフラボノイドの抗アレルギー作用の研究の歩みについて紹介した。さまざまなフラボノイドがアレルギー発症機構におけるいくつかのステップにおいて有効である可能性が示唆されており，今後は，ヒトレベルでのエビデンスの取得が大きな課題となる。それを達成するためには，フラボノイドを高含有する農林水産物（機能性農産物）の研究開発や，詳細な分子レベルでの基盤研究の継続が不可欠である。メチル化カテキンを含む“べにふうき”の研究開発では，複数のヒト介入試験により安全性と有効性が検証され，それを基に新たな機能性製品が数多く開発された。これは基礎研究の成果が社会実装されることに成功した好事例であり，食品機能性研究における一つのモデルとなるであろう。今後もフラボノイドの機能性研究が精力的に行われ，将来，有効なアレルギー改善法の確立に繋がることを願う。

## 文　献

1) 厚生科学審議会疾病対策部会リウマチ・アレルギー対策委員会，リウマチ・アレルギー対策委員会報告書．2011年8月

2) 福録恵子，長野拓三，荻野敏．アトピー性皮膚炎関患者におけるQOL：SF-36を用いて．アレルギー，51：1159-1169 (2002)

3) 荻野敏，入船盛弘，坂口喜清ら．アレルギー性鼻炎患者におけるQOL（第1報）スギ花粉症飛散基QOL．耳鼻と臨床，46：131-139 (2000)

4) Kalliomäki M, Salminen S, Arvilommi H *et al.*, Probiotics in primary prevention of atopic disease: a randomized placebo-controlled trial. *Lancet*, **357**：1076-1079 (2001)

5) Dustan JA, Mori TA, Barden A *et al.*, Fish oil supplementation in pregnancy modifies neonatal allergen-specific immune responses and clinical outcomes in infants at high risk of atopy: a randomized, controlled trial. *J Allergy Clin Immunol*, **112**：1178-1184 (2003)

6) Arts IC, Hollman PC. Polyphenols and disease risk in epidemiologic studies. *Am J Clin Nutr*, **81** (1 Suppl)：317S-325S (2005)

7) Middleton EJ, Kandaswami C, Theoharides TC. The effects of plant flavonoids on mammalian cells: implications for inflammation, heart disease, and cancer. *Pharmacol Rev*, **52**　673-751 (2000)

8) Nelms K, Keegan AD, Zamorano J *et al.*, The IL-4 receptor: signaling mechanisms and biologic functions. *Annu Rev Immunol*, **17**：701-738 (1999)

9) Kinet JP. The high-affinity IgE receptor (Fc epsilon RI) : from physiology to pathology. *Annu Rev Immunol*, **17**, 931-972 (1999)

10) Metzger H, Chen H, Goldstein B *et al.*, Signal transduction by FcεRI: Analysis of the

early molecular events. *Allergol Int*, **48**：161-169 (1999)

11) Fewtrell CMS, Gomperts BD. Effect of flavone inhibitors of transport ATPases on histamin secretion from rat mast cells. *Nature*, **265**：635-636 (1997)

12) Bhagwat SA, Haytowitz DB, Holden JM. USDA Database for the Flavonoid Content of Selected Foods (Release 3.1). (2013)

13) Middleton E Jr, Drzewiecki G. Flavonoid inhibition of human basophil histamine release stimulated by various agents. *Biochem Pharmacol*, **33**：3333-3338 (1984)

14) Kotani M, Matsumoto M, Fujita A *et al.*, Persimmon leaf extract and astragalin inhibit development of dermatitis and IgE elevation in NC/Nga mice. *J Allergy Clin Immunol*, **106**(1 Pt 1)：159-166 (2000)

15) Cortes JR, Perez-G M, Rivas MD *et al.*, Kaempferol inhibits IL-4-induced STAT6 activation by specifically targeting JAK3. *J Immunol*, **179**：3881-3887 (2007)

16) Tanaka T, Kouda K, Kotani M *et al.*, Vegetarian diet ameliorates symptoms of atopic dermatitis through reduction of the number of peripheral eosinophils and of PGE2 synthesis by monocytes. *J Physiol Anthropol Appl Human Sci*, **20**：353-361 (2001)

17) Kouda K, Tanaka T, Kouda M *et al.* Low-energy diet in atopic dermatitis patients: clinical findings and DNA damage. *J Physiol Anthropol Appl Human Sci*, **19**：225-228 (2000)

18) Knekt P, Kumpulainen J, Järvinen R *et al.*, Flavonoids intake and rich of chronic diseases. *Am J Clin Nutr*, **76**：560-568 (2002)

19) Hirano T, Kawai M, Arimitsu J *et al.*, Preventative effect of a flavonoid, enzymatically modified isoquercitrin on ocular symptoms of Japanese cedar pollinosis. *Allergol Int*, **58**：373-382 (2009)

20) Yano S, Tachibana H, Yamada K. Flavones suppress the expression of the high-affinity IgE receptor FcεRI in human basophilic KU812 cells. *J Agric Food Chem*, **53**：1812-1817 (2005)

21) Hirano T, Higa S, Arimitsu J *et al.*, Luteorin, a flavonoid, inhibits AP-1 activation by basophils. *Biochem Biophys Res Commun*, **340**：1-7 (2006)

22) Yano S, Umeda D, Maeda N *et al.*, Dietary apigenin suppresses IgE and inflammatory cytokines production in C57BL/6N mice. *J Agric Food Chem*, **54**：5203-5207 (2006)

23) Yano S, Umeda D, Yamashita T *et al.*, Dietary flavones suppresses IgE and Th2 cytokines in OVA-immunized BALB/c mice. *Eur J Nutr*, **46**：257-263 (2007)

24) Yano S, Umeda D, Yamashita S *et al.*, Dietary apigenin attenuates the development of atopic dermatitis-like skin lesions in NC/Nga mice. *J Nutr Biochem*, **20**：876-881 (2009)

25) Liang YC, Tsai SH, Tsai DC *et al.*, Suppression of inducible cyclooxygenase and nitric oxide synthase through activation of peroxisome proliferator-activated receptor-gamma by flavonoids in mouse macrophages. *FEBS Lett*, **496**：12-18 (2001)

26) Yamashita S, Yamashita T, Yamada K *et al.*, Flavones suppress type I IL-4 receptor signaling by down-regulating the expression of common gamma chain. *FEBS Lett*

**584**：775-779（2010）
27） Kuiper GG, Lemmen JG, Carlsson B *et al.*, Interaction of estrogenic chemicals and phytoestrogens with estrogen receptor beta. *Endocrinology*, **139**：4252-4263（1998）
28） Yamashita S, Tsukamoto S, Kumazoe M *et al.*, Isoflavones suppress the expression of the FcεRI high-affinity immunoglobulin E receptor independent of the estrogen rectpor. *J Agric Food Chem*, **60**：8379-8385（2012）
29） Sakai T, Kogiso M, Mitsuya K *et al.*, Genistein suppresses development of spontaneous atopic-like dermatitis in NC/Nga mice. *J Nutr Sci Vitaminol*, **52**：293-296（2009）
30） Fujimura Y, Tachibana H, Yamada K. A tea catechin suppresses the expression of high-affinity IgE receptor Fc epsilon RI in human basophilic KU812 cells. *J Agric Food Chem*, **49**：2527-2531（2001）
31） Sano M, Suzuki M, Miyase T *et al.*, Novel antiallergic catechin derivatives isolated from oolong tea. *J Agric Food Chem*, **47**：1906-1910（1999）
32） Tachibana H, Koga K, Fujimura Y *et al.*, A receptor for green tea polyphenol EGCG. *Nat Struct Mol Biol*, **556**：204-210（2004）
33） Tachibana H. Green tea polyphenol sensing. *Proc Jpn Acad Ser B Phys Biol Sci*, **87**：66-80（2011）
34） Fujimura Y, Umeda D, Yano S *et al.*, The 67kDa laminin receptor as a primary determinant of anti-allergic effects of O-methylated EGCG. *Biochem Biophys Res Commun*, **364**：79-85（2007）
35） Maeda-Yamamoto M, Inagaki N, Kitaura J *et al.*, O-methylated catechins from tea leaves inhibit multiple protein kinases in mast cells. *J Immunol*, **172**：4486-4492（2004）
36） Maeda-Yamamoto M, Ema K, Shibuichi I. *In vitro* and *in vivo* anti-allergic effects of 'benifuuki' green tea containing O-methylated catechin and ginger extract enhancement. Cytotechnology, **55**：135-142（2007）
37） 安江正明，大竹康之，永井寛ら．「べにふうき」緑茶の抗アレルギー作用並びに安全性評価：軽症から中等症の通年性アレルギー性鼻炎患者，並びに健常者を対象として．日本食品新素材研究会誌，**8**：62-80（2005）
38） 山本（前田）万里，永井寛，江間かおりら．季節性アレルギー性鼻炎有症者を対象とした「べにふうき」緑茶の抗アレルギー作用評価とショウガによる増強効果．日本食品科学工学会誌，**52**：584-593（2005）
39） Maeda-Yamamoto M, Ema K, Monobe *et al.*, The efficacy of early treatment of seasonal allergic rhinitis with benifuuki green tea containing O-methylated catechin before pollen exposure: an open randomized study. *Allergol Int*, **58**：437-44（2009）
40） Masuda S, Maeda-Yamamoto M, Usui S *et al.*, 'Benifuuki' green tea containing *O*-methylated catechin reduces symptoms of Japanese cedar pollinosis: a randomized, double-blind, placebo-controlled trial. *Allergol int*, **63**：211-217（2014）
41） 藤澤隆夫，山本（前田）万里，後藤晶一．アトピー性皮膚炎に対するメチル化カテキン含有べにふうき茶エキスクリームの有効性と安全性．アレルギー，**54**：1022（2005）
42） 加藤史子，谷口郁也，物部真奈美ら．単純反復配列（SSR）マーカーを利用したチャ品種

識別．日本食品科学工学会誌，**55**：49-55（2008）

43） 山本（前田）万里，長屋行昭，三森孝ら．低カフェイン処理機を用いて製造した「べにふうき」緑茶の化学成分変動と抗アレルギー活性への影響．日本食品工学会誌，**8**：109-116（2007）

44） 山本（前田）万里，前原明日香，江間かおりら．‘べにふうき’緑茶抽出条件の違いによるメチル化カテキン含有量及びフェオホルビド生成量の変動．茶業研究報告，**104**：43-50（2007）

45） Maeda-Yamamoto M, Ema K, Tokuda Y *et al.*, Effect of green tea powder（Camellia sinensis L. cv. Benifuuki）particle size on O-methylated EGCG absorption in rats; The Kakegawa Study. *Cytotechnology*, **63**：171-179（2011）

# 第16章　焼酎もろみエキスの美白効果に関する研究

上岡龍一[*1]，上岡秀嗣[*2]

## 1　はじめに

焼酎は，日本独自の蒸留酒であり，16世紀頃には，すでに飲まれていたと言われており，現在は，年間に約800万キロリットルも消費されている。焼酎は，その製造方法の違いから，主に2種類に分けられ，連続式蒸留でアルコールを抽出させたものを連続式蒸留しょうちゅう（従来の焼酎甲類）（ホワイトリカー）と呼び，単式蒸留のものを単式蒸留しょうちゅう（従来の焼酎乙類）（本格焼酎）と呼んでいる。

連続式蒸留しょうちゅうは，主な原料に糖蜜，サトウキビ，トウモロコシなどを用いており，それらを糖化もしくは直接アルコール発酵させて蒸留（もろみに熱を加えて沸点の違いを利用しアルコールを取り出すこと）する。蒸留されたアルコール成分と連続的に供給されたもろみを蒸留することを繰り返し，高純度のアルコールを精製する。出荷する際には加水などで36度未満にアルコール度数を調整して出荷される。無色透明で，やわらかい甘味と癖のない口あたりが特徴である。そのため，梅酒などの果実酒の製造用や，酎ハイなどの混合用に用いられることが多い。消費量は焼酎消費量全体の6割を占めている。

一方，単式蒸留しょうちゅうは，主な原料に芋，米，麦，黒糖（奄美大島のみ）などのデンプン質の穀類を用いており，麹菌で糖化し，酵母でアルコール発酵を行う。アルコール度数は，45度以下に調製されて出荷されている。甲類との大きな違いは，字のごとく一度の蒸留しかできないことがあげられる。そのため，アルコール以外のあらゆる香味成分も，同時に抽出されるため，原料特有の個性的な味や香りを楽しむことができる。九州を中心に製造されており，九州だけで蔵元は300社を超えている。

単式蒸留しょうちゅうは，どのように製造されているかについて図1を参考に順を追って見てみる。

## 2　単式蒸留しょうちゅう

### 2. 1　一次仕込み

・米や麦を蒸したものに麹菌を加えて酵素で糖化したものに，酵母を水を加えて，一週間ほど

＊1　Ryuichi Ueoka　崇城大学　名誉教授；表参道吉田病院　免疫医学研究室　研究顧問

＊2　Hidetsugu Ueoka　健康予防医学研究所

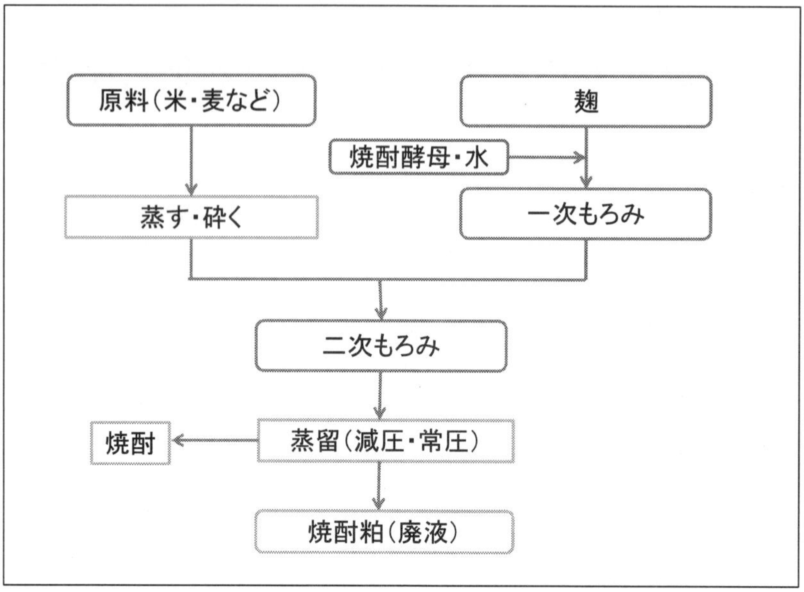


図1　焼酎粕ができるまで

酵母を増殖させる。糖化とアルコール発酵を並行して行う事から並行複発酵と呼ばれている。7日程度発酵させ，酒母と呼ばれる一次もろみができる。

### 2. 2　二次仕込み

・一次もろみに水と主原料（米焼酎なら米，麦焼酎なら麦など）を蒸したもの，場合によっては蒸して破砕したものを加え，混合し，10～15日程度発酵させ，二次もろみができる。

### 2. 3　蒸留

・二次もろみを単式蒸留器で加熱し沸騰させ，沸点の低いアルコール成分を中心に精製する。蒸留方法は，圧力を加えず通常の蒸留を行う常圧蒸留と，蒸留の際に圧力を加えて沸点を低くする減圧蒸留がある。

以上が製造の工程になる。今回テーマとしている焼酎粕は，蒸留でアルコール成分等が精製された後に残った乳白色のドロドロのものを言う。ここに，宝が眠っているわけである。

焼酎粕は，蒸留の際に蒸気で熱を加えるため，水分が多く残っており，繊維などの固形成分も多く含んでいる。この固形分を取り除くと，褐色の透明な液体になる。この液体にはどのような特徴があり，またどのような成分が含まれているのであろうか。

焼酎粕は，一般に，pH（7が中性・低いと酸性）が4前後と低く，BOD（生物化学的酸素要求量・公害指標値）が6万～8万 ppm と非常に高い。しかも，ろ過性も低いため，大変処理しにくい産業廃棄物という扱いを受けている。

しかし，製造工程を見てもわかるように，焼酎の原料は，米や麦などであり，発酵に使われなかった食物繊維，タンパク質，脂肪，糖類，ビタミンやミネラルなどが，焼酎粕には豊富に含まれており，更には，発酵が行われていることで，それぞれの成分からアミノ酸や有機酸へ分解や生成がされており，有効成分が多く含まれている。例として，米焼酎の焼酎粕を飲用に濃縮加工した液体の成分について，表 1～3 にまとめた。

栄養素について分類してみると，表 1 より，粗タンパク質と炭水化物が，それぞれ，16.3%，13.7%含まれている。その粗タンパク質中，9%がアミノ酸構成タンパク質であると推定される。炭水化物は発酵しきれなかった糖質が，そのほとんどあった。

ミネラルに関してはマグネシウム，カリウムが顕著に高いことが，明らかになった。

遊離アミノ酸では，グリシンやアラニン，プロリンといった甘味に関するものが，比較的多く含まれていることがわかった。

糖類に関しては，微量ながら，フルクトース，グルコース，スクロース，ラクトース，マルトースなどが，検出された。更には，糖類の中に，分子量 2,000～3,000 のオリゴ糖が存在していることが，明らかになった。

**表 1　一般分析**

(g/ 液体 100 g 中)

| | 検出値 |
|---|---|
| 水分 | 65.3 |
| 粗タンパク質 | 16.3 |
| 脂質 | 3.2 |
| 灰分 | 1.4 |
| 糖質（炭水化物） | 13.7 |
| 食物繊維 | 0.78 |
| エネルギー | 149 kcal |

**表 2　ミネラル類**

(g/ 液体 100 g 中)

| | 検出値 |
|---|---|
| カルシウム | 24.2 |
| マグネシウム | 295.2 |
| 鉄 | 5.1 |
| 銅 | 0.4 |
| 亜鉛 | 4.7 |
| マンガン | 3.3 |
| ナトリウム | 23.9 |
| カリウム | 295.2 |
| リン | 77.2 |

**表 3　遊離アミノ酸**

(g/ 液体 100 g 中)

| | 検出値 |
|---|---|
| アスパラギン酸 | 0.17 |
| グルタミン酸 | 0.04 |
| セリン | 0.01 |
| グリシン | 0.25 |
| ヒスチジン | 0.14 |
| アルギニン | 0.03 |
| スレオニン | 0.65 |
| アラニン | 0.54 |
| プロリン | 0.23 |
| チロシン | 0.02 |
| バリン | 0.23 |
| メチオニン | 0.08 |
| シスチン | 0.02 |
| イソロイシン | 0.08 |
| ロイシン | 0.36 |
| フェニルアラニン | 0.2 |
| リジン | 0.05 |
| 合計 | 3.1 |

以上から，焼酎粕には有効成分が多く含まれていることが，明らかになり，その後の多くの研究へとつながっていった。

## 3　焼酎粕の化粧品への応用

前項で伸べた様に，焼酎粕に含まれる成分は原料である米，麦や酵母菌体，麹菌体などに由来したタンパク質，脂質，糖分，有機酸，繊維質，ミネラル，ビタミン類など有効成分を多く含んでおり，バイオマス有効利用の観点から，焼酎粕の医薬分野での基礎研究がおこなわれている。例えば，以前の私の研究室に於いては，焼酎粕の種々の培養がん細胞に対するがん抑制効果，正常ラットに対する免疫賦活効果などを報告している。

その研究の中で，化粧品への転用を検討した内容ついて紹介する。まず，特有の発酵臭を減らし，吸湿性を抑えるため，独自に開発した各焼酎粕パウダー（PSDR：powders from Shochu distillation remnants）を精製し，メラニン生成抑制およびそのメカニズムについて研究を行った。

（Ⅰ）*in vitro* での毒性試験から，各（麦，黒米，芋，米）PSDR は，メラニン産生細胞であるマウス B16F0 細胞に対して，100-1000 μg/ml の濃度範囲で，細胞増殖に影響を及ぼさないことを明らかにした。

（Ⅱ）メラニン生成抑制試験より，黒米および麦 PSDR は，500-1000 μg/ml の濃度範囲で，メラニン生成を有意に抑制した。一方，芋および米 PSDR は，メラニン生成にほとんど影響を及ぼさないことが分かった。

（Ⅲ）メラニン生成抑制のメカニズムを検討するため，細胞内メラニン生成の律速酵素として知られるチロシナーゼ活性について調べた。その結果，黒米および麦 PSDR は，100-1000 μg/ml の濃度範囲で，細胞内チロシナーゼ活性を有意に抑制した。一方，芋および米 PSDR は，チロシナーゼ活性に，ほとんど影響を及ぼさないことが分かった。これらの結果から，麦および黒米 PSDR は，細胞毒性の無い濃度で，細胞内チロシナーゼ活性を抑制し，メラニン生成を抑えることを，初めて明らかにした。

一般に，抗酸化能を持つ種々のポリフェノールは，細胞内のラジカルを消去することで，チロシナーゼ活性を抑制し，メラニンの生成を抑えることが明らかになっている。そこで，焼酎粕パウダー中のどのような成分が，メラニン産生抑制に関わっているのかを調べた。クーロアレイ型電気化学検出器を備えた HPLC により，5 種類のポリフェノールが検出された。さらに，PSDR の抗酸化能とメラニン生成，抗酸化能とポリフェノールの総量，ポリフェノール総量とメラニン生成との間に良好な相関性が得られた。特に，抗酸化能が高く，ポリフェノール含有量の多い，麦・黒米 PSDR ほど，メラニン生成抑制効果が高くなることを明らかにした。以上のことより，焼酎粕の化粧品分野への応用へ向けた基礎的な知見が得られた。

日焼けやシミ，そばかすなどによる色素沈着はメラニンが合成されることが原因である。日本人を初めとする黄色人種の肌は，絶えず一定量のメラニンを合成しているため，過剰なメラニン生成抑制剤の使用は，白斑形成につながることがわかっている[1,2]。

メラニン生成過程には，チロシナーゼと言う酵素が関わっており，この酵素を阻害することによ る美白化粧品が，これまで数多く開発されている。このチロシナーゼ阻害成分として，主に，コウジ酸が用いられていた。しかし，コウジ酸による肝臓での発がん性の問題が生じ，平成15年3月7日，厚生労働省より，メカニズムなどを明らかにする追加試験の結果が出るまでの間，コウジ酸を含有する化粧品（医薬部外品）などの製造・輸入を見合わせるようにメーカーなどに指示が出されている。そこで，現在，コウジ酸に代わる新たな美白化粧品素材の開発が望まれている。一方，焼酎醸造時に排出される焼酎蒸留粕（焼酎粕）は，ロンドン条約による2007年の海洋投棄全面禁止を受けて，その処理方法が問題となっている。これまでに焼酎粕の有効利用を目的とした廃液処理に関する研究が，いくつか報告されている[3~5]。

とくに，原料である芋・麦・米などに由来する繊維質・脂質・糖質・ビタミン・ミネラルなどの有効成分[6,7]を活用した新たな医用素材への応用が検討されている[8,9]。このような焼酎粕の有効利用の必要性が高まる中で，筆者らは，ハイブリッドリポソームを用いた副作用のないがん治療研究[10~12]に注目した国税庁醸造研究所（現在の酒類総合研究所）からの依頼を受け，焼酎蒸留粕に含まれる有効成分の医薬品などへの転換素材の開発を目指し，研究を開始した。その結果，培養がん細胞に対して，米・麦・芋焼酎粕濾過液の凍結乾燥物質が顕著ながん細胞増殖抑制効果を示すことを見出した。さらに，正常ラットに対する急性毒性試験により無毒性で安全であることを明らかにしている[13~15]。また，焼酎粕を培地に用いて，微生物が生産する抗腫瘍性物質の化学構造を決定している[16]。以上の成果を踏まえ，本研究においては，麦焼酎粕濾過液を健康・医用素材として有効利用することを目的として，麦焼酎粕濾過液から得た麦焼酎粕凍結乾燥物質（麦焼酎粕固形物）およびそのエタノール洗浄により得られた麦焼酎粕パウダーを用いて，マウス由来悪性黒色腫細胞に対する美白効果について，*in vitro* で，生成されるメラニン産生量およびチロシナーゼ活性の阻害効果に焦点を合わせて検討した[17]。図1に，麦焼酎蒸留粕の精製プロセスを示す。麦焼酎蒸留粕を高速遠心分離機を用いて8000 rpm，20分間遠心分離して得られた濾過液を0.45 mmメンブレンフィルター（HV Durapore，日本ミリポア㈱）を用いて濾過した。濾過液を凍結乾燥機（FRD-50D，岩城硝子㈱）を用いて乾燥（3 Pa，50℃）し，凍結乾燥物質（麦焼酎粕固形物）を得た。麦焼酎粕固形物にエタノールを加え，1時間ずつ6回温浸（40℃）洗浄した後，溶媒をエバポレーター（REN-1，岩城硝子㈱）を用いて留去し，麦焼酎粕エタノール洗浄物およびパウダーを得た。パウダーの成分分析は㈱ニチユ・テクノに依頼し実施した。麦焼酎粕固形物および麦焼酎粕パウダーを緩衝溶液（PBS(−)）に溶解し，0.20 mmメンブレンフィルターで濾過滅菌したものを試料溶液として使用した。チロシナーゼ活性阻害の指標である3,4-ジヒドロキシフェニルアラニン（DOPA）は，市販品（和光純薬㈱）をPBS(−)溶液に溶かして使用した。

**【酵素活性測定法（WST-1 Assay）による細胞増殖抑制試験】**

メラニン産生が過剰に起こるマウス由来悪性黒色腫（B16-F0 melanoma）細胞は大日本製薬㈱より購入したものを用いた。細胞を96穴マルチプレートに播種密度2.0104 cells/mLで播種し，37℃，5% $CO_2$ 存在下で培養した後，試料を添加し，さらに，48時間培養した。細胞増殖活性は酵素活性測定法であるWST-1 Assayを用いて，分光光度計により450 nmにおけるWST-1ホルマザンの吸光度を測定し，対照に対する試料を添加した場合の吸光度の比で算出した。また，得られた生細胞率の試料濃度依存性曲線から，10%および50%細胞増殖抑制濃度（$IC_{10}$，$IC_{50}$）を求めた。

**【麦焼酎粕固形物および麦焼酎粕パウダーのマウス由来悪性黒色腫細胞に対する目視観察】**

B16-F0メラノーマ細胞を播種密度4.01 cells/mLで6穴マルチプレートに播種し，37℃，5% $CO_2$ インキュベータで24時間前培養後，サンプルを各濃度で200 mL添加した。72時間培養後，リン酸緩衝溶液（PBS(－)）500 mLで2回洗浄を行い，0.25% TrypsinEDTA 500 mLで細胞を剥離した。その後，培地を500 mL添加し，細胞をマイクロチューブに回収し，高速遠心分離機で2,000 rpm，5 min遠心した（操作1）。その後，上澄みを取り除き，PBS(－)500 mLで洗浄し，再度2,000 rpm，5 min高速遠心分離機で遠心後，細胞ペレットの目視観察のため，写真撮影を行った。

**【麦焼酎粕固形物および麦焼酎粕パウダーの培養がん細胞に対するメラニン産生抑制試験】**

B16-F0メラノーマ細胞を操作1と同様に処理し，その後，上澄みを取り除いて，PBS(－)を1 mL加え，高速遠心分離機で1,500 rpm，5 min遠心し，再度上澄みを取り除き，1 N NaOH 500 mLを加え，懸濁した。60℃で1時間温置後，高速遠心分離機で15,000 rpm，10 min遠心して，上澄みを100 mLずつ96穴マルチプレートに入れ，蛍光プレートリーダーを用いて，波長405 nmで吸光度測定を行った。なお，対照と各添加物の有意差について，student t-検定を行い，$p < 0.05$ を有意とした。

**【麦焼酎粕固形物および麦焼酎粕パウダーの培養がん細胞に対するチロシナーゼ活性抑制試験】**

コウジ酸や様々な生理活性物質におけるチロシナーゼ活性抑制効果は，間接的にチロシナーゼの活性を抑制してメラニン産生阻害効果を誘導することが，示唆されていることから，細胞より抽出したチロシナーゼの活性を測定した。B16-F0メラノーマ細胞を操作1と同様に処理し，その後，上澄みを取り除き，PBS(－)500 mLで洗浄し，再び2,000 rpm，5 min高速遠心分離機で遠心後，細胞ペレットの観察を行った。上澄みを取り除き，1% Triton X-100を1 mL加え，2，3 min撹拌後，15,000 rpm，10 min高速遠心分離機で遠心した。上澄みを50 mLずつ浮遊用96穴マルチプレートに入れ，0.15% DOPAを50 mLずつ添加した（対照にはPBS(－)を用いた）。遮光し，3時間保持後，蛍光プレートリーダーを用いて，波長405 nmで吸光度測定を行った。なお，対照と各添加物の有意差について，student t-検定を行い，$p < 0.05$ を有意とした。

**【結果と考察】**

**【麦焼酎粕固形物および麦焼酎粕パウダーの培養がん細胞に対する10%，50%細胞増殖抑制濃度($IC_{10}$，$IC_{50}$)】**

図2に麦焼酎粕固形物，麦焼酎粕パウダーのB16-F0メラノーマ細胞に対する10%および50%細胞増殖抑制濃度（$IC_{10}$および$IC_{50}$）を示した。コウジ酸を陽性対照として用いた。*in vitro*における50% 細胞増殖抑制濃度は，麦焼酎粕パウダー（1623 mg/mL），麦焼酎粕固形物（2958 mg/mL），コウジ酸（3617 mg/mL）の順に大きくなる結果となった。麦焼酎粕固形物および麦焼酎粕パウダーのB16-F0メラノーマ細胞に対する$IC_{50}$値の比較からは，麦焼酎パウダーの方が，がん増殖抑制効果が大きいと考えられる。美白剤の研究において，黄色人種である日本人をターゲットにした場合，常に一定以上のメラニン産生が必要であり，また，過剰なメラニン産生抑制は，白斑形成のため体には毒性を示すことが，すでに明らかとなっている。このことから，10%細胞増殖抑制濃度を求め，美白効果の実験系の指標とした。各サンプルのB16-F0メラノーマ細胞に対する$IC_{10}$値からは，麦焼酎粕パウダー（345 mg/mL），麦焼酎粕固形物（867 mg/mL），コウジ酸（1,747 mg/mL）の順に，10%細胞増殖抑制濃度が大きくなる結果となった（図2）。$IC_{50}$および$IC_{10}$ともに，麦焼酎粕パウダーのほうが麦焼酎粕固形物より細胞増殖抑制効果が大きいことから，麦焼酎粕固形物をエタノール洗浄した後に得られる麦焼酎粕パウダーに，がん細胞増殖を抑制する有効成分が含まれていると考えられる。以上のことから，*in*

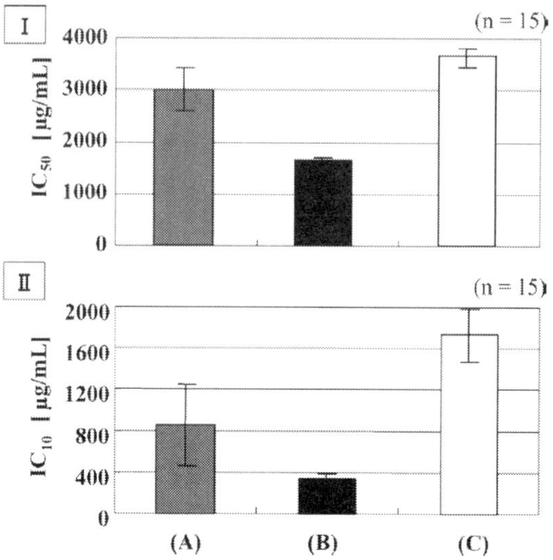


図2　麦焼酎粕固形物（A），麦焼酎粕（B）コウジ酸（C）のB16-FDメラノーマ細胞に対する10%，50%細胞増殖抑制濃度（$IC_{10}$，$IC_{50}$）

*vitro* において，B16-F0 メラノーマ細胞に対する麦焼酎粕固形物，麦焼酎粕パウダー，コウジ酸は，濃度依存的な増殖抑制効果を示すことが明らかとなった。とくに，麦焼酎粕パウダーを用いた場合が顕著であった。また，美白試験に際し，$IC_{10}$ 値を参考とした実験系を計画することにした。

**【麦焼酎粕固形物および麦焼酎粕パウダーの培養がん細胞に対する目視観察】**

B16-F0 メラノーマ細胞の麦焼酎粕パウダーに対する美白効果を目視にて確認した（写真 1）。対照（黒色）に比べて，麦焼酎粕パウダー処理した B16-F0 メラノーマ細胞は麦色－白色を呈していた。全てのサンプルでメラニン産生が阻害され，ペレットが黒化するのを防ぐ効果が，確認できた。ただし，高濃度条件で観察されたやや麦色の着色は，麦焼酎粕パウダーに特有の色が反映されたものと考えられる。このことから，麦焼酎粕成分にメラニン産生を阻害する成分が含まれていることが示唆された。また，実験に用いたサンプルの濃度条件（0.5-10 mg/mL）において細胞生存率は，95％以上を示しており，細胞に毒性のない濃度でメラニン産生を抑制していると考えられる。なお，麦焼酎粕固形物を用いた実験においても，同様の結果が得られた。

**【麦焼酎粕固形物および麦焼酎粕パウダーの培養がん細胞に対するメラニン産生抑制効果】**

B16-F0 メラノーマ細胞の麦焼酎粕固形物および麦焼酎粕パウダーに対するメラニン産生抑制効果を検討した（図 3）。本グラフにおいては，すべての添加物濃度において，対照との間に，有意差が認められた。いずれの場合も，B16-F0 メラノーマ細胞に対して，ほぼ濃度依存的なメラニン産生抑制効果を示した。とくに，麦焼酎粕パウダーの場合，10 mg/mL という安全な低濃

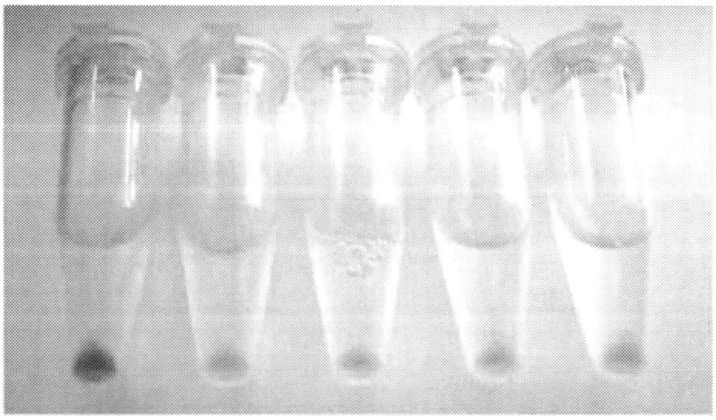

| 濃度 [μg/mL] | 対照 0 | 0.5 | 1.0 | 5.0 | 10 |
|---|---|---|---|---|---|
| 生存率 [%] | 99 | 97 | 95 | 99 | 97 |

写真 1　B16-FD メラノーマ細胞の麦焼酎粕パウダーに対する美白効果の目視観察

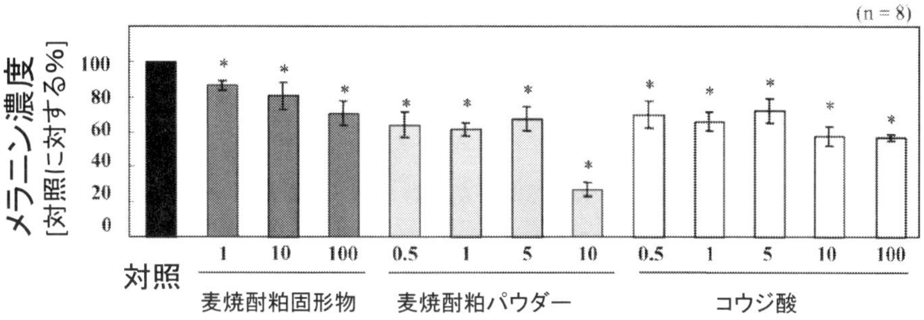


図 3　B16-FD メラノーマ細胞の麦焼酎粕固形物および麦焼酎粕パウダーに対するメラニン産生抑制効果

度条件で，約 30％にまでメラニン産生を抑制する効果が認められ，同一条件での麦焼酎粕固形物やコウジ酸より明らかに顕著であることは，注目に値する。以上のように，麦焼酎粕パウダーが，麦焼酎粕固形物やコウジ酸と比べて，低濃度でメラニン産生を抑制している実験事実は，麦焼酎粕パウダーの美白剤への応用の可能性を支持するものと考える。また，比較のために用いたコウジ酸は単一成分の純物質であるのに対し，麦焼酎粕固形物および麦焼酎粕パウダーは糖類やアミノ酸オリゴペプチドなどの混合物質であることから，種々の有効成分が複合的に美白効果を示す可能性が大きいと考える。

**【麦焼酎粕固形物および麦焼酎粕パウダーの培養がん細胞に対するチロシナーゼ活性抑制効果】**

メラニン産生抑制効果が示唆された麦焼酎粕固形物および麦焼酎粕パウダーを用いて，B16-F0 メラノーマ細胞のチロシナーゼ活性抑制効果を検討した（図 4）。比較のためコウジ酸の結果も示す。B16-F0 メラノーマ細胞に麦焼酎粕固形物，麦焼酎粕パウダーおよびコウジ酸をそれぞれ添加して培養し，チロシナーゼを抽出した。麦焼酎粕固形物および麦焼酎粕パウダーを用いた場合，B16-F0 メラノーマ細胞に対して，ほぼ濃度依存的なチロシナーゼ活性抑制効果が見られ，一定濃度以上において，対照との間に有意差が認められた。とくに，麦焼酎粕パウダー

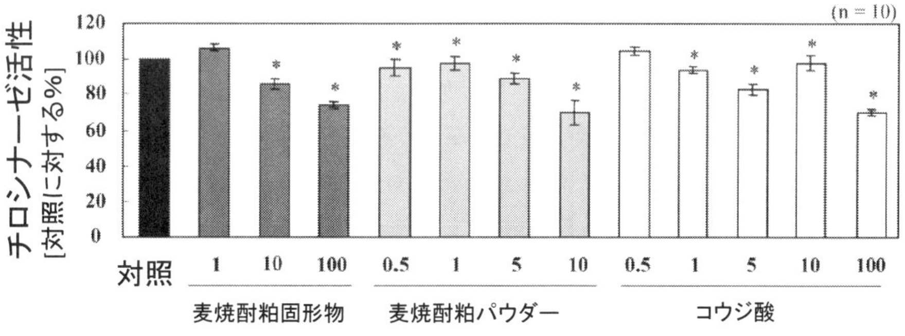


図 4　B16-FD メラノーマ細胞のチロシナーゼ活性抑制効果

10 mg/mLにおいて，約70%にまでチロシナーゼ活性を抑制する効果を示し，麦焼酎粕固形物より低濃度でチロシナーゼ活性を顕著に抑制していることが，明らかになった。コウジ酸を用いた場合に関しても，B16-F0メラノーマ細胞に対してチロシナーゼ活性抑制効果を示したが，10 mg/mL条件下では麦焼酎粕パウダーには及ばないことが明確になった。今回は，麦焼酎粕パウダーのチロシナーゼ活性抑制効果が示されたが，間接的にチロシナーゼの活性を抑制してメラニン産生阻害効果を誘導するメカニズムが考えられる。今後，メラニン産生経路における他の酵素の働きについても検討することが必要である と考える。

**【麦焼酎粕パウダーの成分分析】**

麦焼酎粕パウダーの成分分析の結果，100 g当たりにタンパク質（ケルダール法による）が41.9 g，炭水化物が35.5 g含まれているほか，クエン酸が0.936 g含まれている。また，カリウム（原子吸光法による）が4.19 g，マグネシウム（ICP発光分光法による）が1.077 gとミネラルも豊富に含まれている。一方，ヒ素（水素化物発生原子吸光法による）や鉛（ICP発光分光法による）などの有害物質については，各検出限界値以下（それぞれ0.01 mg/kg，0.5 mg/kg）であることが明らかとなった。アミノ酸（アミノ酸分析計による）についても多種にわたって含有しており，とくにリジン，スレオニン，アルギニン，アスパラギン酸，グルタミン酸，グルタミン，アスパラギンなどが豊富であることが明確になった。しかし，前述の美白効果を示すような有効成分の特定にまでは至っていない。そこで，今後はこれら上記成分の複合効果の可能性も含めて，有効成分の特定が必要と考える。

## 4 おわりに

麦焼酎粕濾過液の凍結乾燥物質（麦焼酎粕固形物）とエタノール洗浄することで得た麦焼酎粕パウダーおよびコウジ酸を用いて，マウス由来悪性黒色腫（B16-F0メラノーマ）細胞に対する美白効果について検討したところ，以下の知見が得られた。

1）麦焼酎粕固形物，麦焼酎粕パウダー，コウジ酸はそれぞれ濃度依存的な細胞増殖抑制効果を示し，$IC_{50}$値および$IC_{10}$値はともに，麦焼酎粕パウダー，コウジ酸，麦焼酎粕固形物の順に大きくなった。結果として，生体における安全性を踏まえて美白剤としての応用実験を行う場合には，$IC_{10}$値を目安にして，麦焼酎粕固形物は少なくとも867 mg/mL以下，麦焼酎粕パウダーは345 mg/mL以下で検討することが妥当であると考える。

2）B16-F0メラノーマ細胞の麦焼酎粕パウダーに対する美白効果を目視にて確認したところ，無添加の場合は黒色に変化したが，麦焼酎粕パウダー処理したB16-F0メラノーマ細胞は低濃度条件（0.5-10 mg/mL）で，麦色－白色を呈した。このことから，麦焼酎粕成分がB16-F0メラノーマ細胞内において，メラニン産生を抑制している可能性が明らかになった。

3）麦焼酎粕パウダーで処理したB16-F0メラノーマ細胞はメラニン産生抑制効果を示し，とくに，低濃度条件（10 mg/mL）で，麦焼酎粕固形物やコウジ酸より抑制効果が顕著であることが明らかになった。

4）麦焼酎粕パウダーはB16-F0メラノーマ細胞に対して，濃度依存的なチロシナーゼ活性抑制効果を示した。低濃度の安全な条件（10 mg/mL）で，麦焼酎粕パウダーのほうが麦焼酎粕固形物やコウジ酸と比べてチロシナーゼの活性を顕著に抑制することが明らかになった。

以上のように，麦焼酎粕パウダーは，美白効果に関する種々の基礎研究から，将来，安全範囲の広い新しい化粧品への応用が期待できる。

## 文　献


1） Naganuma, M.; "Cosmetics for Depigmentation," *Saibou*, **28**, 163-167 (1996)

2） Obayashi, K., A. Iwamoto, S. Sakaki, Y. Okano, H. Masaki and M. Ito; "Development of Active Cosmetic Agents for Skin Whitening Inhibitory Effects of Flowering Bamboo (Polygonum cuspidatum) on Melanogenesis of B16 Melanoma Cells," *J. Soc. Cosmet. Chem. Japan*, **31**, 447-454 (1997)

3） Iefuji, H., J. Kishi, Y. Iimura and T. Obata; "The Utilization to Separation of the Yeast with the Aggregation Stimulatory for the Cellulosic Solid Matter and the Spirit Distilled from Potatoes Distillation Drainage Treatment" (in Japanese), *Nippon Nogeikagaku Kaishi*, **68**, 33-40 (1994)

4） Yokoyama, S. and S. Tarumi; "Production and Property of Reduced Salt Seasoning Using the Shochu Distillation Remnants" (in Japanese), *Seibutsu-kogakukaishi*, **79**, 211-217 (2001)

5） Wada, H. and M. Shimoda; "Production Method of the Feed Got from Shochu Distillation Remnants" (Shochukasu kara Erareru Siryo no Seizouhouhou), Japanese Patent H08-56584 (1996)

6） Brewing Society of Japan; Components of the Brewing Thing, pp. 139-141, Brewing Society of Japan, Tokyo, Japan (1999)

7） Ueoka, R.; Antitumor Effect of Shochu Distillation Remnants, pp. 12-15, Health Kenkyujo, Osaka, Japan (2002)

8） Furuta, Y., H. Takashita, T. Omori, K. Sonomoto, A. Ishizaki, M. Shimoda and H. Wada; "Growth-Stimulating Effect of Shochu Wastewater on Lactic Acid Bacteria and Bifidobacteria," *Ann. N. Y. Acad. Sci.*, **864**, 276-279 (1998)

9） Hayashi, K.; "How is the Shochu Distillation Remnants Utilized Effectively" (in Japanese), *Kagaku to Seibutsu*, **36**, 81-82 (1998)

10） Ueoka, R., Y. Matsumoto, R. A. Moss, S. Swarup, A. Sugii, K. Harada, J. Kikuchi and Y. Murakami; "Membrane Matrix for the Hydrolysis of Amino Acid Esters with Marked

Enantioselectivity," *J. Am. Chem. Soc.*, **110**, 1588-1595 (1988)

11) Kitamura, I., M. Kochi, Y. Matsumoto, R. Ueoka, J. Kuratsu and Y. Ushio; "Intrathecal Chemotherapy with 1,3-Bis(2-chloroethyl)-1-Nitrosourea Encapsulated into Hybrid Liposomes for Meningeal Gliomatosis: an Experimental Study," *Cancer Res.*, **56**, 3986-3992 (1996)

12) Matsumoto, Y., Y. Iwamoto, T. Matsushita and R. Ueoka; "Novel Mechanism of Hybrid Liposomes-Induced Apoptosis in Human Tumor Cells," *Int. J. Cancer*, **115**, 377-382 (2005)

13) Hirose, S., O. Tanoue, H. Iehuji, Y. Matsumoto and R. Ueoka; "Basic Study on New Systems for Converting Shochu Distillation Remnants into Useful Materials: Inhibitory Effects on the Growth of Tumor Cells," *Kagaku Kogaku Ronbunshu*, **28**, 621-625 (2002)

14) Ueoka, R., H. Iefuji and S. Hirose; "Production Method of the Extract with Ethanol and Residual Powder from Shochu Distillation Remnants," (Shochu Jouryukasu karano Etanoru Zansa, Etanoru Chuushutsubutsu oyobi Sorerano Seiseihou) Japanese Published Patent 2004-049177 (2004)

15) Kadota, Y., S. Hirose, H. Iefuji, T. Matsushita, Y. Matsumoto and R. Ueoka; "Inhibitory Effects of Extracts from Shochu Distillation Remnants on the Growth of Human Stomach Tumor Cells," *J. Chem. Eng. Jpn.*, **38**, 154-157 (2005)

16) Tsuchiya, K., K. Tsuzaki, K. Nishimura, K. Kiyonaga, Y. Matsumoto and R. Ueoka; "Production of Antitumor Substances from Shochu Distillation Remnants," *Yakugaku Zasshi*, **126**, 357-364 (2006)

17) Ueoka, R. and Health and Preventive Medicine Laboratories LTD.; "The Whitening Agent and Tyrosinase Inhibitor which Contain the Extract with Ethanol and Residual Powder from Shochu Distillation Remnants" (Shochukasu Chuushutsu Zansa mataha Shochukasu Chushutsubutsu o Ganyuusuru Bihakuzai oyobi Chiroshinaze Sogaizai), Japanese Published Patent 2006-0199618 (2006)

## 【第Ⅲ編　機能性表示食品市場と内外美容】

# 第17章　機能性表示食品制度における注目企業と商品

## 1　大手食品，飲料メーカー

### 1.1　キリンホールディングス

キリンホールディングスは酒類，飲料事業を展開するキリンビール，キリンビバレッジと医薬品，バイオケミカル事業を展開する協和発酵キリンを中核としたグループで，機能性表示食品制度の対象となる加工食品はキリンビール，キリンビバレッジが主に事業化している。また，協和発酵キリンの子会社である協和発酵バイオでは，サプリメントの「オルニチン」，「ルテイン」などの最終製品の製造，販売や各種健康食品原料の製造，最終製品のOEM製造などを事業展開している。キリンビールではすでに食事時に多く飲用されているノンアルコール・ビールテイスト飲料である「パーフェクトフリー」が機能性表示食品として受理，公表され，6月16日に全国で発売開始された。同商品の機能性関与成分は難消化性デキストリンで，「脂肪の吸収を抑える」，「糖の吸収をおだやかにする」という2つの機能を表示している。販売数は約160万ケース（20,000 kL）で取手，滋賀，岡山の3工場で製造されている。

キリンビバレッジは，2000年に新発売したロングセラーブランド「生茶」から，6月23日に同社はじめての機能性表示食品「食事の生茶」を全国発売している。同社では特定保健用食品市場における大ヒット食品「メッツコーラ」を上市しており，「メッツ」は同社の炭酸飲料ブランドとしての認知が浸透している。「食事の生茶」は，「メッツコーラ」と同じく難消化性デキストリンを機能性関与成分とする茶系飲料で，「脂肪の吸収を抑える」，「糖の吸収をおだやかにする」，「おなかの調子をすっきり整える」という3つの機能を表示している。同社の「生茶」は，ヨーロッパの15の調理師協会および国際ソムリエ協会（ASI）に属する一流シェフやソムリエで構成されているiTQi（国際味覚審査機構）が主催する「優秀味覚賞」で，5年間連続して最高位の「三ツ星」を受賞している。同社では「食事の生茶」に加えて，主婦層やシニア層に人気が高い「カフェインゼロ生茶」，6月16日に新発売した無糖茶で熱中症対策ができる「しお生茶」など，健康機能を強化した商品の開発に力を注いでおり，今後はこれらの商品を軸として緑茶飲料市場の活性化を目指していく。

協和発酵キリンを親会社に持つ協和発酵バイオは，医薬品原料，各種アミノ酸，健康食品，植物成長調整剤の製造・販売などを手がける大手バイオケミカルメーカーである。同社の事業は，各種医薬用アミノ酸，核酸関連物質，医薬品原料等の高品質バルクの製造，販売，医薬品・健康食品・化粧品等の各分野へグローバル供給しているファインケミカル事業，各種アミノ酸，ビタミン，カロテノイド等の機能性食品素材の製造，健康食品の通信販売，医療食事業を展開するヘルスケア事業，植物成長調整剤等を取り扱うファインテック事業に分かれている。

ヘルスケア事業では，抗酸化素材として注目を浴びるカロテノイドのさまざまなタイプの製品を各種食品へ供給している。また,「L-オルニチン」,「L-シトルリン」,「GABA」などに代表されるアミノ酸は,国内にとどまらず広く海外へも供給されている。その他にもビタミン,ミネラルなどの機能性材料を豊富に製品化している。製造工場は日本,米国,中国,タイの4ヵ国に保有しており,国内では防府,宇部の2工場で生産している。また,健康食品は各地の工場から原料を集め,土浦市のヘルスケア土浦工場で,原料受入れから最終製品出荷にいたるまで健康補助食品GMP基準に則り,厳密な品質管理のもとに顆粒,錠剤,ブレンドパウダーなどさまざまな形状の製品が製造されている。

**表1 キリンホールディングスの機能性表示食品**

| 商品名 | 機能性関与成分 | 機能性表示 |
|---|---|---|
| 食事の生茶(茶系飲料)<br>(キリンビバレッジ) | 難消化性デキストリン | 本品には難消化性デキストリン(食物繊維)が含まれます。<br>難消化性デキストリンは,食事から摂取した脂肪の吸収を抑えて排出を増加させるとともに,糖の吸収をおだやかにするため,食後の血中中性脂肪や血糖値の上昇をおだやかにすることが報告されています。さらに,おなかの調子を整えることも報告されています。<br>本品は,脂肪の多い食事を摂りがちな方,食後の血糖値が気になる方,おなかの調子をすっきり整えたい方に適した飲料です。 |
| キリン メッツ プラス<br>スパークリングウォーター<br>(キリンビバレッジ) | 難消化性デキストリン | 本品には,難消化性デキストリン(食物繊維)が含まれます。<br>難消化性デキストリンは,食事から摂取した脂肪の吸収を抑えて排出を増加させるため,食後の血中中性脂肪の上昇をおだやかにすることが報告されています。<br>本品は,脂肪の多い食事を摂りがちな方,食後の血中中性脂肪が気になる方に適した飲料です。 |
| キリン メッツ プラス<br>レモンスカッシュ<br>(キリンビバレッジ) | 難消化性デキストリン | 本品には,難消化性デキストリン(食物繊維)が含まれます。<br>難消化性デキストリンは,食事から摂取した脂肪の吸収を抑えて排出を増加させるため,食後の血中中性脂肪の上昇をおだやかにすることが報告されています。<br>本品は,脂肪の多い食事を摂りがちな方,食後の血中中性脂肪が気になる方に適した飲料です。 |
| パーフェクトフリー<br>(ノンアルコールビール)<br>(キリンビール) | 難消化性デキストリン | 本品には難消化性デキストリン(食物繊維)が含まれます。<br>難消化性デキストリンは,食事から摂取した脂肪の吸収を抑えて排出を増加させるとともに,糖の吸収をおだやかにするため,食後の血中中性脂肪や血糖値の上昇をおだやかにすることが報告されています。<br>本品は,脂肪の多い食事を摂りがちな方や食後の血糖値が気になる方に適しています。 |

(シーエムシー出版)

### 1. 2　アサヒグループホールディングス

アサヒビール，アサヒ飲料，アサヒフードアンドヘルスケア，カルピス，エルビーなどの企業で構成されるアサヒグループホールディングスは，キリン，サントリーなどと並ぶ大手食品，飲料メーカーである。同グループでは，2016年1月1日付でグループ内の企業を，酒類事業を営むアサヒビール，飲料事業を営むアサヒ飲料，エルビー，食品事業を営むアサヒグループ食品の3社に再編する。すでに2015年7月には共同株式移転により，アサヒフードアンドヘルスケア，和光堂，天野実業3社の完全親会社としてアサヒグループ食品を設立，3社の営業，マーケティング，研究開発，SCM，管理部門をアサヒグループ食品に移管し，3社は主に製造機能を担うアサヒグループ食品の子会社として存続する。

また，すでに2013年9月からアサヒ飲料に移管統合されているカルピスの国内飲料事業および営業機能に加えて，カルピスの海外飲料事業および発酵応用研究に関する組織と間接機能の一部がアサヒグループホールディングスに機能移管され，残された機能性食品（通信販売，素材）事業および飼料事業は，新たに設立されたアサヒグループホールディングスの100％子会社であるアサヒカルピスウェルネスに承継される。

さらに，カルピスの子会社であったカルピスフーズサービスの商号をカルピスに変更してアサヒ飲料の子会社とし，新会社のカルピスは，国内飲料事業の製造および乳製品購買を含む乳製品事業に特化した会社として存続する。

機能性表示食品制度のスタートにあたり，アサヒグループホールディングスは届出申請に積極的で，すでに複数の商品を発売している。アサヒビールは「アサヒスタイルバランス」，「アサヒスタイルバランスレモンサワーテイスト」，「アサヒスタイルバランスグレープフルーツサワーテイスト」の3種類のビールテイスト清涼飲料およびRTD（Ready To Drink）テイスト清涼飲料商品を発売している。「アサヒスタイルバランス」は機能性表示食品制度のスタートに合わせて立ち上げた同社の新しいブランドで，健康機能嗜好のユーザー開拓に力を入れていく。3商品は表示語句が異なるがいずれも難消化性デキストリンを機能性関与成分とし，「食事の脂肪の吸収」，「食事の糖分の吸収」を抑える機能を訴求する商品である。

また，アサヒフードアンドヘルスケアは「デュアナチュラゴールドヒアルロン酸」，「デュアナチュラゴールド甘草グラボノイド」，「デュアナチュラゴールドグルコサミン」，「デュアナチュラEPA & DHA」の4種類の商品を届け出ている。デュアナチュラは子供から大人まで目的・年代別に合わせてカテゴリーを細分化したホームサプリメントのシリーズで，「デュアナチュラゴールドヒアルロン酸」はヒアルロン酸Na，「デュアナチュラゴールド甘草グラボノイド」は甘草由来グラブリジンを機能性関与成分としている。

ヒアルロン酸ナトリウムは，生体内では関節，硝子体，皮膚，脳など広く生体内の細胞外マトリックスにみられ，とりわけ軟骨の機能維持に極めて重要な役割をしている。医薬品としては関節炎や角結膜上皮障害の治療薬，白内障・角膜移植手術時における前房保持剤として利用されているほか，過酸化水素水と混ぜ合わせてがんの放射線治療の増感剤として用いたり，化粧品などの保湿成分として添加されたりしている。経口摂取による皮膚の水分量増加が報告されているほか，腸管のTLR4受容体に結合することで自己免疫疾患を抑制する可能性が示唆されているが，一方で変形性膝関節症に対するヒアルロン酸の経口摂取によるヒトでの有効性については，効果不十分のため特定保健用食品には認定されていない。同社の「デュアナチュラゴールドヒアルロン酸」も「肌の潤いに役立つ（保湿）」機能を訴求する商品となっている。

甘草由来グラブリジンはメラニン色素をつくるチロシナーゼ酵素の働きを阻害するといわれ，美白成分として利用されることが多い。また，動物実験では脂肪の蓄積や高血糖を抑制することも報告されている。同社の商品に使用されているカネカの「グラボノイド」は，欧州を中心に植生し「リコリス」の名で知られる甘草グラブラ種で，根から茎にかけて多く含まれる甘草ポリフェノールのフラボノイド成分が体脂肪の増加を抑える機能を持っている。カネカでは甘草由来ポリフェノールを抽出して機能性関与成分の甘草由来グラブリジンを3%で規格化し，食用油脂と混合して食品原料化し，米国，日本，欧州で販売しており，同原料を使用している「デュアナチュラゴールド甘草グラボノイド」では体脂肪が気になる人および肥満気味の人向けに体脂肪の抑制を訴求している。

「デュアナチュラゴールドグルコサミン」は，グルコサミン塩酸塩を機能性関与成分に，ヒザ関節のサポートを訴求している。

カルピスは特定保健用食品として「アミールS」が許可されている。同製品は同社の乳酸菌研究から生まれたラクトトリペプチド（LTP）を機能性関与成分とする野菜・果実飲料である。ラクトトリペプチドは同社のカルピス酸乳から抽出された3つのアミノ酸からなる2種類のペプチド（VPP（バリン-プロリン-プロリン），IPP（イソロイシン-プロリン-プロリン））で，血圧降下や血圧上昇抑制作用が確認されている。同社ではすでに特定保健用食品の「アミールS」の販売で実績を有しており，機能性表示食品としても同成分を機能性関与成分とする「アミールWATER」，「アミールWATER300」を上市している。

アサヒ飲料は「三ツ矢サイダーブランド」の炭酸飲料や茶系飲料，健康飲料，水などを中心とするグループの飲料系の中核企業である。同社はまた，特定保健用製品市場にも早くから進出しており，難消化性デキストリンを配合した「三ツ矢サイダープラス」（血糖値の上昇抑制）や「アサヒ食事と一緒に十六茶W」（食事時の糖や脂肪の吸収の緩和），食物繊維のポリデキストロースを配合した炭酸飲料「アサヒファイバー7500」（おなかの調子を整える），イソマルトオリゴ糖を原料とする「アサヒパワーゴールド」（おなかの調子を整える）などの商品がある。また，同社では茶系飲料を機能性表示食品として申請している。

エルビーはグループの中でチルド飲料を取り扱う企業である。清涼飲料，果汁飲料，乳飲料，健康・美容飲料の製造および販売を手がけており，商品はコンビニエンスストア，チルド卸店，量販店，乳販店，職域などの流通チャネルを通じて市場に供給されている。

**表2　アサヒグループホールディングスの機能性表示食品**

| 商品名 | 機能性関与成分 | 機能性表示 |
|---|---|---|
| アサヒスタイルバランス（アサヒビール） | 難消化性デキストリン | 本品には難消化性デキストリン（食物繊維）が含まれるので，食事の脂肪の吸収を抑える機能があります。また，難消化性デキストリン（食物繊維）には食事の糖分の吸収を抑える機能があることが報告されています。 |
| アサヒスタイルバランスレモンサワーテイスト（アサヒビール） | 難消化性デキストリン | 本品には難消化性デキストリン（食物繊維）が含まれます。難消化性デキストリン（食物繊維）には食事の脂肪や糖分の吸収を抑える機能があることが報告されています。 |
| アサヒスタイルバランスグループフルーツサワーテイスト（アサヒビール） | 難消化性デキストリン | 本品には難消化性デキストリン（食物繊維）が含まれます。難消化性デキストリン（食物繊維）には食事の脂肪や糖分の吸収を抑える機能があることが報告されています。 |
| デュアナチュラゴールドヒアルロン酸（アサヒフードアンドヘルスケア） | ヒアルロン酸ナトリウム | 本品にはヒアルロン酸ナトリウムが含まれます。ヒアルロン酸ナトリウムは肌の潤いに役立つことが報告されています。 |
| デュアナチュラゴールド甘草グラボノイド（アサヒフードアンドヘルスケア） | 甘草由来グラブリジン | 本品には，甘草由来グラブリジンが含まれます。甘草由来グラブリジンは体脂肪の増加を抑えることが報告されており，体脂肪が気になる方及び肥満気味の方に適しています。 |
| デュアナチュラゴールドグルコサミン（アサヒフードアンドヘルスケア） | グルコサミン塩酸塩 | 本品にはグルコサミン塩酸塩が含まれます。グルコサミン塩酸塩はヒザ関節の動きの悩みを緩和することが報告されています。 |
| ディアナチュラゴールドEPA & DHA（アサヒフードアンドヘルスケア） | エイコサペンタエン酸（EPA）ドコサヘキサエン酸（DHA） | 本品にはエイコサペンタエン酸（EPA），ドコサヘキサエン酸（DHA）が含まれます。中性脂肪を減らす作用のあるEPA，DHAは，中性脂肪が高めの方の健康に役立つことが報告されています。 |
| アミール「WATER」（カルピス） | ラクトトリペプチド（VPP，IPP） | 本品には「ラクトトリペプチド」（VPP，IPP）が含まれます。「ラクトトリペプチド」（VPP，IPP）には血圧が高めの方に適した機能があることが報告されています。 |
| アミール「WATER300」（カルピス） | ラクトトリペプチド（VPP，IPP） | 本品には「ラクトトリペプチド」（VPP，IPP）が含まれます。「ラクトトリペプチド」（VPP，IPP）には血圧が高めの方に適した機能があることが報告されています。 |

（シーエムシー出版）

### 1.3　ミツカン

ミツカンは1804年の創業で，200年以上にわたり加工食品およびチルド食品などの製造，販売を行っている。

同社は2002年に酢酸をつくる働きを持つ酢酸菌のゲノム解読を世界で初めて完了した企業で，中央研究所では約300万塩基対の環状DNA分子から構成される酢酸菌ゲノムのすべての配列を解読し，酢酸菌の特性の解明につなげた。

表3　ミツカンの機能性表示食品

| 商品名 | 機能性関与成分 | 機能性表示 |
|---|---|---|
| ブルーベリー黒酢 | 酢酸 | 本品には食酢の主成分である酢酸が含まれます。酢酸には肥満気味の方の内臓脂肪を減少させる機能があることが報告されています。内臓脂肪が気になる方に適した食品です。 |
| アサイー黒酢 | 酢酸 | |
| ざくろ黒酢 | 酢酸 | |
| りんご黒酢 | 酢酸 | |
| うめ黒酢 | 酢酸 | |
| りんご黒酢ストレート | 酢酸 | |
| ブルーベリー黒酢ストレート | 酢酸 | |
| ざくろ黒酢ストレート | 酢酸 | |

（シーエムシー出版）

また，同社ではゲノム解読の完了の成果を活用して，酢酸菌のクオラムセンシングによる酢酸発酵や酢酸耐性への影響を研究し，2007年には酢酸菌がクオラムセンシングによって酢酸発酵を制御していることを世界で初めて解明している。

クオラムセンシングに関わる遺伝子の発現を抑制するなどして，クオラムセンシングのシステムが動かないように制御できれば，食酢の生産効率の向上につながる。また，同社ではクオラムセンシングの制御は発酵中に生じる泡の量を減少させることも同時に見出しており，泡の量を減らすことができれば一度に発酵できる量が増え，より一層生産効率を高めることができる。研究自体はモデル評価によるものであるが，同社では研究結果の実用化を目指している。

同社では2015年2月に新発売した「アサイー黒酢」のほか，「ブルーベリー黒酢」，「ざくろ黒酢」，「りんご黒酢」，「うめ黒酢」，の黒酢シリーズ，「リンゴ黒酢ストレート」，「ブルーベリー黒酢ストレート」，「ざくろ黒酢ストレート」の黒酢ストレートシリーズを機能性表示食品として届け出，8月以降順次市場に供給していく。同社の黒酢飲料シリーズは国産玄米を100％使って醸造した黒酢に果実エキスや果汁を加えて飲みやすく仕上げた黒酢飲料で，希釈タイプとストレートタイプの2つのシリーズがある。これらの商品の機能性関与成分はいずれも食酢の主成分である酢酸（高酸度発酵菌）で，日本健康・栄養食品協会との共同SRによって内臓脂肪の低減機能を確認，表示している。また，同社では2004年以来，黒酢飲料「マインズ」を特定保健用食品として登録，販売を継続している。

### 1. 4　日本水産

日本水産は水産，ファインケミカル，食品などの事業を展開している企業である。水産事業はニッスイグループの基幹事業で，水産資源へのアクセスから最終製品まで，漁業・養殖生産，加工，販売を世界的規模で一貫して手がけている。

ファインケミカル事業では不飽和脂肪酸「EPA」，「DHA」に関する研究，開発が代表的な事業で，高純度EPAを医薬用医薬品「エパデール」の原料として持田製薬と共同開発，事業化する一方で，食品用に精製したEPA，DHAを栄養剤，乳児用ミルクなどの食品やサプリメント類の原料として日本国内や欧米，アジアなど国外に供給している。天然物を中心とした医薬，サプリメント，培地，診断薬はグループ会社の日水製薬が事業化しており，機能性油脂はつくば，鹿島の2工場で製造している。同社では2018年の稼働を目指して鹿島工場内に医薬品向けのEPA生産工場を建設し，生産能力の倍増を計画している。また，含有量が少ない魚油からもEPAを精製できる技術も開発中で，新工場への導入を予定している。新工場は米国のcGMP基準を満たして設計しており，同社では認可後に米国への輸出を目指している。EPAの世界的な需要の高まりを背景に主要原料であるペルー産のアンチョビーの価格が高騰しているため，同社では原料を他の魚種に広げて安定生産の確保に努めている。

一方，同社は甲陽ケミカルと並ぶ国内有数のキトサンの原料メーカーでもある。キトサンは同社のグループ会社が世界で初めて量産に成功した機能性素材で，現在では境港工場でキチン・キトサン，アセチルグルコサミンなどの製造を行っている。

食品事業では水産事業と連携し，国内事業として家庭用・業務用冷凍食品，缶詰，びん詰，フィッシュソーセージ，ちくわ，かに風味かまぼこ，練り製品などを製造，販売している。

機能性食品では特定保健用食品である清涼飲料水の「イマーク」，「イマークS」をはじめとして，各種健康食品（加工食品，サプリメント）を開発，製造，販売している。「イマーク」シリーズは青魚のEPAを豊富に含む日本初のEPA配合特定保健用食品で，同社では通信販売チャネルである「海の元気倶楽部」を通じて販売されている。体内ではほとんどつくられないEPA，DHAには中性脂肪を低下させる作用がある。

「海の元気」ブランドは，同社のサプリメントのアンブレラブランドにもなっており，同社ではEPA，DHAのほかに「牡蠣肉エキス＋ウコン」，「DHA＋イチョウ葉」，「DHA＋ブルーベリー」，「伝統紅麹＋EPA」，マリンコラーゲンを配合した美容ドリンク「海麗プレミアム」など，水産物由来のサプリメントを中心に製品を展開している。

機能性表示食品制度の導入について，同社ではEPAの認知拡大のチャンスととらえており，同社では今後もEPAを中心に機能性食品を展開していく。

### 1.5　カゴメ

カゴメは調味食品，保存食品，飲料，その他の食品の製造，販売や種苗，青果物の仕入れ，生産，販売を事業化している。特に創業以来のトマト関連分野では，すでに国内で消費されるトマトの約3割，緑黄色野菜の約1割を供給している。

機能性食品ではトマトの成分であるリコピンをはじめとして，スルフォラファン，ラブレ菌（植物性乳酸菌）などの研究，開発に力を入れており，すでに機能性食品，加工食品として実用化している。

同社では研究開発本部が将来へ向けたバイオジェニックス研究，プロバイオティクス研究，生涯栄養研究などに加えて商品開発，技術開発などを総合的に担当している。生涯栄養研究は，各ライフステージで必要な栄養成分について，従来研究されている摂取量だけではなく，身体への吸収効率も合わせて研究することにより，「新たな食の摂り方」の提案を行うことを目的としており，長寿社会の実現へ向けた貢献を目指している。また，新商品の創造に加えて食品危害リスク情報の先行収集，分析にも力を注いでおり，各界の専門家と提携して数多くの研究を行っている。

主力のトマト関連商品に含まれるリコピンをはじめ，ブロッコリースプラウトに含まれるスルフォラファン，植物性乳酸菌のラブレ菌などが持つ機能性についてはこれまで多くの研究成果を上げている。トマトについては，2014 年 1 月に京都大学との共同研究講座である「カゴメトマト・ディスカバリーズ講座」を開設して，トマトに含まれるすべての成分を明らかにし，その中からトマトの健康価値やおいしさに関わっている成分を発見することを目指している。トマトには約 5,000 種類もの成分が含まれていると推定される一方で，多くの成分の構造や機能はいまだ解明されていないことから，代表的な機能性成分として知られるリコピン以外の未発見の機能性成分や，味や香りといったおいしさに寄与する成分の発見を目指す。京都大学が保有する研究技術（構造解析研究，食品機能性研究，食品加工研究）とカゴメが保有する約 7,500 種の豊富なトマトの遺伝資源を活用して，トマトに含まれる全成分の解明を進めていく。具体的にはトマトに含まれる全成分を明らかにしたうえでデータベース化を行う。さらに，その中から新たな健康機能成分やおいしさに関わる成分を見つけ出し，その成分を最大限に活用できるような加工技術の研究を進めていく。スタート時にはメタボリックシンドロームの予防に関連する機能性成分の解明からスタートし，その他の分野についても順次展開していく。

ブロッコリースプラウトに含まれるスルフォラファンの研究では，すでに静岡大学や東海大学との共同研究で肝障害の抑制，肝機能の改善効果，東京理科大学との共同研究で解毒酵素の活性化効果や花粉症を抑制する効果，米国のジョンズ・ホプキンス大学との共同研究で悪酔い軽減効果を確認，発表している。

免疫力と関係の深いインターフェロンの研究などで知られるルイ・パストゥール医学研究センターの岸田博士が京漬物“すぐき”から発見し，カゴメが保有している植物性乳酸菌である「ラブレ菌」では，すでに確認している整腸効果や免疫賦活効果に加えて，インフルエンザの感染リスクの低減効果を確認している。

同社ではこれらの豊富な研究成果を背景として，リコピンを配合したサプリメント「リコピン美活習慣」を市場に投入するなど，積極的に健康市場の開拓を進めている。同商品はカゴメが初めて開発した美容サプリメントで，トマトリコピン 16 mg，低分子コラーゲン 1,000 mg が配合されており，「純化」と「潤化」の「W エイジングケア」を実現している。さらに同商品にはビタミン C，ビタミン E，ヒアルロン酸，大豆イソフラボンも独自配合されている。

また，植物性サプリメント「スルフォラファン」は，ブロッコリースプラウトに高濃度に含まれるスルフォラファングルコシノレートを抽出，サプリメント化した商品で，同社が通信販売で販売している商品の中では上位の売上げを誇っている。米国の BPP 社と加工ライセンスにかかわる独占契約を結び，通常約2.5倍のスルフォラファングルコシノレートを含有するサプリメントを国内で加工，販売している。

その他「カゴメリコピンVE」，「ラブレカプセル／タブレット」，リコピン，$\beta$-カロテン，ルテイン，カプサンチンの4種類のカロテノイドを含有する「緑黄色野菜の素材力」，「黒にんにくと黒酢」などのサプリメント商品が上市されており，これらはいずれも通信販売チャネルのみで販売されている。

カゴメでは栄養機能食品は上市しているが，これまで特定保健用食品は発売していない。機能性表示制度のスタートにあたって，過去，現在にわたるトマト，スルフォラファン，植物乳酸菌などの豊富な機能性に関する研究成果と実績があるうえ，抗酸化作用にすぐれ，新しく機能性表示の対象になる生鮮食品のトマトの栽培，出荷，販売に高いシェアと実績を持つ同社が，新制度に対してどのような対応を行っていくかに関心が集まっている。

### 1. 6　サントリーホールディングス

サントリーホールディングスでは，ミネラルウォーターからコーヒー飲料，茶系飲料，炭酸飲料，機能性飲料，特定保健用食品までさまざまなカテゴリーにブランドを展開しているサントリー食品インターナショナルを中核としてビールおよびビールテイスト事業をサントリービール，健康食品，美容ドリンク，化粧品事業をサントリーウエルネスが展開している。

サントリーではウイスキーや赤ワイン，ビール，清涼飲料水の開発をするうえで早くからポリフェノールの有効活用に着目してきた。ポリフェノールは自然界では植物に多く含まれ，色素成分として作用するほか，抗酸化作用もある物質である。ポリフェノールはウイスキーや赤ワインの色や微妙な渋みをもたらす味，食品加工における酸化の制御などに重要な役割を果たしている。

サントリーの研究開発は1946年に設立された（財）食品化学研究所をベースとして発展したさまざまな基盤技術の成果に大きく依存している。特定保健用食品の多くはサントリーの基盤技術，研究から生み出されたものであり，特定保健用食品に利用されている機能性関与成分のウーロン茶重合ポリフェノール，ケルセチン配糖体，胡麻ペプチドといった有効成分は，いずれもこの研究から生み出されている。

サントリー食品インターナショナルは，茶系飲料の「伊右衛門特茶」，「黒烏龍茶」，「胡麻麦茶」，炭酸飲料の「ペプシスペシャル」，コーヒー飲料の「ボスグリーン」など複数の特定保健用食品を発売しており，いずれも大きな販売量を誇っている。他の特定保健用食品の茶系飲料が食事からの脂肪の吸収を抑える機能を訴求しているのに対して，「伊右衛門特茶」は特定保健用食品では初めて脂肪の「分解」というメカニズムに着目した，体脂肪を減らすのを助ける茶系飲料である。体脂肪は分解されてはじめて燃焼されることから，同商品では脂肪分解酵素を活性化させるケルセチン配糖体を含有することで体脂肪低減効果を実現している。食事と無関係であることから飲用上の制約がなく，いつでもどこでも飲用できる強みを有している。同商品は2013年

10月の新発売後の11ヵ月間で販売数量が1,000万ケースを突破し，同社の特定保健用食品では最速のペースでヒットしている。2015年に入っても1～2月計で対前年比150%超と大変好調に推移しており，同社では4月1日から「伊右衛門 特茶」を対象とするキャンペーンを実施，大型の主力商品を目指して育成している。

「ペプシスペシャル」は，難消化性デキストリンを機能性関与成分とするコーラ飲料で，2012～2013年にかけてキリンビバレッジの「メッツコーラ」ともにトクホコーラ市場創出の核となった商品である。ペプシコ社とサントリーが共同で培ってきたコーラ飲料の技術を生かして開発された。食事と一緒に難消化性デキストリンを摂ると，胆汁酸ミセルを安定化させ，小腸粘膜からの脂肪の吸収を抑制し，脂肪の排出が増加するため，血中中性脂肪の上昇を穏やかにする機能を発揮する。

同商品は発売後2週間で，先行商品の「メッツコーラ」を上回る130万ケースを販売するという記録的なヒット商品となった。現在では，スーパー，コンビニエンスストア，ドラッグストアを対象とする「インテージSRI，特定保健用食品コーラ市場」の2013年12月～2014年11月の累計販売金額でNo.1の売上げ誇る商品に成長している。2015年に入っても同社では超高級ポップコーン専門店「POP！ gourmet popcorn（ポップグルメポップコーン）」やカルビーの「カルビーライト！」とのタイアップ企画などのキャンペーン施策を続けて展開するなど拡販に力を入れている。また，インテージ社の調査によると，消費者の購入理由のトップは「おいしいから」となっており，同商品の味覚評価に高い支持が集まっている。

「ボスグリーン」はコーヒー豆に含まれる食物繊維の一種であり，小腸での脂肪の吸収を抑制するコーヒー豆マンノオリゴ糖を配合した，食事の脂肪の吸収を抑え，体脂肪が気になる方向けの特定保健用食品である。コーヒー豆マンノオリゴ糖はコーヒーを抽出した後の豆を加熱分解後，精製して取り出すため，一般に飲まれているコーヒーにはほとんど含まれていない成分である。通常は小腸で吸収されて体内に取り込まれる脂肪を，比較的大きなかたまりで小腸に存在することができるコーヒー豆マンノオリゴ糖がブロックするため，脂肪の吸収抑制につながると考えられている。

サントリーウエルネスは，通信販売チャネルを通じて「自然のちから」シリーズを上市し，「セサミンEX」，「DHA & EPA＋セサミンEX」，「グルコサミン＆コンドロイチン」，「オメガエイド」，「黒酢にんにく」，「ラクテクト」など数多くのサプリメントを販売している。また，サプリメントだけではなくドリンクタイプの「リフタージュPG-EX」やスキンケア化粧品「F.A.G.E.（エファージュ）」といった内外美容商品も商品ラインに加え，サプリメント売上げにおける国内リーディング企業の地位を確立している。

同社の主力商品は，単独商品としてだけではなく他の機能性関与成分と複合して多くのサプリメント商品に配合されている「セサミンEX」である。「セサミンEX」は機能性関与成分のセサミンをはじめ，体調を整えるオリザプラス，年齢美容に役立つ天然ビタミンE，トコトリエノールを配合したサプリメントで，1993年の発売以来すでに170万人（2013年10月末時点）を超えるユーザーを獲得している。セサミンはサントリーが 30 年以上をかけて働きを解明したゴマに含まれる抗酸化成分で，ゴマ 1 粒に 1％しか含まれない稀少成分であり，2008 年にはセサミンの機能の科学的な解明によって世界中の研究者から注目を集めた。オリザプラスは玄米由来のポリフェノールで，年齢とともに乱れがちな体調を整える機能を持っている。サントリー独自の技術で玄米から抽出したポリフェノール成分を凝縮している。

「リフタージュPG-EX」はコラーゲンにプロテオグリカンを配合したエイジング美容ドリンクである。プロテオグリカンはヒアルロン酸を超えるほどの効果を持つ保湿成分で，サメの鼻軟骨から抽出される。1 g あたり 3,000 万円もする高級素材であったが，弘前大学が開発した技術により安価に抽出できるようになり機能性素材として使われ始めた。現在でも弘前大学を中心に世界最先端の研究が行われている。

「ラクテクト」は生涯を健康でスマートに生きるという新しい健康志向ニーズに向けて開発された，機能性タンパク質のラクトフェリン，ビフィズス菌をサポートする役割を果たすオリゴ糖のラクチュロース，しば漬けから発見されたサントリー独自の乳酸菌であるラクトバチルス S-PT84，メカブのヌメリに含まれる粘膜成分で，すぐれた修復力を持つフコイダンという 4 つの成分を組み合わせた「ラクトバリア成分」を配合したサプリメントである。

また，同社では美容サプリメント分野にも力を入れており，低分子化コラーゲンにミルクセラミドを配合したヒット商品「ミルコラ」をはじめとして，「フラバンジェノール＋セラミド」，「コラーゲンプルミエール」などの商品を販売している。

特定保健用食品ではゴマペプチドを配合した血圧の高い人向けの「ゴマペプ茶」を上市している。ゴマペプチドに大麦，はと麦，大豆，黒ごまなどをブレンドしており，カロリーゼロで食事と一緒に飲用できる特徴を有し，サントリーグループの特定保健用食品群の一翼を担っている。

同社では「セサミン EX」を機能性表示食品として届出申請しており，他商品についても機能性表示が当該商品の購買に結びつくかどうかの精査を通じて，申請商品を増やしていく意向を表明している。

### 1. 7　大塚食品／三井物産

大塚食品は大塚製薬を中心とした大塚グループの一員で，大塚化学の子会社である。レトルト食品のパイオニアとして「ボンカレー」を開発，それ以後，食物繊維を玄米の 2 倍含む「マンナンヒカリ」，“量もカロリーも自分にちょうどいい”をコンセプトとする「マイサイズシリーズ」などの製品を開発，上市している。同社の特色は他社にない新しい発想で商品を開発し，市場に送り出してきたことにある。また，大塚グループの一員として「ポカリスエット」，「カロリーメイト」，「SOYJOY」などの研究開発や製造にもかかわっている。2010 年には大塚ベバレジを吸収して，食品，飲料の 2 つの事業部門を有するメーカーとなった。

同社では 2015 年 4 月，通常のタマネギよりもケルセチンを多く含む北海道北見産の機能性タマネギ「さらさらゴールド」を使用し，1 本（125 mL）あたりタマネギ約 50 g（一般のタマネギ2分の1個分）を含む機能性飲料「しぜん食感極ベジ onion」を三井物産と共同で開発，新発売した。「さらさらゴールド」は通常のタマネギの約2～3倍のケルセチンを含有しており，大塚食品では通常ろ過してつくる野菜ジュースの製法とは異なり，素材を加熱してすりつぶす独自製法「まるごとピューレ製法」により製品化している。

「さらさらゴールド」は北海道大学農学部発のベンチャー企業である植物育種研究所が三井物産などとの共同研究で生み出した機能性タマネギで，植物育種研究所が北海道大学と共同で実施した試験において，血糖値上昇抑制効果が認められ，特に糖尿病に効果があることが期待され研究が続けられている。それ以外にも，ケルセチンには脂肪吸収抑制（脂肪の分解と排出の促進），コレステロールコントロール，抗酸化作用（活性酸素の除去）による高血圧症，糖尿病，心臓病，心筋梗塞，動脈硬化症などの生活習慣病の予防やアンチエイジング・ダイエット効果，アレルギー抑制作用（抗炎症作用，抗ヒスタミン作用），血流促進，発がん物質の発生抑制，喘息の改善，骨粗鬆症の予防，デトックス効果，ボケを予防し記憶障害を改善する効果，痛風予防効果などが確認されており，同原料への期待は大きい。

三井物産株式会社は「さらさらゴールド」およびその加工品の販売権を持っており，すでに2014年10月から北海道支社を通じて大塚食品以外にも百貨店やスーパーなどの小売業者，レストランなどの外食業者などに販売している。同社では総合商社の持つグローバルネットワークや総合力を生かした「さらさらゴールド」の海外展開を想定しており，「さらさらゴールド」の機能性表示食品への申請を準備している。

### 1. 8 江崎グリコ

江崎グリコは糖質および酵素の研究で豊富な実績を持つ企業である。同社の基礎研究は健康科学研究所で行われている。健康科学研究所では食品の有効成分に関する研究や適正な栄養摂取についての研究を進めており，食品の味や物性や人間の生理機能に大きな影響を与える糖質をメインターゲットに，酵素技術を用いた新素材を開発している。同研究所では世界的にもトップクラスの研究を，独自にあるいは大学などの研究機関との共同研究で進めており，すでに300以上の論文を発表し，150件以上の特許を申請している。

現在発売中の特定保健用食品のガム「POs-Ca（ポスカ）」は，歯に浸透しやすいカルシウム成分を配合したガムで，カルシウムの浸透を促すことで，初期むし歯のはじまりである脱灰部位の再石灰化と再結晶化をしやすい口内環境に整える機能を有している。同社が独自に開発した唾液に溶けやすい北海道産ジャガイモ由来のカルシウム食品素材で，兵庫県の播磨科学公園都市にある世界的な科学研究施設の「SPring-8」で実証実験を行った初めての食品素材である。

機能性関与成分は北海道のジャガイモから調整した高水溶性のリン酸化オリゴ糖カルシウムで，唾液と混ざることにより唾液中のカルシウムイオンが増強し，カルシウムとリンのバランスを歯のエナメル質の成分比と同じ比率に押し上げ，効率よく初期むし歯の再石灰化を促進することがわかっており検証も簡単である。一方，数$\mu$単位の微細な結晶の量と質の変化の同時解析が必要な再結晶化の検証は，電子顕微鏡でも不可能であった。同研究所では大型放射光施設の「SPring-8」を活用し，人工的につくった初期むし歯を形成させた歯エナメル質を用いて，リン酸化オリゴ糖カルシウムを配合したガムを噛んだ前後で歯の結晶構造がどう変化するかを調査することで，初期むし歯のエナメル質にリン酸化オリゴ糖カルシウムでカルシウムイオンを補うと，脱灰で失われた結晶と同じ結晶が再生されることを世界で初めて確認した。この研究データをもとに，同社では“初期むし歯の再結晶化”という新しい効果の表示許可を有する特定保健用食品，「POs-Ca」を開発，上市している。この研究はガムを単なる嗜好品から高機能性商材に変える取り組みになったと考えられ，一連のイノベーティブな研究成果により同研究所は第 29 回先端技術大賞の経済産業大臣賞を食品会社として初めて受賞している。

一方，子会社のグリコ乳業から発売されている「朝食 BifiX シリーズ」（ヨーグルト）および「BifiX1000」（高濃度ビフィズス菌飲料）に含まれている BifiX は，江崎グリコが独自開発したおなかで増える特徴を持つビフィズス菌である。グリコ乳業ではお腹で増えないビフィズス菌と比較する動物実験を通じて，BifiX にメタボリックシンドロームの抑制効果があることを東海大学医学部との共同研究により確認している。BifiX はおよそ 1 万株の菌株コレクションの中から見つけ出した健康なヒト由来のビフィズス菌ビフィドバクテリウム・ラクティス GCL2505 株で，同社では 2015 年 4 月から慶應義塾大学と連携した BifiX に関する新たな研究を通じて，機能性表示に必要なデータのより一層の蓄積を進めている。

### 1. 9　森永グループ（森永製菓／森永乳業）

森永製菓と森永乳業は，経営統合後組織再編を行った明治グループとは異なり，同一敷地内にそれぞれの本社を置く兄弟会社として事業を展開している。

森永製菓は菓子，食品，冷菓，ゼリー飲料等の健康関連製品の製造，仕入れおよび販売を主要な事業として展開している。同社ではパッションフルーツ果実の種子から抽出した独自素材ピセアンタールを使用した健康美容サプリメントの「パセノール（粒）」および美容ドリンクの「パセノールドリンク」，100％国内栽培の「べにふうき緑茶」を使用した「べにふうき緑茶カプセル」，豚コラーゲンペプチドを原料とする「おいしいコラーゲンドリンク」，「つややかめぐみコラーゲン」などをはじめとする多くの健康食品を主に通信販売チャネルを活用して事業展開している。

「パセノール（粒）／ドリンク」は同社が食品素材の研究を進める中で開発に成功したパッションフルーツ種子エキスで，ポリフェノールのピセアタンノールやその二量体のスキルプシン B を多く含んでいる。同社は世界で初めてパッションフルーツ種子の中にピセアタンノールが豊富に含まれていることを発見，高濃度で抽出することに成功しており，製法に関する製造特許も保有している。

パッションフルーツは南米原産のフルーツで，代表的な品種のクダモノトケイソウの果実は直径 5～8 cm のやや楕円形をしており，厚い果皮の内部に黒色の種子を包む橙黄色の透明ゼリー状の果肉小房が詰まっている。果実には南国風な甘味と酸味および独特のさわやかな芳香がある。パッションフルーツの果肉や種子は生果として食べられるだけでなく，果汁や濃縮したピューレはジュース，キャンディー，ジャムなどに世界中で使われているほか，種子から得られるオイルは化粧品などに利用されている。さらに，パッションフルーツにはナイアシン，葉酸，ビタミンC，クエン酸，カリウム，$\beta$-カロテンなどが含まれており，高血圧予防，血管拡張，貧血防止，疲労回復などさまざまな作用があるといわれている。

ピセアタンノールは，アンチエイジング成分として注目されているレスベラトロールと非常によく似た構造をしており，レスベラトロールと同様な作用が確認されている。また，その中にはサーチュインの脱アセチル化活性の向上や血管内皮機能の改善において，ピセアタンノールのほうがレスベラトロールよりも高い効果があるという報告もある。さらに，ピセアタンノールの二量体であるスキルプシンBにも強力な抗酸化活性があることが確認されている。同社ではピセアタンノールが生理機能においてレスベラトロールよりもすぐれた作用を持つ可能性が高いと考え，ピセアタンノールやその二量体であるスキルプシンBのアンチエイジング素材としての基礎研究や応用研究を積極的に行っている。

すでに同社では山形大学との共同研究により，ピセアタンノールが血管内皮細胞に作用し，血管の拡張や保護作用を持つNO（一酸化窒素）の産生を促進し血管を拡張させていることを発見，ピセアタンノールまたはスキルプシンBがNOを介して血管を拡張させ，心血管疾患の予防に役立っている可能性を明らかにしている。

また，血管内皮細胞においてピセアタンノールがeNOSおよびリン酸化eNOS（eNOSの活性型）の発現量を増加させることを突き止め，その作用はレスベラトロールより強いことを究明した。老化に伴う血管機能の低下にはeNOSの機能低下が関与していることが知られていることから，ピセアタンノールにはレスベラトロールに比べ血管機能をより改善する作用があると推測されている。

同社は弘前大学との共同研究では，ピセアタンノールのメラニン産生に対する影響を検討している。その結果，メラニン産生細胞において，ピセアタンノールは濃度依存的にメラニン合成量を低下させ，その効果はレスベラトロールよりも強いことが確認され，ピセアタンノールが肌のシミの原因となるメラニンの合成を抑制する可能性を発見している。さらに，弘前大学との共同研究では，ピセアタンノールは真皮線維芽細胞において濃度依存的にコラーゲン産生量を増加させ，その効果がレスベラトロールよりも強いことを確認，ピセアタンノールが加齢により量が低下するコラーゲンの産生を促進し，肌の弾力やはりを保つ機能を果たしていることを確認している。

これらの研究結果は，東京工科大学と共同で実施したヒト試験によって確認されている。「パセノール（ピセアタンノール60 mg含有）」のタブレットや飲料を健常人19名に配布し，効果試験を行ったところ，28日間の「パセノール」摂取により，血管老化度合の指標である加速度脈波の改善傾向が確認された。また，肩こりや冷えといった血液循環が関係する自覚症状の改善傾向が見られたことから，ピセアタンノールの摂取により，ヒトでも血管老化の抑制が期待できる。

さらに，健常人 24 名に対する「パセノール（ピセアタンノール 10 mg 含有）」を配合したドリンクまたはタブレットによる効果試験では，飲用前，摂取 1ヵ月後，2ヵ月後に肌のたるみ，はり（のびや粘弾性），メラニン量，明るさについて測定装置を用いて評価を実施，「パセノール」を配合したドリンクまたはタブレットの摂取により継時的に口もとのたるみの改善がみられたほか，肌のはりの改善，メラニン値や透明感でも改善がみられた。また，アンケートによる主観的な疲労感，肌質の評価では，摂取したヒトの 8 割以上で改善がみられた。

一方，「べにふうき緑茶カプセル」は，同社が独立行政法人農業・食品産業技術研究機構野菜茶業研究所，九州大学，静岡県立大学，名古屋女子大学，東京海洋大学，アサヒ飲料と共同で実施した「茶の抗アレルギー作用を利用した食品の開発」プロジェクトの研究成果から生まれた商品である。

緑茶に含まれる茶カテキンには，最も多く含まれるエピガロカテキンガレート（EGCG）のほかエピガロカテキン，エピカテキンガレート，エピカテキンなどが含まれている。これらの茶カテキンには，抗アレルギー作用や抗肥満作用，血圧低下作用などの保健効果があることが確認されている。

「べにふうき」は，独立行政法人農業・食品産業技術総合研究機構野菜茶業研究所が開発，1993 年に登録された茶品種で，他の茶にはあまり見られないメチル化カテキンという特殊な種類の茶カテキンを多く含み，病気や虫の害に強く農薬の使用量も少なくてすむ特徴を有している。

緑茶の茶カテキン EGCG には脂肪の蓄積を抑制したり，脂肪を消費しやすくしたりする作用のあることがすでに確認されており，同成分の機能性を生かした茶系飲料やサプリメントも多く開発されている。同社では「べにふうき」のメチル化カテキンと緑茶の茶カテキンとの各種生理機能を比較した結果，べにふうきが持つ脂肪蓄積抑制効果や血圧調整機能が緑茶の茶カテキン EGCG よりも高いことを確認している。

森永乳業は牛乳，乳製品，アイスクリーム，飲料その他の食品等の製造，販売を行っており，業務用原料として自社開発の乳酸菌やオリゴ糖などを市場に供給している。2015 年 3 月期の健康・栄養事業の売上高は約 410 億円に達している。

ヨーグルトでは自社開発のビフィズス菌 BB536 を配合した，特定保健用食品のヨーグルト「ビヒダス BB536 プレーンヨーグルト」や生乳や母乳に含まれるタンパク質で，健康を維持する素材として注目されている「ラクトフェリン」を配合したソフトタイプの「ラクトフェリンヨーグルト」などの商品を販売している。また，飲料でも自社開発のミルクオリゴ糖であるラクチュロースを原料とし，腸内のビフィズス菌を適正に増やし，おなかの調子を良好に保つ特定保健用食品のドリンク「毎朝爽快」など豊富に取り揃えている。

森永乳業はビフィズス菌のパイオニアといえる企業で，酸素を嫌う性質や風味的な問題があり牛乳・乳製品や食品に応用することが技術的に難しかったビフィズス菌を使用する牛乳タイプの乳製品乳酸菌飲料「ビヒダス」や「ビヒダスヨーグルト」を開発した。「ビヒダスヨーグルト」に使用されたビフィズス菌がビフィドバクテリウムロンガム（BB536）で，同商品はビフィズス菌を含有する初めての特定保健用食品として表示許可を取得している。

ラクトフェリンは多くの哺乳動物の乳に含まれており，ヒトの母乳，特に出産後数日の間に多く分泌される初乳に最も多く含まれているタンパク質の一種であり，現在では多くの機能性食品に原料として使われている。外部から進入する細菌やウイルスからの攻撃を防ぐ防御因子の1つとして考えられているほか，健康維持に関わっているさまざまな役割を持つタンパク質として注目されており，国内外で盛んに研究が進められている成分である。ラクトフェリンでは抗菌，抗ウイルス，抗酸化，鉄吸収調節，細胞増殖調節，ビフィズス菌増殖促進の6つの領域で研究が進んでいる。最近では大腸菌やブドウ状球菌，ピロリ菌などの病原菌や腐敗菌などの悪玉菌から鉄分を奪い取りその生育を抑制するラクトフェリンの効果や，整腸作用で知られる善玉菌のビフィズス菌の増殖を助ける働きに注目が集まっているほか，NK細胞を元気にする働きを持っていることが解明されつつあり，世界の関心を呼んでいる。

ラクチュロースは，おなかのビフィズス菌を増殖させて整腸効果を示す乳糖由来のミルクオリゴ糖で，フラクトース（果糖）とガラクトースからなる二糖類である。無臭の白色結晶粉末で水によく溶け，さわやかな甘味を呈している。また，虫歯の原因であるストレプトコッカスミュータンス菌にも利用されない非う蝕性があるため，虫歯の原因にならないオリゴ糖である。肝臓疾患に伴う症状の改善がみられるなど医療品原料としても期待されており，抗アンモニア血症，肝性脳症の治療薬や便秘症の改善のための医薬品原料として使用されている。森永乳業では自社製品に利用するほか，甘味料をはじめとする食品，サプリメントなどの機能性原料として外販も行っている。需要の大半がプレバイオティクスとしての利用であるため，同社では他の素材と組み合わせた相乗効果に関する多くのエビデンスを揃えて業務用市場における拡販に努めている。

最近では同社が新たに発見した植物性美容成分である「アロエステロール」の研究，商品化に力を入れている。「アロエステロール」はアロエベラの葉肉部位（ゲル）に含まれる5つの植物ステロールの総称で，一般的な植物ステロールと異なり，効果の解明が進んでいなかった機能性素材である。同社では「アロエステロール」が体にどのように取り込まれ，取り込まれた後どのような効果をもたらすのかを解明し，同素材が経口摂取された後，吸収されて血中に移行することや，皮膚真皮内の線維芽細胞に直接働きかけ，コラーゲンやヒアルロン酸の産生を増やすことを確認している。さらに，アロエステロールの摂取により，保湿やシワの改善効果，紫外線による表皮の肥厚を抑制する効果を確認し，肌のごわつき，くすみを予防したり，たるみを改善したりするなど，さまざまな肌の悩みに対して幅広い効果が期待できることを発見している。同社では肌状態の改善や体脂肪蓄積予防の用途特許を取得しており，早期の商品化を目指すとともに，これからも研究開発に力を入れていく。

さらに，同社では牛乳販売店を活用した宅配商品にも力を入れており，乳製品，乳飲料，機能性飲料，ヨーグルト，健康飲料など，店頭では販売していない高付加価値商品を中心に商品を取り揃えている。

研究開発体制は商品開発を担う食品総合研究所，母乳の研究からスタートし，乳幼児から高齢者まですべての人における栄養の役割を追究し，その成果ベースとした商品化を行う栄養科学研究所，ビフィズス菌のプロバイオティクス機能の解明や乳由来多機能タンパク質ラクトフェリンなどの物質の研究，生活習慣病の予防効果が期待できる機能成分の探索研究，最先端技術の活用による基本技術の開拓などを行う食品基盤研究所，生産技術や装置を開発する装置開発研究所，成分をはじめ各種分析を行う分析センターなどで構成されている。同社ではビフィズス菌，ラクトフェリン，ラクチュロースなどに関する豊富な研究実績を誇っており，学会発表，機能性に関するエビデンスも数多く蓄積している。

## 1. 10　ヤクルト本社

ヤクルトグループはヤクルト本社を中心に食品，飲料，医薬品，化粧品などをグローバルに事業展開している。研究開発の拠点はヤクルト本社中央研究所で，同研究所では基礎研究をはじめ，食品，医薬品，化粧品素材の開発および分析事業に取り組んでいる。食品素材ではプロバイオティクス分野で世界をリードしているほか，乳酸菌発酵技術の開発力を生かして，プロバイオティクスにとどまらず生活習慣病の予防に役立つ新素材の開発や特定保健用食品への利用などへ研究分野を広げている。

機能性食品ではとくに食習慣の観点から生活習慣病予防につながる食品素材の研究に取り組んでおり，GABA（$\gamma$-アミノ酪酸）による食後血糖値の上昇抑制，オキナワモズク由来の活性化フコイダンによる胃粘膜の保護などの成果を上げている。GABA は同社の食品研究所が乳酸菌発酵技術の応用として，L. カゼイ・シロタ株とラクトコッカスラクチスの混合培養により，乳から GABA（$\gamma$-アミノ酪酸）が効率よく産生されることを発見したもので，GABA の血圧降下作用を利用して血圧が高めの方に適した飲料を開発した。

ヤクルト本社では以前から同社の機能性素材の有用性に関する研究を続けており，これまで乳酸菌シロタ株をはじめとしてビフィズス菌 BY／B 株，ビフィダム Y 株などの有用性を発表してきたが，2014 年 12 月には，これらの機能性素材に続いて乳酸菌ラクトバチルス・プランタルム YIT0132（LP0132）により花粉症の症状である目のかゆみや QOL にかかわる記憶力の低下，会話支障，疲労が軽減されることを突き止め，LP0132 含有発酵果汁飲料の継続摂取がスギ花粉症患者の花粉飛散時期の症状悪化の抑制に結びつくことを確認している。

医薬品分野では予防医学，治療医学に分野を拡大しつつあり，酵素製剤や乳酸菌を活用した生菌製剤の開発，自社開発のがん化学療法剤の「カンプト注」（塩酸イリノデカン），大腸がん治療薬の「エルプラット」（オキサリプラチン）などの実績を有している。また，化粧品素材では微生物学と皮膚科学を基礎にエビデンスに基づく新しい化粧品素材の開発に力を入れている。乳酸菌による発酵技術を応用して，保湿や抗酸化作用，抗炎症作用などの機能性を高めた化粧品素材を開発しているほか，皮膚のダメージや老化のサインを客観的に評価できる皮膚計測技術の開発にも取り組んでいる。

ヤクルト本社ではすでに特定保健用食品や栄養機能食品をはじめ多くの健康食品を上市している。主力ブランドの「サプリズム」にはブルーベリーをはじめルテイン，コラーゲン，グルコサミン，フコイダンなど多くのサプリメントが取り揃えられている。また，特定保健用食品の「蕃爽麗茶」はGABAを配合した健康飲料で，食後の血糖値の上昇抑制作用を機能として販売されている。

### 1. 11　日本ハム

肉製品製造や食肉卸売を主力事業にしている日本ハムは，グループで国内の牛・豚・鶏のすべてにおいて，生産・飼育から処理・加工，物流，販売にいたるまで一貫してグループ内で手がける「バーティカル・インテグレーション・システム」を構築している。また，ハムの製造から始まった事業は，現在では食肉，ハンバーグやピザなどの調理加工品，水産物の加工品・缶詰，乳製品，乳酸菌飲料，冷凍食品，フリーズドライ食品，天然系調味料，サプリメントなどの健康食品まで広がっている。

健康食品事業は美容，生活習慣，アクティブサプリメントの各カテゴリーを持ち，コラーゲン，プラセンタ，コエンザイムQ10，セサミン，EPA，コンドロイチン，イミダゾールペプチドなどの素材を使用した商品を取り揃えている。中でも「エネアクティブ Ⅱ型コラーゲン配合グルコサミン・コンドロイチンEX」は，グルコサミン，コンドロイチン硫酸，Ⅱ型コラーゲンペプチドを主要機能性成分とするサプリメントである。含有されているコンドロイチン硫酸は多くのサプリメントに使用されているコンドロイチンとは異なり，同社の中央研究所が豚軟骨から抽出したもので，A型を豊富に含んでいる。また，軟骨成分のⅡ型コラーゲンも，安価なサメ由来コラーゲンではなく，豚・鶏由来コラーゲンを使用している。

体内のタンパク質の約3分の1を占めるコラーゲンは，構造の違いにより19種類以上のタイプがあり，Ⅰ型，Ⅱ型などのように ローマ数字を使って区別されている。体内に最も多く存在しているコラーゲンは皮膚や骨などに多く含まれているⅠ型コラーゲンである。一方，Ⅱ型コラーゲンは主に関節軟骨や目の硝子体に存在するコラーゲンである。軟骨に多く含まれているため，同社では鶏の胸骨軟骨や豚の気管軟骨を原料とし，軟骨エキスとして抽出しており，関節炎の発症を抑制する機能が期待されている。

同社の機能性素材の研究開発は中央研究所で行われている。同研究所は，「食の安全・安心を守る研究」，「健康に役立つ食品・素材の研究開発」，「おいしく高品質な食肉の生産技術開発」を柱に新分野の研究に取り組んでおり，同社の研究開発の中核を担っている。早くから精度の高い検査分析技術を導入し，食品危害物質の迅速分析法の開発や免疫技術を利用した食品衛生検査技術の開発に積極的に取り組み，残留農薬・動物用医薬品を短時間で高感度に一斉分析する方法の開発など多数の研究成果を上げている。同社では自社で開発した食物アレルゲン検査キットや食中毒，カビ毒の検査キットなどを食品検査試薬として外販しており，中でも腸管出血性大腸菌を簡易・迅速に検出できるキットは「NHイムノクロマトO26／O111／O157」と豊富に取り揃えており，公的な試験研究機関でも利用されている。

健康食品や機能性素材の開発では，グループの持つ豊かな生物資源を活用して，疲労軽減に効果のあるイミダゾールジペプチド（アンセリン，カルノシン）高含有チキンエキスをはじめコラーゲンやプラセンタエキスなど，健康や美容に役立つ食品素材を開発，商品化してきた。

イミダゾールジペプチドの成分のカルノシン，アンセリンは脊椎動物の骨格筋や脳中に多く含まれるジペプチドで，イミダゾール基による抗酸化能や緩衝能を持つことから，筋肉疲労の緩和や学習機能の改善に働くと考えられている。同素材は同社も参加した「健康予防医療産業振興プロジェクト」（大阪市，大阪市立大学などの5大学，大手食品メーカーや医薬品メーカーなど計18社）の抗疲労成分の研究において坑疲労効果が確認された6種類の成分の中で，骨格筋への移行が多く，筋組織において強い抗酸化作用を示し，最も顕著な抗疲労効果を示した素材でもある。

主力商品である「イミダゾールペプチド（鶏肉抽出物）CBEX-P」は，鶏胸肉を原料とし，イミダゾールペプチドの濃度を15％以上に調整したチキンエキス粉末で，疲労感の軽減や運動持久力の向上に関する数多くの研究が実施されており，同社では豊富なエビデンスを保有している。

### 1. 12　味の素

味の素は調味料・加工食品，冷凍食品，コンシューマーフーズ，加工用うま味調味料，飼料用アミノ酸，アミノ酸，化成品，医薬品の製造および販売などの事業を展開するグローバル企業で，世界130の国，地域で企業活動を行っている。同社は食品メーカーであるだけでなく世界有数のアミノ酸技術を持つバイオテクノロジー企業である。20種類のアミノ酸を中心に国内外9ヵ所の生産拠点でアミノ酸の製造を行っており，医薬用を中心とした高品質アミノ酸市場では，年間約20,000トンと推定されている世界市場で高いシェアを維持している。

世界一のアミノ酸の大量生産技術と安定供給力の背景には，同社が発酵技術と合成技術の両方を保有していることがあげられる。それぞれの長所を組み合わせることにより，ハイブリッド製法によるペプチド新製法をはじめとする各種ファイン新製品の革新的な製法を開発している。同社は多様な技術の複合，融合を強みとしており，その代表的な開発事例であるアスパルテームは世界125以上の国や地域で利用されている2つのアミノ酸（アスパラギン酸とフェニルアラニン）からなる甘味料で，同社の甘味料事業の中核商品として世界市場で5割近いトップシェアを占めている。

機能性食品では，アミノ酸をベースにして開発された健康基盤食品（健康サプリメント），スポーツサプリメント，栄養ケア製品などを主に通信販売チャネルを利用して消費者に販売している。代表的な商品の1つである「アミノバイタル」は，同社のアスリートを支えるスポーツ栄養科学の研究とともに成長してきた商品で，運動のエネルギー源として注目されているバリン，ロイシン，イソロイシンという分岐鎖アミノ酸（BCAA）など12種類のアミノ酸に，ビタミン，ミネラルを配合したスポーツ選手向けサプリメントとして商品化された。同社ではナショナルトレーニングセンターのネーミングライツを獲得して，競技力向上の重要な要素である「トレーニング」，「栄養」，「休養」におけるサポートを行っている。

健康基盤食品では「グリナ」，「カプシエイトナチュラ」，「抵抗活力アミノ酸シスチン&テアニン」などはじめとする多くのサプリメントを上市している。「グリナ」はアミノ酸のグリシンを機能性関与成分とするサプリメントである。同社ではグリシンに体を休ませる力があることを発見し，「休息アミノ酸」と名づけて商品化しており，同社最初の機能性表示食品として登録されている。専門家によるヒト試験を実施し，その科学的なエビデンスを得ており，研究成果は国際的な学会で発表されて注目された。「カプシエイト ナチュラ」は同社が世界で初めて商品化した，辛くない新種のトウガラシ「CH-19甘」とそこに含まれる新規天然成分からつくられた体の燃焼力を高めるサプリメントである。同社では新規天然成分を「カプシエイト」と名づけている。「抵抗活力アミノ酸シスチン&テアニン」は，同社が得意とするアミノ酸の複合，融合技術を用いて商品化した抵抗活力をサポートサプリメントである。主要成分はシスチンとテアニンで，同社ではこれら2つのアミノ酸が組み合わさることで抵抗活力が強化されることを発見し，商品化に結びつけた。

味の素グループの研究開発ネットワークは世界各国に広がっており，味の素をはじめ国内外のグループ各社の研究開発拠点が技術横断的に連携して行われている。また，社外とのオープンイノベーションの積極的な活用により，戦略的な研究開発を展開している。

研究開発体制では，味の素にグループR & D全体の運営・統括を行う研究開発企画部，知的財産の統括を行う知的財産部，先端技術を駆使した新規事業分野の創出，既存事業の成長の基盤となる技術の開発や新製品の芽の創造を目的とするイノベーション研究所が置かれているほか，食品事業本部に食品研究所，バイオ・ファイン事業本部にバイオ・ファイン研究所が設置されている。

食品研究所では調味料や食品ならびに健康食品の研究開発，工業化を事業と連動して推進しており，子会社のクノール食品，味の素冷凍食品，上海味の素食品研究開発センター社などと連携して研究活動を展開している。「ほんだし」，「丸鶏がらスープ」といった家庭用調味料をはじめ，レストラン向けや加工食品メーカー向けの業務用調味料の開発，工業化を行う一方で，おいしさや使いやすさ，環境への配慮などを含めた独自の評価技術や一流シェフの調理技術を製造プロセスに反映させる手法を駆使して各種食品づくりを行っている。

バイオ・ファイン研究所はアミノ酸や核酸をはじめとするバイオ・ファイン関連素材，製品の製造および用途開拓にかかわる研究開発，工業化を事業と連動して推進している。研究開発領域は医薬，食品，飼料用アミノ酸，医薬中間体，甘味料，化成品など多岐にわたっており，アミノ酸，核酸やそれらの誘導体などに関する豊富な有用性研究データをもとに，新素材，新規用途を

**表4　味の素の機能性表示食品**

| 商品名 | 機能性関与成分 | 機能性表示 |
|---|---|---|
| グリナ | グリシン | 本品には“グリシン”が含まれており，すみやかに深睡眠をもたらし，睡眠の質の向上（熟眠感の改善，睡眠リズムの改善）や，起床時の爽快感のあるよい目覚め，日中の眠気の改善，疲労感の軽減，作業効率の向上に役立つ機能があります。 |

（シーエムシー出版）

見出し，新製品・新事業の創出に取り組んでいる。

子会社の味の素ゼネラルフーズ（AGF）は，1955年に米国のゼネラルフーズ社が国内に設立した「ゼネラルフーズ」をスタートとしており，1973年に味の素とゼネラルフーズ社が合弁で「味の素ゼネラルフーズ」を設立，その後米国側の株主会社の度重なる変更を経て，2015年4月からは，味の素グループの完全子会社となった。

AGFはコーヒー豆から抽出されたコーヒー豆マンノオリゴ糖を機能性関与成分とする特定保健用食品のコーヒーを開発，販売している。コーヒー豆マンノオリゴ糖は他のオリゴ糖に比べて腸内における善玉菌の選択利用性が極めて高く，ビフィズス菌増殖促進作用を有していることから，体脂肪低減作用や整腸作用を発揮することが確認されている。また，現在では抗アレルギー作用や血圧上昇抑制作用でも注目されている。

味の素の完全子会社化を契機として，同グループの次期中期計画では両社のR＆Dの組み合わせによる高付加価値の新飲料，加工食品の開発が加速され，ADF開発研究所のコーヒー／嗜好飲料のグローバルR＆Dセンター化とグループ全体でのコーヒー製品の深化と幅広い粉末飲料製品への事業展開が予定されている。

### 1. 13　伊藤園

伊藤園は世界初の缶入りウーロン茶の開発や技術的に不可能とさえいわれた缶入り緑茶の開発に成功して無糖茶飲料市場を新たに創造したメーカーである。同社の研究開発は中央研究所と開発部が連携して行っており，緑茶の持つさまざまな作用の研究を通じて飲料や茶葉の新商品を生み出している。通信販売にも力を入れており，通信販売では通販限定の野菜ドリンク，健康食品などを主力として健康ドリンクその他の商品をラインアップして展開している。同社では特定保健用食品にも力を入れており，「2つの働きカテキン緑茶」，「2つの働きカテキン烏龍茶」，「黄金烏龍茶」などドリンク類を中心に20種類の商品を発売している。

同社の中央研究所は，2014年9月の日本食品科学工学会で，ブルーベリーおよびアサイー果汁配合飲料の継続飲用による眼精疲労自覚症状の改善効果をヒト試験により確認したことを発表している。ブルーベリーおよびアサイー果汁を30％配合した飲料265 g（総ポリフェノール210 mg，アントシアニン60 mg含有）とプラセボ群との比較により，アントシアニン60 mgを含む同飲料の有効性を確認した。

表5　伊藤園の機能性表示食品

| 商品名 | 機能性関与成分 | 機能性表示 |
|---|---|---|
| ブルーベリー＆アサイーMix | アスタキサンチン | 本品にはアスタキサンチンが含まれます。アスタキサンチンには眼のピント調節機能をサポートし，眼の調子を整える機能があると報告されています。 |
| テアニンの働きで健やかな眠りをサポートするむぎ茶 | L-テアニン | 本品にはL-テアニンが含まれています。L-テアニンには夜間の健やかな眠りをサポートすることが報告されています。 |

（シーエムシー出版）

また，同時に愛媛県立医療技術大学と共同で実施したヒト試験の結果として，茶飲料に含有する程度のカフェインによる覚醒作用を緑茶に含有する程度のテアニンで抑制できることを発表している。従来，動物実験では茶特有の旨み成分であるテアニンがカフェインの興奮作用を抑制することが報告されており，緑茶ではカフェインの副作用が軽減されると考えられていた。同社ではヒト試験を行うことで検証を試み，テアニンはヒト中枢神経系においてカフェインの中枢神経興奮作用を抑制する可能性を明らかにした。また，テアニン摂取により，カフェインによる睡眠障害の軽減が期待できると推測している。

同社ではこれらのヒト試験結果をエビデンスとして，「ブルーベリー＆アサイーMix」および「テアニンの働きで健やかな眠りをサポートするむぎ茶」の2商品を機能性表示食品としての届出を行い，今秋に販売を開始する予定である。

### 1. 14　雪印メグミルク

雪印メグミルクグループは乳製品，飲料，デザート類といった商品の製造，販売や酪農生産に関わる飼料，種苗などの事業を展開している。同社ではこれまで「ナチュレ恵 megumi」，「毎日骨ケア MBP」，「雪印メグミルクヘルシーリセッタソフト」（日清オイリオグループと共同開発したファットスプレッド）などの特定保健用食品を上市している。「ナチュレ恵 megumi」には同社が発見したガセリ菌 SP 株とビフィズス菌 SP 株が使用されている。

ガセリ SP 株（ラクトバチルスガセリ SP（*Lactobacillus gasseri* SBT2055）は，同社が保有する乳酸桿菌の一種であり，2001 年に発表されたヒトの小腸に住む腸内乳酸菌で，世界で初めて認められた「定着する善玉菌」である。2004 年に雪印乳業技術研究所は同菌株が生体の免疫バランス（Th1／Th2）を調整する働きを持ち，アレルギーなどの過剰免疫反応抑制作用を有することを確認，マクロファージ由来のインターロイキン 12 がリンパ球のインターフェロン-$\gamma$ 産生を増強させるガセリ SP 株の作用メカニズムに関与していることを明らかにしている。また，2009 年には九州大学との共同研究によって，同株が内臓脂肪低減効果を保有することを臨床試験で確認している。

同社では機能性表示食品制度の導入にあたり，「恵 megumi ガセリ菌 SP 株ヨーグルト 100 g／アロエ 100 g／ドリンクタイプ 100 g」の 3 種類の商品を届出，受理されている。いずれも

**表 6　雪印メグミルクの機能性表示食品**

| 商品名 | 機能性関与成分 | 機能性表示 |
|---|---|---|
| 恵 megumi ガセリ菌 SP 株ヨーグルト 100 g | ガセリ菌 SP 株 | 本品にはガセリ菌 SP 株が含まれます。ガセリ菌 SP 株には内臓脂肪を減らす機能があることが報告されています。 |
| 恵 megumi ガセリ菌 SP 株ヨーグルトアロエ 100 g | ガセリ菌 SP 株 | 本品にはガセリ菌 SP 株が含まれます。ガゼリ菌 SP 株には内臓脂肪を減らす機能があることが報告されています。 |
| 恵 megumi ガセリ菌 SP 株ヨーグルトドリンクタイプ 100 g | ガセリ菌 SP 株 | 本品にはガセリ菌 SP 株が含まれます。ガゼリ菌 SP 株には内臓脂肪を減らす機能があることが報告されています。 |

（シーエムシー出版）

「内臓脂肪を減らす効果」を機能性としており，同社では長年の研究実績と 2013 年の発売以来 2 年間で約 600 個の販売実績を安全性のエビデンスとして提示している。

## 2　医薬品，香粧品メーカー

### 2. 1　ライオン

ライオンはハミガキ，ハブラシ，石けん，洗剤，ヘアケア・スキンケア製品，クッキング用品などの日用品から薬品，化学品等の製造および販売を行っている。研究開発では製品開発，応用研究，支援研究の各部門を有し，高い研究開発力と研究実績を誇っている。製品開発研究部門は製品分野ごとに研究所が存在しており，商品企画部門と密接に連動して製品開発を進めている。応用研究部門では素材やシーズを製品へ応用するための技術開発を行っており，界面科学や生命科学などの分野で大きな成果を上げ，製品開発につなげている。同社では研究活動のコア技術として，口腔科学，界面化学，生命科学，材料化学の各分野に精通した研究員を抱えて技術開発を行っており，それらの成果をベースとして，ヘルスケア，ホームケア，医薬品，機能性食品，化学品などの製品開発が進められている。

機能性食品の研究では，セルフメディケーションへの関心の高まりに伴う機能性食品ニーズに対応するため，家庭薬品や OTC 医薬品の開発で培った基盤技術を活用して新しい高機能性食品の開発を目指している。同社で食品に応用可能な腸溶加工技術を保有している NRL ファーマとの共同研究で，pH 感受性で溶解（胃では崩壊せず小腸で溶解）する食品添加物のシェラックの有効性を見出し，シェラックでコーティングすることによりラクトフェリンの腸溶錠の開発に成功している。同社ではこの研究成果をベースに，「ナイスリムエッセンスラクトフェリン」や「ナイスリムエッセンスラクトフェリン＋ラブレ」を通信販売チャネル限定で販売しており，現在「ラクトフェリン」シリーズは同社の健康食品事業の基幹商品に成長している。

また，同社ではオリジナルの機能性食品素材であるトマト酢の研究を続ける中で，トマト酢に血圧低下作用を有することを解明している。降圧効果のメカニズムはトマト酢の主成分である酢酸が体内でアセチル CoA に代謝され，その際に使われる ATP が血管拡張作用を有するアデノシ

**表7　ライオンの機能性表示食品**

| 商品名 | 機能性関与成分 | 機能性表示 |
|---|---|---|
| ナイトスリムエッセンスラクトフェリン | ラクトフェリン | 本品にはラクトフェリンが含まれるので，内臓脂肪を減らすのを助け，高めのBMIの改善に役立ちます。 |

（シーエムシー出版）

ンに代謝，血管のアデノシン受容体を通して血管を拡張させることにより血管抵抗性が緩和され血圧を下げると推測されている。同社では同素材を生かして血圧が高めの人向けの特定保健用食品「トマト酢生活」として上市している。

機能性表示食品制度では，主力商品の「ナイトスリムエッセンスラクトフェリン」の届出を行い，新制度第1号の商品として登録された。同商品は国内GMPを取得している外部メーカーに生産委託しており，2007年の発売以来，すでに6億粒の販売実績がある。

### 2．2　花王

花王は日本のほかに米国，欧州，中国などに研究開発拠点を持ち，グローバルに事業を展開している。国内の花王研究所では物質科学，生命科学，生産技術，人間科学，環境科学などの基盤研究に加えて，4つの事業ユニットである「ビューティケア」，「ヒューマンケア」，「ファブリック＆ホームケア」，「ケミカルプロダクツ」の分野の商品開発を行っている。同社では乳児から高齢者にいたるまでのすべての人々の快適な健康生活を支える，心と身体の健康ケアを提案，その具現化を目指している。

花王研究所では長年の脂質代謝研究の成果を保有しており，開発過程で蓄積したデータの中から緑茶に含まれるポリフェノールである茶カテキンにすぐれた体脂肪低減効果があることを発見，「ヘルシア緑茶」，「ヘルシアウォーター」，「ヘルシアスパークリング」などとして商品化している。いずれも商品も体脂肪が気になる人へ向けた特定保健用食品としての表示許可を取得しており，現在同社では緑茶以外にも「ヘルシア五穀めぐみ茶」を発売している。

茶カテキンは緑茶に代表される茶葉に含まれるポリフェノールの一種で，抗酸化作用，抗菌作用，整腸作用，抗ウイルス作用，抗アレルギー作用，血糖上昇抑制作用，血圧上昇抑制作用，コレステロール上昇抑制作用，血小板凝集抑制作用，抗肥満作用，抗がん作用，抗う蝕作用，消臭作用など多くの効能を有している。「ヘルシア」ブランドの各商品が訴求している体脂肪は，食事からとりこまれた「脂肪」が小腸で分解されて吸収され，血管を介して体内の各組織に送られて蓄積されたものである。体内で脂質代謝に深く関わっている筋肉と肝臓では「β酸化関連酵素」によって脂肪が燃焼され，エネルギーに転化されており，茶カテキンはβ酸化関連酵素を活性化させる働きを持っている。同社ではβ酸化関連酵素を活性化させる高濃度茶カテキンを継続飲用することで，脂質を分解・燃焼しやすくすることを確認，商品化につなげた。

また，花王研究所ではコーヒーに含まれているポリフェノールであるクロロゲン酸類に血管内皮細胞の改善を介した血圧の低下作用があることを見出した。同時にコーヒー豆の焙煎により生じる酸化成分であるヒドロキシヒドロキノンによってこの効果が減弱することも発見，コーヒー成分の分子サイズの違いに着目した吸着ろ過による焙煎方法を開発することにより，焙煎時にクロロゲン酸類を高濃度に保ったまま酸化成分であるヒドロキシヒドロキノンを低減することに成功した。さらに，同社ではクロロゲン酸による脂質燃焼機能を作用機序とする体脂肪低減効果を確認し，2013年に茶系飲料に続く「ヘルシア」ブランドの商品として「ヘルシアコーヒー」を上市している。

### 2. 3　ファンケル

ファンケルは1980年に無添加化粧品メーカーとして創業して以来，「ファンケル」，「アテニア」の2つの化粧品会社と健康食品の「ファンケルヘルスケア」を中核として，化粧品からサプリメント，青汁・発芽米などの高付加価値食品へと積極的な事業展開を図ってきた。同社化粧品独自の無添加技術「アンチストレスサイエンス」は，肌に不要なものを入れず，肌ダメージの原因となる肌ストレスを取り去り，肌が本来持っている力を活性化することで素肌の美しさを実現する。

同社が化粧品事業に続いて立ち上げた健康食品事業もすでに20年以上が経過し，健康食品市場におけるリーダー的な地位を確保している。健康食品事業では，ダイエットサポート商品を中心に発芽米，青汁，コラーゲン，ビタミンなど消費者の支持は広い分野にわたっている。研究開発は未病，予防医学への関心が高まる中で，140名以上の研究員が従事する横浜のファンケル総合研究所で予防医療視点での最先端のサプリメントや健康食品の開発に取り組んでいる。

機能性表示食品では2015年4月に届け出た「健脂サポート」が6月19日に発売されたのをはじめ，「えんきん」，「計圧サポート」などの商品が上市（登録）されている。「健脂サポート」は従来から販売されていた「糖転移ヘスペリジン&キトサン健脂習慣」のパッケージを機能性表示制度に合わせて変更，再発売したもので，モノグルコシルヘスペリジンを機能性関与成分とし

**表8　ファンケルの機能性表示食品**

| 商品名 | 機能性関与成分 | 機能性表示 |
|---|---|---|
| 健脂サポート | モノグルコシルヘスペリジン | 本品には，モノグルコシルヘスペリジンが含まれます。<br>中性脂肪を減らす作用のあるモノグルコシルヘスペリジンは，中性脂肪が高めの方の健康に役立つことが報告されています。 |
| えんきん | ルテイン<br>アスタキサンチン<br>シアニジン-3-グルコシド | 本品にはルテイン・アスタキサンチン・シアニジン-3-グルコシド・DHAが含まれるので，手元のピント調節機能を助けると共に，目の使用による肩・首筋への負担を和らげます。 |
| 計圧サポート | イワシペプチド（バリルチロシンとして） | 本品にはイワシペプチド（バリルチロシンとして）が含まれます。<br>血圧低下作用のあるイワシペプチド（バリルチロシンとして）は，血圧が高めの方の健康に役立つことが報告されています。 |

（シーエムシー出版）

ている。モノグルコシルヘスペリジンは温州ミカンなどの柑橘類に含まれるポリフェノールの一種で，水に不溶なヘスペリジンを溶けやすくするためにグルコースと結合させた成分である。モノグルコシルヘスペリジンは，肝臓において脂肪酸合成系の抑制と脂肪酸 $\beta$-酸化系の亢進をもたらすことで，中性脂肪とコレステロールエステル合成を低減し，血中への過剰な VLDL の分泌を抑制することで，血清中性脂肪を低下させるものと考えられている。

「えんきん」（旧商品名：「ルテイン＆ブルーベリーえんきん」）はルテインやアスタキサンチン，シアニジン-3-グルコシド，DHA の 4 成分を機能性関与成分として有するサプリメントで，水晶体や黄斑部に含まれるルテイン，抗酸化，坑疲労成分であるアスタキサンチン，視神経を保護するシアニジン-3-グルコシド（アントシアニン），神経細胞の健全性を保つ DHA により総合的に「見る健康」の向上を目指している。

「計圧サポート」（旧商品名：「ペプチド＆そば若葉 おだやか習慣」）は，血圧低下作用のあるイワシペプチドを機能性関与成分とするサプリメントで，塩分の摂り過ぎや血圧の境界値が気になる人を対象としている。同社ではサプリメントの製造は外部の受託製造企業に生産委託している。

### 2. 4　ロート製薬

ロート製薬は，ヘルスアンドビューティーケア領域内で OTC や化粧品を中心に事業展開しているが，再生医療，メディカル販売，アグリ・ファームなどの事業部を立ち上げ，先端技術領域，日常生活領域へと事業の拡大を目指している。

国内ヘルスケア事業では，OTC，化粧品，サプリメントなどを中心に事業を展開しており，アイケアでは OTC 目薬市場でシェア 30％以上を有している。内服薬では胃薬から漢方薬，サプリメントまで幅広く商品を開発，展開している。スキンケアではメンソレータムをはじめ，新規成分や製剤技術を生かした機能性化粧品の新商品を多数開発しているほか，百貨店，専門店向けのスキンケアブランドである「episteme（エピステーム）」を積極的に展開するほか，ビューティカウンター「ロートビューティヘルスサイエンス」を展開している。

同社では統合ヘルス＆ビューティケア事業領域へのビジネス展開として，グランフロント大阪に「Smart Camp（スマートキャンプ）うめきた」を構え，レストラン，都会型野菜農園，リラクゼーションサロンの複合施設を展開している。スマートキャンプはロート製薬社員向けにつくられた福利厚生施設を一般消費者に開放したもので，薬膳フレンチレストランの「旬穀旬菜」で

**表 9　ロート製薬の機能性表示食品**

| 商品名 | 機能性関与成分 | 機能性表示 |
|---|---|---|
| ロート V5 粒 | ルテイン<br>ゼアキサンチン | 本品にはルテイン・ゼアキサンチンが含まれます。ルテイン・ゼアキサンチンには見る力の維持をサポートすることが報告されています。 |

（シーエムシー出版）

高級フレンチを提供するとともに，隣接して「旬穀旬菜シティファーム」（植物工場）を運営，都会の安らぎの場を提供するとともに，栽培した野菜は「旬穀旬菜」の食材としても使用している。また，それらに加えて，頭からつま先までをトータルにケアするリラクゼーションサロン「ホリスティックラボ」を開設している。

ロート製薬ではルテインおよびゼアキサンチンを機能性関与成分とするサプリメント「ロートV5粒」を機能性表示食品として登録している。ルテインとゼアキサンチンは目の網膜に多く含まれるカロテノイドの一種で，互いに異性体の関係にある。ゼアキサンチンは目の網膜の主要な構成物質であるが，網膜周辺部位ではルテインが主要な構成物質である。摂取したルテインとゼアキサンチンは血液を通して黄斑部に取り込まれることが知られており，1日あたりルテイン10 mg，ゼアキサンチン2 mgを1年間摂取した実証研究では黄斑部中心から10，30，60，105分離れた距離の黄斑色素密度がそれぞれ有意義に上昇することが明らかにされている。ルテインやゼアキサンチンは酸化活性のある中間体を捕捉し，フリーラジカルを消去すると考えられており，黄斑や水晶体に存在するルテインやゼアキサンチンが外部から入射する青色光の強度を低下させて網膜を酸化ストレスから保護することに役立っていると考えられている。

### 2. 5　森下仁丹

銀粒の仁丹や体温計から創業した森下仁丹は，長年の生薬研究から生まれた健康食品や素材，メディケアブランドの医薬品や医療機器の製造，販売，医療用ジェネリック医薬品の製造，販売，さらには銀粒仁丹の製造から着想を得たビーズ状のシームレスカプセル技術のバイオや工業用途への応用など多角的に事業を展開している。

1993年に発売が開始された「ビフィーナ」は，発売以来常に乳酸菌健康食品市場で高い支持を受けているロングセラー商品であり，通信販売チャネルおよび小売店（CVS，コンビニエンスストア）チャネルで販売されている。同商品にはビフィズス菌に加えて，悪玉菌の増殖を抑制してビフィズス菌が増えやすい環境を整える乳酸菌（アシドフィルス菌，ガセリ菌），ビフィズス菌の栄養分となって増殖を助けるオリゴ糖が配合されている。同社独自のハイパープロテクトカプセルでコーティングすることで，胃酸に弱いビフィズス菌の約90%を腸まで届けることに成功している。

ハイパープロテクトカプセルは，仁丹の製造で培った技術をベースとして製造されるシームレスカプセルである。シームレスカプセルは継ぎ目のない，真球に近い球形のカプセルで界面張力を利用した滴下法による同社独自の技術でつくられている。同心の二重ノズルの内側ノズルから内容液を，外側ノズルから液状の皮膜物質を同時に吐出させることにより皮膜液が継ぎ目なく内容液を包み込んでカプセル化している。

同社ではシームレスカプセル技術を応用して，カプセル内で微生物の培養増殖やDNAの増幅を可能にしたバイオカプセル（製品名：「ミラセル」）の開発にも成功している。同製品では外部の液中の養分がカプセルの半透膜性の皮膜を通ってカプセル内に供給されると，カプセルの中で

**表 10　森下仁丹の機能性表示食品**

<table>
<tr><th>商品名</th><th>機能性関与成分</th><th>機能性表示</th></tr>
<tr><td>ビフィーナ R<br>（レギュラー）</td><td rowspan="4">ビフィズス菌（ロンガム種）<br>同菌（ビフィズス菌（ロンガム種））の別呼称として<br>ビフィズス菌<br>(Bifidobacterium longum)<br>又はビフィズス菌（ビフィドバクテリウムロンガム）<br>又はビフィズス菌(B.longum)<br>又は Bifidbacterium longum<br>又は B.longum</td><td rowspan="4">本品には生きたビフィズス菌（ロンガム種）が含まれます。ビフィズス菌（ロンガム種）には腸内フローラを良好にし，便通を改善する機能があることが報告されています。</td></tr>
<tr><td>ビフィーナ EX<br>（エクセレント）</td></tr>
<tr><td>ビフィーナ S<br>（スーパー）</td></tr>
<tr><td>ビフィーナ S<br>（スーパー）<br>Pearl（パール）</td></tr>
<tr><td>ローズヒップ</td><td>ローズヒップ由来<br>ティリロサイド</td><td>本品にはローズヒップ由来ティリロサイドが含まれるので，体脂肪を減らす機能があります。</td></tr>
<tr><td>ヒアルロン酸</td><td>ヒアルロン酸ナトリウム又はヒアルロン酸ナトリウム</td><td>本品にはヒアルロン酸ナトリウム（ヒアルロン酸ナトリウム）が含まれます。ヒアルロン酸ナトリウムには皮膚の水分量を高める機能があることが報告されています。</td></tr>
<tr><td>テアニン</td><td>L-テアニン</td><td>本品には L-テアニンが含まれます。L-テアニンには作業などに由来する緊張感を軽減する機能があることが報告されています。</td></tr>
</table>

（シーエムシー出版）

養分を得た微生物や植物細胞が増殖をはじめ，高密度化していく。一方，排出される老廃物はカプセルの皮膜を通して液中に放出される。この働きを繰り返すことにより，カプセル内が微生物や植物細胞で満たされる仕組みとなっている。

バイオカプセル技術の応用により，微生物，細胞，DNA/遺伝子等における高密度化，培養高速化，長期保存と生存，回収性の向上，代謝物の回収性向上などが期待でき，固定化に最適な環境と空間を生み出せる。「ミラセル」は乳酸菌，酵母，バイオリアクターなどの微生物や遺伝子，酵素などの生体高分子，人工種子，植物細胞リアクターなどの植物細胞，人工臓器，ヒト皮膚細胞などの動物細胞等，多様な分野での幅広い活用が見込まれている。

さらに，同社ではバイオカプセル技術応用の一環として，レアメタルや貴金属の回収が可能なカプセルの開発に取り組み，独自のカプセル内部に吸着剤や特定の微生物を高濃度で保持させ，効率的にカプセル内部に非鉄金属イオンを取り込むことに成功している。同社ではオリックス環境と共同で，バイオカプセルを活用する電子基盤等の固体廃棄物からレアメタルや貴金属を回収する実証実験を開始するなど，バイオカプセルの実用化へ向けた積極的な取り組みを行っている。

一方，機能性表示食品制度の導入にあたり，同社では主力商品の「ビフィーナ」シリーズをはじめ，「ローズヒップ」，「ヒアルロン酸」，「テアニン」など，同社の既存，新規商品を次々と登録しており，今後は機能性サプリメントブランド「ヘルスエイド」シリーズとしてブランド力の強化を図っていく。

同社では東急不動産が大阪市に開設した商業施設「もりのみやキューズモールBASE」と提携して，商業施設で初めて屋上に設置したランニング施設である「エアトラック」のネーミングライツを2015年6月に取得し，「ヘルスエイドエアトラック」と命名している。今後は同モールで健康関連セミナーを順次開催，新ブランドへの認知の拡大と市場浸透，販売拡大を目指している。

## 2. 6　武田薬品工業

武田薬品工業は，2015年3月，ユーグレナと包括的な提携契約を結び，すでに「タケダのユーグレナ緑の青汁」を発売して健康食品市場への本格的な参入を果たした。同食品は，ユーグレナに国産の明日葉，大麦若葉，ケールを配合したハードカプセルの健康補助食品で，通信販売サイト限定で販売されている。国内製薬メーカートップの同社としては健康食品市場への進出は新たな挑戦でもある，ユーグレナとの共同プロジェクトでは，両社でパラミロンの研究を推進していくことにしており，武田薬品工業ではOTCや医薬部外品，特定保健用食品の開発も視野に入れて事業を展開している。

武田薬品工業のヘルスケア事業の売上高は728億円（2014年3月期）で，同社としては未だ小規模な事業であるが，同社ではパラミロンにアリナミンやベンザブロックのような大型商材への成長を期待している。また，同社ではパラミロンが持つ，表面のミクロホールからの異物吸収機能や，コレステロールやがん細胞を吸着するという説もあるさまざまな機能に注目しており，提携は武田薬品工業側からアプローチすることで行われた。共同研究ではユーグレナが基礎研究を行い，武田薬品工業がOTC，医薬部外品，特定保健用食品などの承認を得るためのエビデンスに基づいた製品開発を進める。武田薬品工業では今後ユーグレナとの共同開発による製品開発を加速していく。

武田薬品工業は京都市に京都薬用植物園を保有している。同植物園は94,000 $m_2$の園内面積を持ち，日本薬局方に収載されている薬用の基原植物を中心に，約200種を栽培，展示している中央標本園，厚生労働省が承認する漢方処方210種で使用されている生薬の中で，配合頻度が高い上位18の薬用植物を栽培，展示している漢方処方園などに加え樹木園，香辛料園，民間薬園などで構成されている。京都薬用植物園は，1933年に薬用，有用植物の研究を行うために開園された植物園で，現在2,690種を超える植物を栽培している。また，同社では漢方処方の約70％に配合されている重要な生薬である甘草について，生薬の安定供給および環境保全への取り組みの一環として，1996年から自主栽培に向けた研究を続けてきた。その結果，同社では極めて生育のよい品種を開発，「都1号」と名づけている。

同品種では「都甘草」として種苗登録を完了するとともに，北海道での試験栽培を通じて量産化，製品化へ向けた目途をつけ，5年以内に国産甘草を使ったOTCの発売を目指している。国内の医薬品メーカーは中国からの輸入品を使っているが，経済成長に伴い中国でも甘草を使用する医薬品や化粧品の需要が急速に伸びており，価格が高騰する一方で安定調達に不安が生じている。国内で使われる甘草は年間約2,000トンとみられるが，「都1号」は国内の従来種ではクリアできなかった厚生労働省の基準に必要な有効成分の濃度を満たしており，今後量産により市場戦略を有利に進めていく。また，同社では甘草に先立つ1972年に，便秘薬の主要成分の一つである生薬の大黄（ダイオウ）の国産化にも成功しており，すでに「タケダ漢方便秘薬」として上市されている。甘草も便秘薬の主要成分となるため，同社では収穫量を増やして便秘薬などを国内で安定生産できるようにしていく。

### 2.7 小林製薬

小林製薬は家庭用品事業に加えて製薬会社ならではの強みを生かした通信販売事業を展開している。1999年に栄養補助食品の販売を開始した通信販売事業では，幅広いジャンルの製品を自社で研究，開発するとともに，原料の安全性を徹底的に評価，検証してOTCと同レベルの厳格な品質管理基準のもとで製品を製造している。栄養補助食品のほかスキンケア製品，育毛など130品目以上の商品を販売しており，通信販売事業は主力の家庭用品事業の10%程度を占めているものと思われる。

製薬会社としては15年以上がんの免疫研究に取り組んでいる。現在では$\beta$-グルカンに加え，$\alpha$-グルカン，アラビノキシランなど，特徴的な成分を多く含有しているシイタケ菌糸体に着目して研究を進めている。全国12の大学病院が参加し（公財）大阪癌研究会が運営している「癌治療における椎茸菌糸体抽出物の有用性研究会」で，ヒトに対する有用性研究を実施している。すでにシイタケ菌糸体抽出物が「がん患者の低下した免疫力を改善する作用」，「がん治療時の体力と免疫力を改善する作用」，「がんの再発を予防する作用」を持つことを確認しているほか，マウスでの実験においてシイタケ菌糸体が最新のがん治療法として注目されている「がんペプチド免疫療法」の働きを増強させる作用があることも確認している。同社ではシイタケ菌糸体の役割を「免疫抑制の解除」において今後の研究を進めるとともに，がんのステージそれぞれに合った作用についても検証を進めていく。

一方，機能性食品としては数多くのシイタケ菌糸体株の中から同社独自の有用株をただ1つ厳選し，培養から製品化まで国内で行ったシイタケ菌糸体配合サプリメント「シイタゲン$\alpha$」を販売している。

特定保健用食品では，「よもぎ茶食物繊維のチカラ」（難消化性デキストリン食後の血糖値上昇抑制作用），「大豆タンパクのチカラ」（大豆たんぱく質ベータコングリシニン，血中中性脂肪低減作用），「ケール青汁食物繊維のチカラ」（難消化性デキストリン，おなかの調子を整え，便秘を改善する作用），「背青魚のチカラ」（サーデンペプチド（バリルチロシンとして），高血圧予防），「明日葉青汁キトサンのチカラ」（キトサン，コレステロール低減作用）など各種機能性成分を配合した商品を上市している。その他にも難消化デキストリンを機能性関与成分としてお通じの改善に役立つ作用を持つ「イージーファイバートクホ」，サーデンペプチド（バリルチロシンとして）を含み，高血圧予防作用がある「イワシペプチド」，杜仲茶配糖体を含み高血圧予防作用もある「杜仲源茶」などのトクホ商品もある。

### 2. 8　資生堂

資生堂は国内外に9ヵ所の研究開発拠点と15ヵ所の生産拠点を展開している。国内の研究開発拠点は資生堂リサーチセンターで，美白研究，抗老化研究，美肌研究，乳化技術，原料開発などの基礎研究から，化粧品，トイレタリー製品，医薬品，健康食品などの製品開発まで幅広い研究開発活動を行っており，数多くの成果を生み出している。

食品関連の研究成果としては，これまでに長命草（ボタンボウフウ），クロマメノキ，D-アミノ酸，クコの実エキスなどの機能性素材を開発している。長命草は強い紫外線と潮風にさらされる日本最西端の与那国島で，500年以上前から薬草や食材として用いられていたセリ科の植物である。クロロゲン酸やルテインなどのポリフェノールやキャベツの5.3倍の食物繊維，プルーンの6倍の鉄分，牛乳の4倍のカルシウム，カボチャの1.6倍の$\beta$-カロテンを含有している機能性素材で，その他にもマグネシウム，ビタミンA，ビタミン$B_2$，ビタミン$B_6$などの成分を含んでおり，バランスのよい栄養価を有している。豊富な栄養素の働きで，長命草には高血圧や動脈硬化のコントロール，抗酸化作用，整腸作用，疲労回復効果があるほか，近年の研究から長命草由来のイソサミジンに利尿作用が確認され，加齢に伴う過活動膀胱や前立腺肥大の症状をやわらげる効果が期待されている。

また，クロロゲン酸は抗酸化作用，抗肥満作用などを有する成分で，長命草にはゴボウの3倍，ニンジンの6倍，ナスの7倍，ブロッコリーの103倍のクロロゲン酸が含まれている。資生堂リサーチセンターでは，女性10名を対象とする与那国島産ボタンボウフウ配合飲料の6日間連続飲用調査によって，与那国島産ボタンボウフウ配合飲料を飲んだ場合にむくみの度合いが減少することを確認している。同社では，与那国島の契約農家で栽培した無農薬の長命草を原料とする機能性食品「長命草」（タブレット，ドリンク，パウダー）を上市しており，市場導入以来販売は順調に推移している。

クコの実は東洋で古くから美容や健康によいと知られている植物で，加齢とともに減少する抗酸化酵素を活性化する作用があり，体内の活性酸素を分解する抗酸化力を高めて，シミのできにくい肌体質に導く効果がある。同社ではクコの実エキスを配合した美白サプリメント製品「ピュアホワイトW」を開発，販売している。同製品にはクコの実に加えて，ヘマトコッカス藻から抽出したアスタキサンチン，ビタミンC，柑橘類などの果皮や果汁に含まれる成分で，ビタミンCの消耗を防ぎ，炎症を抑える働きを持つグルコシルヘスペリジン，肌の生まれ変わりを助けるハトムギなどを合わせて配合している。

クロマメノキは北半球の寒帯（ロシアや中国）の標高800～1,500 mの地域に自生するベリー系の植物で，国内ではアサマブドウとも呼ばれ，NPO法人野生動物調査協会とNPO法人Envision環境保全事務所により岩手県で準絶滅危惧種に指定され，新潟県では地域個体群に指定されている。ポリフェノールの一種であるアントシアニンやケルセチン，ミリセチンを多く含むことから抗酸化作用があり，加齢黄斑変性の予防効果，肌の調子を整える効果，下痢の予防効果，血流改善効果などを有している。同リサーチセンターでは，クロマメノキを配合したサプリメントを用いた40歳以上60歳未満の成人男性を対象とする調査で，クロマメノキの果実が目じりの皮膚の弾力とシワを改善する効果を発見している。クロマメノキは「ベネフィーク」ブランドの「コラーゲンロイヤルリッチドリンク／タブレット」などに配合されている。

その他にも同社はコラーゲンサプリメントシェアNo.1の「ザ・コラーゲン」，美容ドリンクの「レスベラトロール」などをはじめ，多くのサプリメント商品を販売している。

## 3 健康食品，通信販売メーカー

### 3. 1 キューサイ

キューサイは主力商品の青汁をはじめとして，「ヒアルロン酸コラーゲン」などの健康食品，「コラリッチ」などの基礎化粧品などを製造，販売するヘルスケア，スキンケア製品メーカーである。2010年にはコカ・コーラウエストの100%子会社となり，健康食品メーカーでは業界の大手企業である。同社の商品開発体制は，企画，開発，研究の3つの部門から構成されており，研究部門では新素材（オリジナル原料）の開発，エビデンスの立証に基づく安全性，効果・効能の研究，大学との共同研究などを行っているほか，青汁の生産拠点である子会社のキューサイファーム島根における高品質なケールの栽培および加工技術の研究などを手がけている。同社では青汁の効果・効能研究について豊富な共同研究実績を保有しているほか，コラーゲン，ノコギリヤシなどの研究実績も存在する。

子会社の日本サプリメントは，特定保健用食品や栄養補助食品の研究開発および通信販売，機能性食品素材の輸出などの事業を手がけており，「ペプチドエースつぶタイプ」，「豆鼓エキスつぶタイプ」などの商品は，トクホ市場で大きな売上げを誇っている。「ペプチドエースつぶタイプ」は，かつお節オリゴペプチドを機能性関与成分とする商品で，血圧が高めの人に向けた血圧管理をサポートする商品である。また，「豆鼓エキスつぶタイプ」は発芽だいずを機能性関与成分とする血糖値管理をサポートする商品で，食事時に利用することで食事による血糖値の上昇を抑制する。日本サプリメントは日本合成化学の機能食品事業部が1999年に独立した企業であり，2006年に日本合成化学からキューサイに株式譲渡されて，キューサイの100%子会社となった。

**表11 キューサイの機能性表示食品**

| 商品名 | 機能性関与成分 | 機能性表示 |
|---|---|---|
| ひざサポートコラーゲン | コラーゲンペプチド | 本品にはコラーゲンペプチドが含まれるので，膝関節の曲げ伸ばしを助ける機能があります。膝関節が気になる方に適した食品です。 |

（シーエムシー出版）

キューサイでは機能性表示食品として「ひざサポートコラーゲン」を登録している。「ひざサポートコラーゲン」は，同社のこうのみなと工場で自社生産しているロングセラー商品「ヒアルロン酸コラーゲン」の名称を変更して登録したもので，同商品は 2004 年 12 月から販売が開始され，10 年間で約 3,100 万袋の販売実績を有している。機能性関与成分であるコラーゲンペプチドに加えてヒアルロン酸，コンドロイチンを含有しており，膝関節のサポート機能を提供している。無味無臭の粉末であり，料理や飲み物に混ぜて使用する。

### 3. 2　八幡物産

八幡物産は鳥取県米子市に本社を構え，健康食品や化粧品などの製造，卸売，小売，農産物，水産物の加工，販売，日用雑貨の卸売，小売などの事業を幅広く展開する企業である。一般消費者に対しては，テレビ，ラジオ，インターネットやカタログによる通信販売やドラッグストアなどの店頭チャネルを主要なチャネルとしている。主力となっている商品は，健康食品では「国産グルコサミン」，「北の国から届いたブルーベリー」やローヤルゼリー配合の各種サプリメントなどである。

多くのグルコサミンサプリメントがエビやカニなどさまざまな甲殻類から抽出されているのに対して，同社の「国産グルコサミン」は日本有数の漁港である境港で水揚げされたベニズワイガニの腹と足の柔らかい部分のみを使用しており，その他コンドロイチンとヒアルロン酸を配合，日本海でとれた良質の原料だけで製造されている。

また，機能性表示食品として登録した「めばえ」は，マリーゴールド由来のルテイン，ゼアキサンチンにビタミン E，イチョウ葉エキス，ヘマトコッカス藻由来のアスタキサンチン，トマト由来のリコピンの 4 成分を加えたソフトカプセル状のサプリメントであり，2013 年 7 月の発売以来，6 万パック（30 粒入り）を出荷している。カプセルの製造は国内，米国の GMP 認証を取得している中日本カプセルで行い，米子市の自社工場では小分け包装を行っている。

**表 12　八幡物産の機能性表示食品**

| 商品名 | 機能性関与成分 | 機能性表示 |
|---|---|---|
| めばえ | ルテイン | 本品にはルテインが含まれます。ルテインには目の黄斑部の色素量を維持する働きがあり，ブルーライトなど光の刺激からの保護や，コントラスト感度の改善によって，目の調子を整える機能があることが報告されています。 |

（シーエムシー出版）

### 3. 3 日健総本社

日健総本社は岐阜県羽島市に本社を置く健康食品などを製造，販売する企業で，クロスタニン，ドナリエラを代表とする健康食品をはじめ医薬品，一般食品，化粧品事業，日用品，飼料・肥料事業のマイクロアルジェ（微細藻類）6事業を国内外で展開するネットワークサービス型の企業である。岐阜県の微細藻類未来工場で世界最高水準の設備群により，主にクロスタニン商品群の主原料を生産しているほか，イスラエルには現地法人のN.B.T（ネイチャー・ベータ・テクノロジー社）を設立してドナリエラの自社生産に取り組むなど，原料の生産から商品化，販売までを自社グループで一貫して行っている。さらに，台湾の台中市にはクロレラを計画培養するクロレラ培養工場を運用している。

2015年には石垣島に国内初となる天然物・微細藻類の生産基地の第1期工事が完成して稼働を始めている。同生産基地ではN.B.T社で培った技術を応用し，「密閉型タンク培養技術」と「屋外プール培養技術」を併用して安定生産を実現している。

クロスタニンは台湾のクロレラ培養工場で培養されたクロレラから微細藻類未来工場で多糖類を抽出して子会社の日健メディカルのカプセル工場でカプセル化，その後再び微細藻類未来工場で商品化して出荷されている。また，クロスタニンと並ぶ主力商品であるドナリエラは，イスラエルのワイツマン基礎科学研究所の指導の下に，N.B.T社のドナリエラ・バーダウィル培養工場で乾燥処理したドナリエラ・バーダウィルを国内のカプセル工場に運びカプセル化し，微細藻類未来工場で包装，出荷している。

今後，同社ではドナリエラ・バーダウィルの新知見として，眼障害治療における臨床試験に着手する。また，東京農業大学，中国農業大学，中国医科大学との間ではドナリエラの動物性ウイルスへの有効性，コッコミクサのアンチエイジング効果など微細藻類の機能性研究を推進していく。

主力商品である「クロスタニンゴールド」は，クロレラの主要成分である多糖体（N･$\beta$-1.3グルカン）を中心に，シイタケより抽出したエリタデニンをはじめ大豆レシチン，大豆油抽出物など10種類の植物栄養エキスをバランスよく配合した多糖体複合食品で，国内外で販売されているロングセラー商品である。主要成分であるクロレラ多糖体N･$\beta$-1.3グルカンは日常の食生活からは摂取しにくい成分で，同社では世界に先駆けて食品化に成功，国内外において数多くの特許を取得している。

塩分濃度が海水の約10倍といわれるイスラエルの死海で採取されている微細藻類ドナリエラ・バーダウィルは，緑黄色野菜とは比べ物にならないほど豊富な天然カロテノイドを含む微細藻類で，「ドナリエラハードカプセル」は2～3粒で1日分相当の天然カロテノイドが簡単に摂取できる。ドナリエラ・バーダウィルには，天然$\beta$-カロテン（9-シス型とオールトランス型）をはじめ身体に必要な栄養素が多く含まれている。$\beta$-カロテンは9-シス型50%とオールトランス型50%の2種類を含む天然$\beta$-カロテンで，身体になじみやすく，吸収されやすい。

一方，機能性表示食品への対応としては，機能性や安全性の立証へ向けて，東京農業大学との共同研究を行っていく予定としている。

### 3. 4 日本予防医薬

日本予防医薬は大阪大学医学部発であるバイオベンチャー企業の総医研ホールディングスの完全子会社で，健康補助食品の販売を主な事業としている。親会社の総医研ホールディングスは，高度なバイオマーカー技術，大学発の学術的基盤，多数のトクホ許可取得に関与した実績やノウハウの蓄積，10万名規模の未治療境界域被験者登録バンク，精度の高い試験を実施するための専門クリニックとの提携などを企業活動の特長としている。特に医薬や食品領域におけるエビデンスに基づいた自社製品の開発，販売，他社製品の開発支援，エビデンスの構築および活用を通じたEBM（Evidence Based Medicine = 科学的根拠に基づく医療）の推進およびマーケティング等の支援サービス，予防医療や医療の効率化支援サービスなどの事業に力を入れている。

日本予防医療はエビデンスに基づく独自性のある食品の開発，販売を担う企業で，大阪市や大阪市立大学が中心となって実施された厚生労働省の「疲労定量化及び抗疲労食薬開発プロジェクト（抗疲労プロジェクト）」から生まれた「イミダペプチド」（機能性関与成分：イミダゾールペプチド）のドリンクおよびソフトカプセルを主に通信販売チャネルで販売しているほか，イミダペプチドに2種の抗酸化物質であるフェルラ酸とビタミンCを加えたドリンク「イミダペプチド240」をヘルスケア卸売業のアルフレッサヘルスケアに専売品として供給している。また，抗疲労プロジェクトに参加した日本ハムと共同開発したドリンク「イミダFR」について，抗疲労効果の表示許可の取得に向け，特定保健用食品としての申請を行っている。さらに，2012年7月に錠剤タイプの「イミダペプチドプレミアム」，8月に店頭販売商品であるスポーツドリンクタイプの「イミダペプチドアスリート」を相次いで販売開始，2014年6月には「イミダペプチドアスリート」の専用ウェブサイトを開設するなど，イミダゾールペプチド含有商品の認知拡大と拡販に努めている。

同社では2014年4月，抗疲労プロジェクトから生まれた別の成分である「緑の香り」を利用した芳香剤「緑林の香り」を発売している。「緑の香り」は「青葉アルデヒド」とも呼ばれるトランス-2-ヘキセナール，「青葉アルコール」とも呼ばれるシス-3-ヘキセノールの少なくとも一種を含有する組成物で，両者はいずれも植物特有の青臭い香りの成分の一つであり，抗疲労効果が期待できることが確認されている。

同社の健康補助食品事業の2014年6月期における売上げは約9億6,600万円で，2010年6月期の約5.9倍に達するなど事業は急速に成長している。

### 3. 5 ファイン

ファインは，健康食品，サプリメントを40年にわたり研究開発，製造，販売をしている企業で，健康食品事業に加えて医療用食品，医薬部外品，化粧品事業，製造受託事業も展開している。自社製品については，研究開発，製造，研究，検査，販売のすべてを自社で手がけている。

表 13　ファインの機能性表示食品

| 商品名 | 機能性関与成分 | 機能性表示 |
|---|---|---|
| ひとみの恵ルテイン 40 | ルテインエステル | 本品にはルテインエステルが含まれます。<br>ルテインエステルには網膜中心部に蓄積する色素濃度を高め，日常生活で受ける光の刺激から目を保護する機能があることが報告されています。 |

（シーエムシー出版）

また，同社では大阪大学内にファインバイオサイエンス研究所を設置し，共同で研究開発に取り組んでいるほか，大学内の動物実験施設を利用した動物実験を行い，自社独自製品の科学的な効果を実証する研究も行っている。同社は最新技術を結集した ISO9001，GMP 認定のテクノ工場をはじめ，上郡，摂津の 3 工場を持ち，健康食品のすべての剤形に対応できる最新の機械設備を完備しており，1 日あたり錠剤約 5000 万錠，顆粒生産能力約 7 t，カプセル充填能力約 170 万カプセルの生産能力を保有している。

美容，ダイエット，活力，栄養補助，ビタミン・ミネラル，自然食品・健康食品，医療用食品，ペット用サプリメント，機能性化粧品と幅広い商品構成を持つ同社では，2014 年 3 月に発売開始した「ひとみの恵ルテイン 40」を機能性表示食品として登録している。同商品は 2 粒でルテインを 40 mg 摂取できる高配合を実現しているほか，次世代のオメガ 3 として注目されているナンキョクオキアミに含まれる希少成分であるクリルオイル，アスタキサンチン，ゼアキサンチン，ビルベリーエキスなどを配合している。

## 4　機能性食品の原料メーカー

### 4. 1　ユーグレナ

ユーグレナは東京大学発のベンチャー企業で，2005 年に世界で初めて微細藻類ユーグレナ（和名：ミドリムシ）の屋外大量培養技術の確立に成功した企業である。同社ではミドリムシを利用する事業を Food（食料），Fiber（繊維），Feed（飼料），Fertilizer（肥料），Fuel（燃料）の 5 つの分野へ展開していく戦略を描いており，培養技術の向上，開発を通じた原料の低コスト化を図りながら，価格の高い食料分野から順次各分野へ事業展開していくビジネスモデルを構築している。

現在では微細藻類ユーグレナを活用した機能性食品，化粧品などの開発，販売を行うとともに，バイオ燃料の生産に向けた研究などを行っており，東京大学をはじめ大阪府立大学，近畿大学，兵庫県立大学など国内大学の研究室との連携や各分野の企業との共同研究を通じて，同社が保有しているミドリムシの大量生産技術と各大学や企業の研究成果の相乗効果の創出による各事業の実用化を目指している。

2014 年には内閣府が推進している「戦略的イノベーション創造プログラム（SIP：エスアイ

ピー）」として，「未利用藻類の高度利用・培養型次世代水産業の創出に向けた研究開発」（研究期間：2014年10月～2019年3月）が採用され，（独）水産総合研究センターとの共同開発により，藻類の高付加価値成分を高効率生産するアスリート株の確立，低コストの大量培養システムの開発や藻類の有用成分の機能開発，商品開発などの研究を行うことになった。

研究開発では，藻類からの高度不飽和脂肪酸等の有用物質生産に特化して，微細藻類ユーグレナの食材活用やバイオ燃料開発を行ってきたノウハウ，知見を活かして，未利用藻類の価値評価，培養型水産業のビジネスモデルの構築などを推進する。藻類全般に関する知見の拡大や新しい商品開発に向けた技術の向上を通じて，最終的には藻類が生産する物質の価値評価などをもとに参入できるビジネスドメインを選定し，製品化を目指す。

国内のユーグレナ市場は急速に拡大しており，それに伴い同社の売上高は2010年の約7億3,454万円から2014年には約26億4,230万円へと約3.6倍に急拡大している。

ミドリムシは植物と動物両方の性質を持つ藻の一種で，野菜に多く含まれるビタミンやミネラルなどの成分に加えて魚に多く含まれるDHA，EPAといった不飽和脂肪酸など59種類の栄養素を持っている（表15）。

また，植物にある細胞壁がなく，細胞が細胞膜で構成されており，非常に高い消化効率で栄養を吸収できる。さらに，ミドリムシ特有の成分であり，$\beta$-1,3-グルカンの高分子体であるパラミロンは，粒子がらせんが絡まったような複雑な構造になっており，表面にある無数のミクロホールからコレステロールなどの不要物を取り込む機能を持つといわれる成分である。油分などの不要な物質を排出機能や，プリン体摂取時の吸収抑制機能などが代表的な機能である。同社ではパラミロンのプリン体吸収抑制剤および血中尿酸値低減剤に関する関連特許を取得している。

2014年11月には，パラミロンの継続摂取によりインフルエンザ症状が緩和することを示唆した研究結果を発表している。インフルエンザウイルスに感染したマウスにユーグレナ粉末，パラミロンおよびアモルファスパラミロン（パラミロンを化学的に処理し，結晶構造を壊した（非結晶）もの）を経口摂取させた場合の生存率と，肺の中のインフルエンザウイルス数を調査した

**表14　ミドリムシに含まれる59種類の栄養素**

| | |
|---|---|
| ビタミン類 | $\alpha$-カロテン，$\beta$-カロテン，ビタミン$B_1$，ビタミン$B_2$，ビタミン$B_6$，ビタミン$B_{12}$，ビタミンC，ビタミンD，ビタミンE，ビタミン$K_1$，ナイアシン，パントテン酸，ビオチン，葉酸 |
| ミネラル類 | マンガン，銅，鉄，亜鉛，カルシウム，マグネシウム，カリウム，リン，ナトリウム |
| アミノ酸類 | バリン，ロイシン，イソロイシン，アラニン，アルギニン，リジン，アスパラギン酸，グルタミン酸，プロリン，スレオニン，メチオニン，フェニルアラニン，ヒスチジン，チロシン，トリプトファン，グリシン，セリン，シスチン |
| 不飽和脂肪酸 | DHA，EPA，パルミトレイン酸，オレイン酸，リノール酸，リノレン酸，エイコサジエン酸，アラキドン酸，ドコサテトラエン酸，ドコサペンタエン酸，ジホモ$\gamma$-リノレン酸 |
| その他 | パラミロン（$\beta$-グルカン），クロロフィル，ルテイン，ゼアキサンチン，GABA，スペルミジン，プトレッシン |

（シーエムシー出版）

結果，被験物質を摂取しなかったマウスよりも，被験物質を摂取したマウスにおいて，生存率の向上および肺の中のインフルエンザウイルス数の減少を確認した。

さらに，パラミロンは乳酸菌の働きを活性化させる機能を持っていることも確認されており，オリゴ糖よりも乳酸菌の活性化を促す力があるとの研究結果が出ている。牛乳にミドリムシのエキスを加えると18時間でほぼヨーグルト化するという報告がある。パラミロンは食物繊維のような難消化性で吸収されずに体外に排出されるうえ，他にもさまざまな機能を有することが解明されており，機能性食品としての活用が期待されている。

同社ではユーグレナを医薬品，各種健康食品原料として国内のメーカー各社に販売するとともに，自社の通信販売サイトである「ユーグレナ・ファーム」を開設，自社開発のサプリメントを販売している。石垣産ユーグレナにニュージーランド産の有機栽培大麦若葉，インドネシア産の有機栽培明日葉を加えた栄養ドリンク「ユーグレナ・ファームの緑汁」をはじめ，有胞子性乳酸菌とビール酵母を配合したサプリメント「ユーグレナ・プラス」，うるち米を石垣産ユーグレナでコーティングした「石垣みどり米」，100％石垣の塩に石垣産ユーグレナをブレンドした「石垣みどり塩」など，すでに多くの商品が開発され，上市されている。その他，同社では全国のメーカーや店舗と石垣産ユーグレナを用いた菓子やドリンク，ラーメンなどを共同開発している。

また，2015年4月には，初の百貨店店舗として日本橋三越本店に「ユーグレナ・ショップ」を出店している。同店では店舗限定販売商品である自社のサプリメント「パラミロンデラックス」に加えて，化粧品ブランドの「B.C.A.D.」シリーズを展開している。さらに，2013年に完全子会社化した八重山殖産のクロレラ培養技術を活用してスタートした「ヤエヤマクロレラ」の原料，OEM事業の本格的な展開を目指して，2015年5月，自社サプリメントの「石垣島のクロレラ汁」を上市，自然食品店，物産店，百貨店などのチャネルで展開していく。同商品は石垣島産クロレラをベースに，ゴーヤ，ボタンボウフウ（長命草），黒糖，サトウキビ（バガス）などの沖縄産原料を配合した「豊富なカロテノイドで“強さを引き出す”沖縄原料にこだわった青汁」製品である。

一方，2014年4月には武田薬品工業との間で包括的な提携契約を結び，今後は共同プロジェクトを推進していく。共同開発商品の第1弾として「タケダのユーグレナ緑の習慣」をすでに上市しており，武田薬品工業はこれを契機に本格的に健康食品市場への参入を図る。

食品以外にも同社は幅広く，共同開発事業を展開している。代表的なプロジェクトであるジェット燃料の開発は，ミドリムシから抽出，精製される軽質のオイルの航空機燃料としての利用を目指す事業で，JX日鉱エネルギーや航空会社各社と共同で推進されている。

さらに，自動車メーカーのいすゞとは次世代のバイオディーゼルをつくり出す共同研究を行っている。両社が進めている「DeuSELプロジェクト（DeuSELは両社の登録商標）」では，すでに車両を完成させており，2014年7月から，いすゞの藤沢工場と小田急線の湘南台駅との間のシャトルバスとして定期運行して実験を繰り返している。DeuSELバスは通常のディーゼルエンジンを搭載したバスに，ミドリムシからつくった燃料 DeuSEL を入れて運行しているいすゞの社用車で運行するバスである。

一方，ミドリムシのすぐれた二酸化炭素固定能力（ミドリムシは熱帯雨林よりも単位面積当たりで数倍以上の二酸化炭素の吸収力を有している）を活用することで，地上での二酸化炭素を循環させることへの挑戦も続けられている。2009 年には沖縄電力の協力により，石炭火力発電所の排出ガスを用いてミドリムシを培養する実証試験を実施し，その結果，発電所の排出ガスを通気してもミドリムシは培養可能であることを確認し，加えて，空気を通気して培養した場合よりも，二酸化炭素などが多く含まれる火力発電所の排出ガスを通気して培養した場合のほうがミドリムシの増殖が速いことも発見している。現在では住友共同電力との共同研究により，排出ガスを通気したミドリムシの二酸化炭素固定化能力の評価と培養したミドリムシの分析および商業利用可能性を検討している。

さらに，2015 年 5 月には，国土交通省の 2015 年度「下水道革新的技術実証事業（B-DASH プロジェクト）」において，「バイオガス中の $CO_2$ 分離・回収と微細藻類培養への利用技術実証事業」が採択された。同プロジェクトは，同社が佐賀市や東芝などと共同で進めているプロジェクトで，窒素とリンを含む下水と下水処理の過程で発生する $CO_2$ を用いてユーグレナをはじめとする微細藻類を培養し，発生した $CO_2$ を有効活用する培養方法と下水中の窒素やリンの低減効果の実現を目指す実証事業である。

ミドリムシは高タンパクで栄養価が高いため，家畜や養殖魚の飼料としての活用も期待されている。特に養殖魚の飼料としてのミドリムシの活用は長年研究されており，稚魚の致死率低減の役割を果たすなどの結果が報告されている。また，家畜飼料としてニワトリにミドリムシを入れた飼料を与えたところ，鶏肉内のタウリン含量が増加したという結果も確認されている。ミドリムシから燃料となるオイルを抽出した残渣にはタンパク質が多く含まれており，残渣を飼料として使用することで，資源を無駄なく活用することが可能になる。

### 4. 2　DSM グループ

DSM グループでは機能性食品表示制度の導入に伴い，エビデンス戦略を強化している。同社はドイツに本社を置く世界有数の機能性素材メーカーで，ビタミン，ルテインなどの機能性素材を数多く世界各国に供給している。機能性表示食品制度に対応する企業活動ではグループ会社の DSM ニュートリションが取り扱っている機能性素材ルテインの普及拡大に注力しており，DSM グループが蓄積してきたエビデンスを生かして，国内の健康食品メーカーをサポートしていく。

同社が取り扱っているルテイン「FloraGLO」は，マリーゴールド・オレオジン（エステル体）を精製，結晶化したカロテノイドで，戦略的なパートナーシップを結んでいるケミンヘルス社の特許製法により製造されている。同グループでは「FloraGLO」を世界的な販売ネットワーク，機能性素材の取り扱いノウハウを生かして独占的に供給している。ルテインをはじめとする機能性素材の提供に加えて，機能性表示にあわせたエビデンス作成や届出サポートを支援するビジネスの展開を強化していく。

### 4. 3 ホクガン

冷凍倉庫業として創業したホクガンは，冷凍倉庫業，卸売販売に加えて自社ブランドの「Fresh！ ANMAR（フレッシュアンマー）」商品の製造，販売にも力を入れている。琉球料理を基本とする同社の商品は県内で製造されているほか，主に関東地方で販売する商品は2008年に開設した栃木県の日光工場で製造してされている。同社では1999年に沖縄県の第3セクターであるTTC（トロピカルテクノセンター）からフコイダン抽出技術の移転を受け，機能性素材のフコイダンの工業生産に進出，沖縄もずくを100％使用して原料モズクの1次加工（洗浄，異物除去，缶詰，冷凍保管）からフコイダン抽出精製まですべての工程を糸満，石垣両工場で一貫して行っている。

フコイダンはもずくや昆布などの褐藻類に多く含まれているヌメリ成分で，さまざまな生理活性が発表されている機能性成分（植物繊維）である。中でも沖縄地域でとれるもずくには良質のフコイダンが豊富に含まれている。同社ではフコイダン粉末とフコイダン液を原料化しているほか，一般消費者へ向けて「フコイダンゼリー超願寿」を商品化している。フコイダン粉末（フコイダン含有量85％）は沖縄もずくから抽出したエキスのみを噴霧乾燥させた純粉末で，デキストリンなどの賦形剤や保存料を一切添加していない。また，フコイダン液は沖縄もずくから抽出したエキスを，遠心分離，脱塩，分子分画，濃縮の工程を通じて精製した精製度の高いエキスで，3.0％グレードの規格品である。

同社ではフコイダンの抗潰瘍作用（P388白血病細胞増殖抑制作用），免疫賦活作用（RAW264細胞NO産生誘導作用），抗酸化力（ORAC値）に関する機能性評価を通じて，同社のフコイダンの機能性に関与するエビデンスを保有しており，東南アジアのバイヤーに高評価を得ていることから，生産設備を拡充，海外供給の拡大を視野に入れている。

消費者向けのサプリメント商品の「フコイダンゼリー超願寿」は，免疫機能をサポートするといわれる「フコイダン」，「ハナビラタケ」，「乳酸菌（エンテロコッカスフェカリス菌）」を豊富に配合した商品である。沖縄産もずくのみを使用し自社工場で抽出，精製した高品質なフコイダンエキスを配合しているほか，キノコ類の中でも$\beta$-グルカンの含有量が飛び抜けて高く，しかもその70％以上が免疫調製作用の高い$\beta$-1,3-$\beta$-グルカンで占められている国産屋内栽培のハナビラタケ，長寿の家系の若い健康なヒトの腸内から採取された乳酸菌FK23（1本あたり5,000億個）が配合されている。さらに，それらの主要成分に加えて秋・春・紫のトリプルウコン，米黒酢，シークヮーサーの健康活力素材も配合されている。

### 4. 4 池田糖化工業

池田糖化工業（広島県福山市）は，新しい加工用原料や食品原料の研究開発を通じて，食品メーカーの製品開発とその素材供給をサポートしている企業で，常時生産体制にある素材アイテムは10,000種以上に及ぶ中間原料品の大手企業である。食品素材の調達は東南アジア，北米，オセアニアなど世界に広がり，生産，販売ネットワークも日本全国に構築されている。食品素材に加えて，バイオ発酵，抽出，精製技術なども保有しており，食品素材に加えて機能性素材を開発しているほか，大学や外部研究機関との提携や交流を進めて中長期視点での基礎研究にも取り組んでいる。

機能性素材の開発では，自然界からの機能性成分を抽出，精製，加工して食品業界のニーズに応えているほか，生薬，ハーブ，果実などの機能性を有する各種植物抽出エキスを化粧品素材，医薬部外品素材として供給している。また，同社独自の酵素による合成技術と高度精製技術により生成されている「DHA（オメガ-3含有魚油）」は，従来とは異なるDHA含有油脂素材で，食品，サプリメント，飼料など幅広い用途へ向けて商品を取り揃えている。さらに，同社では独自の特許製法に基づく酵素を用いたエステル化技術により，新規機能を追加し，物性を改良した脂肪酸エステル類を販売している。

### 4. 5　富士化学工業

富士化学工業（富山県上市町）は医薬品の受託製造に加えて，機能性素材であるアスタキサンチン（製品名：「アスタリール」）の原料生産から精製，加工，最終製品の販売まで垂直的に手がける業界のトップ企業である。同社は1994年に世界で初めてヘマトコッカス藻由来のアスタキサンチンの商用生産に成功した企業で，2003年にはスウェーデン工場で世界初となる屋内式培養装置のバイオフォトリアクターを用いた生産を開始するなど，常に市場のリーディングカンパニーとして君臨してきた。同社では医薬品製造の経験と実績を生かし，アスタキサンチンの食品素材の展開においても独自製法を確立しており，成分の劣化を防いだ高品質な製品を粉末，オイル，水溶液などさまざまな剤形で安定供給することで，国内外の食品メーカーに信頼されている。2010年1月には米国FDAのGRAS認証を取得，また，同年12月には日本健康・栄養食品協会の「健康食品の安全性自主点検認証制度」により登録され，国内外で高く評価されている。

同社では基礎研究から臨床試験までアスタキサンチンに関する豊富な研究データやエビデンスを蓄積，保有している。また，眼の調節機能障害改善，筋肉持久力向上，筋肉損傷軽減，血管内皮細胞保護，内外両用の美肌作用，メタボリックシンドロームや高脂血症，高血圧，糖尿病などの生活習慣病の予防・改善，眼精疲労や筋肉疲労を含むあらゆる疲労改善，スキンケアなどの用途開発における多くの特許技術を出願している。

アスタキサンチンの需要は世界的に増大しており，慢性的に品不足が続く状況となっている。同社ではスウェーデン工場の生産能力を2倍にして対応していたが，2014年には米国ワシントン州に第2の生産拠点を開設，米国工場はスウェーデン工場の2倍の生産能力を持っている。北米事業では2014年末に設立した販売子会社のアスタメッド社を通じ，自社ブランドのサプリメントに加え，生活習慣病などの治療用機能性食品として米国で注目を集めるメディカルフーズ商品を2015年内に上市する予定としている。

国内では機能性表示食品制度の導入を直前に控えた2015年3月に，日本健康・栄養食品協会が消費者庁の受託事業として実施している「2014年度機能性評価事業」で，システマティック・レビューが行われ，健常人を対象とした臨床試験（査読付論文）を中心に眼の疲れの改善（ピント調節機能）に関するメカニズム，摂取量設定，効果確認，安全性確認，医薬品との相互作用等に関する文献を網羅的に収集，精査，総合評価された結果機能性成分として評価され，機能性表示食品制度への対応を可能とする評価として注目されている。

国内販売は完全子会社のアスタリールが担当しており，同社は食品，化粧品メーカー向けのバルク販売および医療関連機関取扱製品，一般消費者向けの最終商品の販売を行っている。一般消費者向け商品には「アスタビータ」，「アスタビータスポーツ」，「アスタメイト」の各商品を上市している。「アスタビータ」はアスタキサンチンに富士化学工業が独自開発したトコトリエノール（トコトリエノール含有パーム油抽出物）を配合したサプリメントで，「アスタビータスポーツ」にはさらに亜鉛を配合している。また，「アスタメイト」はアスタキサンチンにビタミンEを配合した愛犬用サプリメントである。一方，医療関連機関向けのサプリメント「アスタリールACT」は，アスタキサンチンを高配合（1日あたり12 mg）し，さらに，トコトリエノールと安定型ビタミンCを配合したサポートサプリメントである。

### 4. 6　ニチレイバイオサイエンス

ニチレイバイオサイエンスはセルバイオロジーと機能性素材を事業分野とし，医療，美容，健康，バイオ業界向けに高品質の商品，サービスを提供している。機能性素材，化粧品事業ではサプリメント，加工食品原料，および化粧品，医薬部外品製造専用原料を市場に供給している。主力商品はニチレイグループの食品部門が持つアセロラなどの天然素材の未利用部分を利用した機能性素材で，健康食品，化粧品原料としての用途開発を行っており，販路は食品，健康食品，化粧品メーカーに広がっている。また，同社では最終消費者へ向けて，ニチレイグループが長年にわたり育種栽培に取り組んできたスイセイランの花から抽出したエキスを配合した化粧品「シルヴァン」を通信販売している。

「ニチレイ・アセロラパウダー」は，ニチレイグループの素材提供力と同社の独自製法により抽出されたアセロラ由来のビタミンCを規格設定した食品原料用の高濃縮アセロラ粉末で，利用用途はサプリメント，加工食品，粉末飲料，製菓，製パンなどに広がっている。同粉末には世界で未確認の構造を有する新規フラボノイド配糖体であるアセロニジンのほか，ケルセチン配糖体，ロシアニジン類などのポリフェノールが含まれている。ビタミンCとポリフェノールが複合的に機能することによって抗酸化作用がもたらされる。同社が実施した試験では，水系の抗酸化評価法であるDPPHラジカル消去試験において，同粉末は含有するビタミンC以上の抗酸化効果を示したほか，油系の代表的な抗酸化評価法であるリノール酸自動酸化抑制試験においても，コエンザイムQ10と同等の抗酸化効果を示すなど，強い抗酸化作用を有している。さらに，同社ではプロシアニジンB2およびC1にヒアルロニダーゼ活性阻害作用およびヒスタミン遊離抑制作用の抗炎症効果を確認している。加えて，同粉末は線維芽細胞を用いた試験において，合成ビタミンCに対してコラーゲンの産生および存在量を有意に促進する効果も示しており，同社ではこれらのエビデンスをベースに，アンチエイジング，スポーツなどの酸化ストレス低減素材や美容素材原料として拡販に努めている。

### 4. 7　太陽化学

太陽化学は天然素材から最先端技術を応用した新素材まで，さまざまな食材，工業用途向け素材を取り扱っているほか，研究開発型企業として機能性素材の創造に取り組んでいる。同社のニュートリション事業部では天然素材の研究開発，製造，販売を行っており，カテキン，テアニンなどの緑茶関連商品，水溶性食物繊維などの機能性食品素材，ビタミン，ミネラル，PUFA（多価不飽和脂肪酸）製剤などを主要商品としている。

緑茶抽出物（製品名:「サンフェノン」）は緑茶エキス粉末，緑茶抽出物などの形状で，サプリメント，食品，飲料などの用途に合わせて多くのグレードを取り揃えているほか，酸化防止剤としてカテキン剤を販売している。緑茶カテキンをベースとして，緑茶の茶葉から抽出したポリフェノール，カフェインなどのバランスを調整して食品メーカーの多様なニーズに対応している。その他にも同社では緑茶のうまみ成分であるL-テアニン（アミノ酸）を独自の酵素法により大量生産した「サンテアニン」，国内メーカーでは同社だけが製造しているグアーガム酵素分解物（製品名:「サンファイバー」，生産地はインド），なども上市している。

さらに，同社の「サンアクティブ」ブランドは，同社が開発した「NDS（ニュートリションデリバリーシステム）」技術により製造されている製剤で，ヘマトコッカス藻由来アスタキサンチン，マリーゴールド由来ルテイン，リコピン，$\beta$-カロテン，ビタミンE，$\alpha$-リポ酸，コエンザイムQ10，DHA，ブドウ若芽エキス由来レスベラトロール，鉄（ピロリン酸第二鉄），マグネシウム（リン酸三マグネシウム）などを取り揃えている。NDSはカロテノイドをはじめ，低吸収性が製品化のネックになっている機能性成分の体内吸収性を高める製造技術である。

### 4. 8　築野食品工業

築野食品工業（和歌山県伊都郡かつらぎ町）は米ぬかの高度利用に力を注ぐ研究開発型の素材メーカーで，米や米ぬかから栄養素の高い米油やフィチン酸，イノシトール，$\gamma$-オリザノールなどの高機能生理活性物質を抽出し，食品，医薬，化粧品，飼料などの原料として市場に供給している。また，同社は世界で初めて高純度の天然フェルラ酸の開発に成功した企業でもある。同社の「TSUNOこめ油」は国内シェア第1位で，輸入原油を含む国内シェアは41.3%，国内原油シェアは60%に達しており，欧州への輸出も始まっている。2015年5月末現在，同社のこめ油関連製品は販売が予想以上に好調で，原料の安定確保に支障が生じたため，消費者向け商品の販売を停止せざるを得ない状況に陥っている。

こめ油は日本で商業的に生産される植物油では唯一国産原料から製造される油である。不ケン化物としてビタミンEや$\gamma$-オリザノール，ステロールなどの保健機能成分を豊富に含むことから，最近は保健機能の高い植物油として注目されている。また，こめ油は不飽和脂肪酸のオレイン酸やリノール酸を多く含有しており，飽和脂肪酸のパルミチン酸を加えると，全脂肪酸の95%を占めている。これらの機能性成分を含むこめ油は，血清コレステロール低下作用や抗酸化作用をはじめ，さまざまな保健機能が報告されている。

同社ではこめ油から$\gamma$-オリザノールや$\gamma$-オリザノールの成分であるフェルラ酸を抽出，販売している。$\gamma$-オリザノールはフェルラ酸，ステロール，不飽和トリテルペンアルコールもしくは植物ステロールとのエステルの総称で，無味，無臭の淡黄色の粉末である。吸湿性がなく，熱に安定であり，食用油には溶けるが水には不溶である。分子内のフェルラ酸の機能として，紫外線吸収作用や抗酸化作用を有しており，熱安定性が高いため，加熱時にはビタミンEよりすぐれた抗酸化能を示すことが確認されている。

$\gamma$-オリザノールは消化管で加水分解されるため，$\gamma$-オリザノール形態以外に構成成分であるフェルラ酸，ステロール，トリテルペンアルコールの機能を併せ持っており，古くから心身症（更年期障害，過敏性腸症候群）における心身症候ならびに不安，緊張，抑うつ，高脂血症に対する効果，効能により医薬品として使用されているほか，酸化防止剤として食品添加物に認可されている。最近では，抗炎症作用，抗糖尿病作用，抗アレルギー作用，皮膚の乾燥や肌荒れを防ぐ作用，筋肉疲労防止作用，クルクミンやプロポリスのカフェイン酸フェネルエステル（CAPE）と同様のエタノール性肝炎の治癒効果などが報告されており，多様な生理機能が注目されている化合物である。日本では厚生労働省の食薬区分リストに収載されているため，食品として利用できず，食品では$\gamma$-オリザノール含量を高めた米胚芽油の形で使用されている。製品用途では敏感肌化粧品，アンチエイジング化粧品，美白化粧品などに広く活用されているほか，健康的なコレステロールレベルのサポート，更年期障害の症状の緩和や筋肉増強のためのサプリメントとして利用されている。

フェルラ酸は$\gamma$-オリザノールの構成成分で，フェニルプロパノイドに分類されるフェノール性化合物である。フェルラ酸はリグニンなどをフェニルアラニンから合成する経路の中間体であり，細胞壁を強化するための架橋構造や$\gamma$-オリザノールの構成成分として存在している。すべての植物に存在する成分であるが遊離体の形ではごく少量しか存在しない，無味，無臭またはわずかにバニラ様の香りを持つ白色～淡黄褐色の結晶粉末である。フェルラ酸はラジカル消去作用と活性酸素消去作用を有する食品添加物の酸化防止剤として，生鮮野菜，果実，菓子，デザートなどに用いられているほか，天然由来の紫外線吸収剤として化粧品用途にも利用されている。最近では，比較的軽度で高齢発症のアルツハイマー病の患者において高い症状改善作用が報告され，病院でも使用が始まっている。さらに，高血圧改善作用，持久力向上や抗疲労作用，クルクミンやプロポリスのカフェイン酸フェネルエステル（CAPE）と同様のエタノール性肝炎の治癒効果などが報告されている。

同社は$\gamma$-オリザノールで世界の 80%，国内の 90%，フェルラ酸では国内外ともに 100%の市場シェアを獲得するなど，非常に高い国際競争力を保持する企業である。

## 4. 9　ブロマ研究所

ブロマ研究所は，矢ヶ崎一三元東京農工大学教授が提唱する「Bromacology（食理学：食品素材と人間の健康維持に深く関わっている免疫細胞との相互作用を研究する学問）」の研究成果を食品，化粧品の開発に取り入れ，予防医学の視点から機能性素材や化粧品素材の研究開発とOEM 商品などを提供している。同社はエビデンスに基づき開発した自社の機能性素材を使った新商品の開発から製造，パッケージデザインや販売促進，商品説明までトータルにサポートしている。

同社では抗酸化素材の「GliSODin（グリソディン）」（SOD 活性誘導素材），BRM（Biological Response Modifier：免疫賦活物質）乳酸菌素材の「ナノ型乳酸菌 nEC」，糖鎖／抗インフルエンザ素材の「コロカリア R」（酵素処理燕窩），抗アレルギー素材の「ジャバラ」，除染食品素材のアップルペクチン，玄米など他社にない個性豊かな機能性素材を取り扱っている。

BRM 乳酸菌は，白血球を活性化する栄養素である。白血球は骨髄でつくられる免疫賦活物質で，体内に侵入してくる細菌やウイルスおよび体内で発生したがん細胞，自己細胞の死骸，悪玉コレステロールなどの異物を取り除く働きを持っている。BRM を含有する食材は多いが，BRMは腸内に生息する乳酸球菌に多く存在しており，同社では BRM 乳酸菌をベースとする機能性素材を販売している。

「ナノ型乳酸菌 Nec」は，腸管系 *Enterococcus faecaclis* を培養した後，乳酸菌だけを集め，殺菌，粉体化した高濃度の殺菌乳酸菌粉末で，独自のナノ化技術で粒子の直径を 0.6 $\mu$m サイズの微粒子にしたナノ型乳酸菌である。従来の殺菌乳酸菌粉末が粉体化の際に乳酸菌同士が凝集し，粉体を水に溶かしたときにさまざまなサイズの粒子径を有する懸濁液となるのに対して，水に溶かしたときでも菌塊 1 つ 1 つがバラバラ（均一）になっており，従来の乳酸菌と比べて菌 1つ 1 つの活性が発揮される特徴がある。

同社の「ナノ型乳酸菌（食物繊維 + オリゴ糖）」は，ナノ型乳酸菌 nEC とオリゴ糖と水溶性食物繊維を配合したゲル状タイプの機能性原料で，体内吸収が早く，免疫系を活性化するだけでなく，ビフィズス菌などの善玉菌を増殖させて腸内環境を正常化する作用を備えている。一方，「GliSODin」は，南フランス産の特別種メロンの抽出エキスを小麦グリアジンでコーティングした 100%植物由来の SOD 活性誘導素材で，他の SOD 様食品に比べて非常に高い SOD 活性を有することが確認されている。

「コロカリア」は，健康維持に必要なシアル酸をはじめとする健康維持に必要な成分が豊富に含まれているアナツバメの巣を原料とし，有効成分が消化されにくいアナツバメの巣の欠点を独自の酵素処理技術により体内吸収性および有効性を高めた新素材である。「コロカリア」はガラクトースに加えて，普段の食事では補えない糖であるマンノース，フコース，N-アセチルグルコサミン，N-アセチルガラクトサミン，N-アセチルノイラミン酸（シアル酸）の6つの糖鎖が含まれており，インフルエンザ感染抑制作用などが確認されている。

「ジャバラ」は，和歌山県北山村だけに自生している独特の香りとさわやかな苦みがあり，種が少なく果汁が多い果実である。ジャバラの果実には果汁の12.8倍以上のナリルチン（フラボノイド）が含まれており，花粉症の抑制作用が期待されている。同社の「極百楽（じーばいらー)」は，ジャバラに乳酸菌を配合して花粉症，アトピーの症状を軽減する作用に加えて免疫バランスの正常化作用を高めた機能性素材として開発されている。

同社が提供している機能性素材は，独自処方のOEM供給で引き合いが増加しつつあり，今後提案の積極化を通じて商品の拡販を目指す。

## 5 生産者団体，異業種メーカーその他

### 5. 1 アークレイ

診断，治療，検診のための臨床検査用の機器・試薬および検査データ管理システムなどの医療用検査システムを事業の柱とするアークレイは，機能性食品素材の開発，販売事業も手がけている。2006年にスタートした機能性食品素材の開発では，臨床検査機器，試薬開発で培った医療分野での専門性を生かして，臨床試験などによりエビデンスを証明した機能性食品素材を開発している。抗糖化，アンチエイジング，抗メタボリックシンドロームなどの健康効果の分野において，古来より食品として親しまれているハーブや果物などの成分に新しい価値を見出し，製品化することを目指しており，シイクワシャーエキス（製品名：「ビレチン」)，温州ミカンエキス（製品名：「クリプトベータ」)，抗酸化対応の混合ハーブエキス（製品名：「AGハーブMIX」)，はっさくオイルエキス（製品名：「ラプテン」）などの商品がある。

シイクワシャーエキスはシークワーサー果実から抽出されたエキスで，機能成分であるノビレチンおよびタンゲレチンを高濃度で含有している。同社では100％沖縄産の原料を使用している。また，温州ミカンエキスは温州ミカン由来成分の$\beta$-クリプトサンチンを高い濃度で含有している食品素材で，メタボリックシンドロームに対応する清涼飲料やゼリー飲料などの原料としての採用を目指している。同素材は京都大学，果樹研究所との共同研究や疫学調査によって，骨粗しょう症，肝機能障害，動脈硬化などの生活習慣病リスクを低減させる健康データが整いつつあることから市販に踏み切った。新素材はミカン風味のあるペースト状の素材で，1gあたり0.18mg以上の-クリプトサンチンを含んでおり，温州ミカンの果汁残渣を原料として加工されている。機能性食品素材として推奨摂取量は1日あたり2.8～17g（$\beta$-クリプトサンチンとして0.5～3mgに相当）で，同社ではエビデンスのある原料としてサプリメントメーカーや飲料メーカーに対して食品素材として提案していく。

### 5.2 JAみっかび／農研機構果実研究所

静岡県のJAみっかびは$\beta$-クリプトサンチンを含む温州ミカンの機能性表示食品としての登録を目指している。三ヶ日町（現在は浜松市三ヶ日町）とJAみっかびは，2003年から農業・食品産業技術総合研究機構（農研機構）果樹研究所とともに，三ヶ日町民を対象として温州ミカンの栄養疫学調査（三ケ日町研究）をスタートさせた。三ヶ日町では住民の多くがミカン産業に従事しており，ミカンをたくさん食べる人からほとんど食べない人まで幅広く分布しているため，ミカンの健康影響を高い精度で評価する環境が整っていたことが調査の背景として存在している。また，2005年からは骨密度の項目を加え，関連性を調査してきた。4年間，457名を対象とした追跡調査の結果，同研究所は閉経女性における$\beta$-クリプトキサンチンの血中濃度と骨粗しょう症の発病リスク低減に関連性があることを究明，温州ミカンに多く含まれる色素$\beta$-クリプトキサンチンに閉経女性の骨粗しょう症の発症率低減作用があることを公表した。

調査では，血中の$\beta$-クリプトキサンチン濃度が，低い，中，高い，の3グループに分け，各グループでの骨粗しょう症の発症率を調査。低いグループに対して，高いグループは約9分の1の発症率だった。調査した6種類のカロテノイドのうち，骨粗しょう症の発症リスク低減に有意な関連が認められたのは$\beta$-クリプトキサンチンのみで，男性や閉経前の女性においてはこのような関連はみられなかった。

農研機構果樹研究所では，2012年度の補正予算を活用して，柑橘類に含まれる$\beta$-クリプトキサンチンのエビデンスの確立を目指した機能性食品開発プロジェクトを立ち上げ，

・$\beta$-クリプトキサンチンの多様な生体調節機能（抗メタボ作用等）を，ヒトを対象とした栄養疫学研究と介入研究および細胞・実験動物を用いたメカニズム研究で明らかにする。
・$\beta$-クリプトキサンチンを高含有化させるための栽培・貯蔵技術を確立し，高品質で健康に役立つカンキツを消費者に提供する。
・$\beta$-クリプトキサンチンを周年的に摂取できるようにカンキツ加工食品を全国レベルで事業化するためのシステムを構築する。

研究を通じて，高品質・高機能な$\beta$-クリプトキサンチン高含有柑橘および加工品を消費者に普及させる取り組みを始めている。

プロジェクトは機能性表示制度へ向けた産地と一体化した取り組みとして進められ，JAみっかび，果樹研究所，静岡県果樹研究センターが連携して推進されている。研究は近赤外選果機で等級分けされた各ミカンの$\beta$-クリプトキサンチン量を推定し，信頼性の高い含有量としての表示を可能にする方向で進められており，JAみっかびでは2015年産のミカンから表示できるように申請の準備を進めている。

### 5.3 新潟市農業活性化研究センター

2013年6月にオープンした新潟市の農業活性化研究センターは，前身の園芸センターから引き継いだ花卉，野菜，果樹，水稲の生産技術研究業務に加えて，生産，加工，販売を一連で支援

する6次産業化の拠点として設立された。同研究センターではイチゴの「越後姫」の栽培実験や新品種のトマトの比較実験などの試験調査事業を行っているほか，農業従事者に対する販売や加工，ブランドづくりなどの支援を目的とした「研修・セミナー事業」や「相談事業」を行っている。同研究所では現在，機能性表示食品制度に対応した柿の葉飲料の開発を視野に試験を進めており，柿の葉に含まれる機能性成分であるプロアントシアニジンとフラボノイド類の血圧上昇抑制作用について成分分析し，ヒト試験を実施する。同プロジェクトは，農家の高齢化による耕作放棄地の増加に悩んでいたJA新津さつきと柿の果実と葉の機能性に関する研究を行っていた新潟薬科大学および新潟市の産学官が連携して2014年にスタートしたもので，原料の葉には剪定枝を使用し，500 mL入りペットボトルに乾燥葉4 gを使った場合，10アールあたり8万円の収入に結びつくと試算されている。

### 5. 4 井原水産

井原水産は塩数の子の生産を主体とする水産加工食品メーカーで，主力商品である塩数の子は，関西方面を中心に全国各地へ出荷され，ヤマニブランドとして認知を得ている。一方，サケ皮を原料とするマリンコラーゲン（コラーゲンペプチド，アテロ化コラーゲン）の製造など機能性食品の生産にも進出して事業の多角化を図っている。サケの漁獲量の減少により，同社では一般消費者向けの「マリンコラーゲンパウダー」シリーズの原料をサケから天然海洋性魚類のウロコに変更し，「お魚からつくったコラーゲンパウダー」として，商品の供給を図っている。一方，同社では数の子の「体に悪い」というイメージの払拭を目的に数の子が持つ成分の研究を続けていたが，2014年に北海道情報大学と共同で実施した臨床試験で，数の子を食べると血液中の悪玉コレステロールは変化せず，逆に善玉コレステロールは増加することを実証している。同社ではこの結果を得たことにより，数の子の機能性表示食品制度への登録も考えるとしている。

# 第18章　主要機能性素材の市場動向

## 1　美容／アンチエイジング素材

### 1. 1　コラーゲン

コラーゲンは美容市場の機能性素材ではNo.1に位置する原料であり，最終製品はサプリメントから一般食品まで広がっている。美容用途での市場は成熟化しており，同用途では商品の付加価値による差別化が競争戦略のポイントとなっている。消費者アンケートの結果では，コラーゲンは女性では年齢を問わず認知度，効能理解度が高い反面，男性では50代，60代に認知や効能理解が偏っている。

コラーゲンは体内のタンパク質の約30〜40%を占め，皮膚や筋肉・内臓・骨・関節・眼・髪などあらゆる組織で大切な働きをしているが，コラーゲンのもう1つの機能である骨，関節のサポート素材としての理解度はどちらも7%程度しかなく，グルコサミンに大きく遅れをとっている。現在では骨，関節，筋肉などの新しいエビデンスに基づいて表示してコラーゲンの需要拡大につなげようとする動きが生まれつつあり，機能性表示食品の登録が期待されている。

コラーゲンペプチドは効率よくコラーゲンが摂取できるように，コラーゲンを低分子化し体内に吸収されやすく加工した高純度たんぱく質である。溶解性が高く，冷やしても固まりにくいので，飲料やスープなどにも混ぜることができ，不足しがちなコラーゲンを手軽に摂取できるメリットがある。牛，豚，魚などからつくられており，コラーゲン同様，美肌作用，骨粗しょう症の予防作用，軟骨の再生作用，脂肪の蓄積抑制作用，血圧上昇抑制作用などを有している。

**<企業動向>**

国内でコラーゲンを取り扱う企業は数多く存在しているが，国内生産ではニッピと新田ゼラチンの2社で市場の約80%を占めている。ニッピは，ウシ，ブタ，魚由来コラーゲンを各種取り揃えており，食品用途ではブタ由来品で大きなシェアを持っている。また，フィッシュコラーゲンでは海水魚のウロコ由来の「ニッピペプタイドPCP」と淡水魚のウロコ由来の「ニッピペプタイドPCP-A」，皮由来の「PCPAS」など幅広く取り揃え，飲料や美容食品中心に利用されている。

新田ゼラチンは「Wellnex（ウェルネックス）」ブランドで，ブタ，魚由来のコラーゲンを各種取り揃えている。美容，骨，関節，筋肉，血圧など各種用途へ向けて低分子を含めてさまざまなタイプのコラーゲンペプチドをラインアップしており，顧客企業の多様なニーズに応えている。

両社ともにコラーゲンペプチドに関する多くのエビデンスを保有しており，機能性表示食品制度の導入を契機に積極的な用途開拓を通じた販売拡大，市場の活性化を目指している。

龍泉堂はタマネギエキス加工食品で医療や栄養の専門家から高い評価を得ている企業であるが，非変性Ⅱ型コラーゲン（製品名：「UC-2」）のトップメーカーである。同素材はロコモティブシンドローム，変形関節症といった中高年層に共通している日常生活上の悩みに対応する原料として注目を集めている。東京大学医学部の研究グループがコホート研究の結果をもとに算出したロコモの原因疾患有病者数は4,700万人以上にものぼり，メタボリックシンドローム同様予防医療の分野でもロコモ対策が急がれている。このような状況下，ロコモ対象とする健康食品市場は2,000億円以上の潜在性を有している。ロコモ市場はカルシウム，グルコサミン，コンドロイチン，コラーゲン，ヒアルロン酸などの関節軟骨成分などで構成されているが，これらの機能性素材を配合したサプリメントは，“磨耗した軟骨を補う”ために軟骨の構成成分を栄養として摂取する目的で使用されている。それに対して，非変性Ⅱ型コラーゲンは関節軟骨成分の約20％を占めている成分で，従来のサプリメントよりも非常に少量の摂取で高い効果を示す。ハーバード大学やヒューストン大学が変形性関節症患者や関節リウマチ患者へのヒト臨床試験によるエビデンスを提示している。

非変性Ⅱ型コラーゲンの作用機序は，従来品とはまったく異なっており，胃酸や酵素によって部分的に分解されるものの，ある程度の大きさのコラーゲン分子のままエピトープを維持した状態で腸管に届いて認識される。もともと体内に存在する成分と同じものは攻撃しないという免疫システムをうまく利用した，“経口免疫寛容（不応答性）”というメカニズムが働き関節炎を起こしている部位で免疫の攻撃が停止されることで，結果的に関節軟骨の産生が促進される。同社では膝や腰椎の変形性関節症向けの機能性食品として，非変性Ⅱ型コラーゲンの採用を今後強力に働きかけていく。

コラーゲンの国内需要量は6,000トンに近づいており，需要の伸びは小さくなっている。価格はウシ由来コラーゲンが1 kgあたり1,500～2,000円/kg，ブタ由来コラーゲンが1,800～2,000円，魚由来コラーゲンが2,400～3,000円，非変性Ⅱ型コラーゲンが8,000～10,000円である。

### 1. 2　プラセンタエキス

プラセンタは哺乳類の胎盤から有効成分を抽出した胎盤エキスであり，アミノ酸やタンパク質，脂質，糖質などの栄養素と身体の働きを活発にするビタミン，ミネラル，核酸，酵素などの生理活性成分，細胞の新陳代謝を促す成長因子（グロースファクタ）など，胎児の成長に欠かせないあらゆる栄養素が含まれている。

プラセンタは細胞の新陳代謝を促す役割を果たしているほか，美白作用，線維芽細胞活性化作用，肌の若返り促進作用，代謝機能の促進（体力アップ，疲労改善，痩身）うつ症状の改善作用，ストレス耐性の強化，ホルモンバランスのコントロール作用などの多くの機能を持っている。プラセンタは医薬品，健康食品，化粧品などに広く使用されており，医薬品では肝臓病や婦人病の注射や薬として認可されている。

プラセンタエキスの原料にはヒト由来，ウシ由来，ブタ由来，馬由来など多くの種類があり，メーカーによってさまざまな原料が使用されている。

**＜企業動向＞**

国内におけるプラセンタのトップメーカーはスノーデン（東京都）で，同社ではブタ，ウマから収集した満期胎盤を国内でエキス化して，医薬品，化粧品，健康食品に展開しているほか，健康食品，化粧品の原料としても販売している。健康食品用のプラセンタエキスは，日本，スペイン産の白ブタ胎盤やニュージーランド産のウマ胎盤を国内の自社工場でタンパク分解酵素処理してスプレードライヤーで粉末化したもので，錠剤，ハードカプセル，ソフトカプセル，ゼリー，ドリンクなど幅広く取り揃えており，あらゆる用途に対して供給可能な体制を構築している。同社の健康食品は，2013 年 9 月に日本健康・栄養食品協会が公示した「プラセンタ食品品質規格基準」をいずれも満たす高品質商品で，2014 年には食用プラセンタ原料を刷新し，新しいブランドで展開している。また，同社ではプラセンタ OEM 商品の受託製造も行っている。

日本ハムは国内産のブタ胎盤から抽出，精製した液体，粉末のプラセンタエキスを製造，販売している。いずれの製品も日本健康・栄養食品協会の「プラセンタ食品品質規格基準」を満たしており，同社ではトレーサビリティとエビデンスを重視したビジネスを展開している。

FAP ジャパン（横浜市）は機能性食品原料素材，健康美容原料素材の開発，輸入，卸売や OEM 商品の企画開発を行っている企業で，デンマークや中国産のブタ由来のプラセンタエキス粉末を輸入販売している。また，同社は北海道の契約農家における満期出生馬胎盤のみを使用する低分子プラセンタエキス粉末を国内で加工して販売している。

三共理化（東京都）は畜産副産物の再資源化事業および機能性素材原料の研究，開発事業を行っている。同社ではブタおよびウマ胎盤を原料とするプラセンタエキス（液体品，粉末品）を化粧品，健康食品原料として製造している。

プラセンタの市場は一時の急成長が終了して現在は落ち着いた動きを示している。また，美容素材に加えて，血流促進作用を訴求する商品が増加する傾向がみられる。市場規模は 40 億円程度とみられ，食品原料は 6 億円程度である。価格はブタ由来の食品用原末で 1 kg あたり，8 万円，馬由来の食品用原末は 20 万円程度である。

### 1.3　セサミン

セサミンはゴマの種子に含まれている抗酸化物質で，強力な抗酸化作用により細胞の老化やガン化の促進因子と考えられている過酸化脂質の生成を抑制し，老化のスピードをゆるやかにしたり，ガンを予防したりする効果が認められている。また，悪玉コレステロールを減少させ，動脈硬化を防ぐ効果が高脂質血症の改善薬なみにあることも臨床試験で確認されており，さらに，肝機能を活発にして肝臓の負担を軽くする作用も確認されている。

**<企業動向>**

セサミンはゴマのセサモリンという成分から生成されるが，ゴマそのもののセサミン含有量は極少量で，ゴマ油に豊富に含まれている。サントリーはセサミンを発見した企業で，セサミンの研究については20年以上の歴史があり，100件を超える学会発表数，30報にのぼる論文数を保有するパイオニア企業である。セサミン研究の発端となったのは，京都大学との共同研究で，セサミンに脂質の酸化抑制作用（抗酸化力）があることをヒト試験で確認している。同社ではその後ゴマ油からセサミンを抽出，精製する方法を開発，「セサミン（現・セサミンEX，サントリーウエルネスから発売）」として商品化し，サントリーグループを代表する健康食品に成長している。

バイオアクティブズジャパンはインド産のゴマエキス「セサヴィタ（70%，90%）」を輸入，販売している。同社は同原料（70%規格）を用いた *in vitro* 実験で，種々のゴマエキス濃度にわたり膵リパーゼ抑制効果を確認している。また，「セサヴィタ」を使用した前糖尿病や軽度から中程度の脂質異常症である被験者へのヒト臨床試験では，空腹時血糖（FBS）に関して有意な改善が確認されている。

公知貿易はインド産の黒ゴマ由来の「セサミン90」（セサミン含量85～95%）を販売している。同社ではさまざまなカテゴリーの製品に複合して配合できる応用力の高さをセールスポイントとしており，水溶性セサミンの開発も進めている。

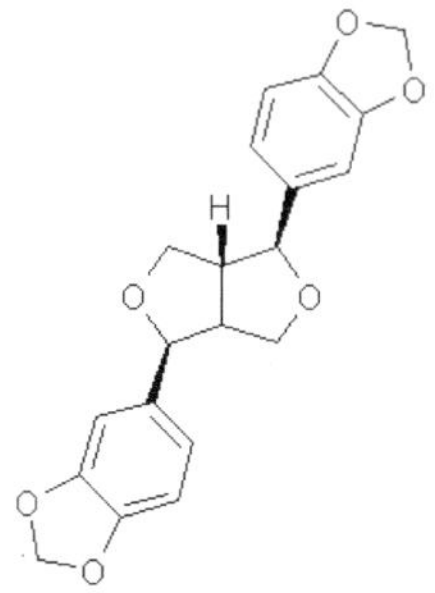


**セサミンの構造式**

## 1. 4　セラミド

セラミドは人の肌バリア機能ともいわれる角質層の重要成分である。スフィンゴ脂質やセレブロシドとも呼ばれ，角質層にある細胞間脂質という肌の2次バリア成分の40～65%を占めている。肌バリア機能は空気の乾燥や生活習慣の乱れ（食生活の偏り，睡眠不足，水，ストレスなど），加齢などが原因となって皮脂や角質が傷つき，回復が間に合わなくなると失われてしまう。肌バリア機能が働かなくなると，肌の水分が蒸発して乾燥肌になりやすくなる。セラミドが不足している乾燥肌では，汚れや細菌などが侵入しやすい状態になる。セラミドは水に対して不溶であり，水分の保持と肌の保護のため肌バリアを築いている。そのため，セラミドが不足すると肌に刺激感やかゆみが発生し，肌を掻くことで角質が傷つき，水分の蒸発がさらに進んで乾燥肌が進んだり肌荒れしたりする悪循環に陥る。

セラミドを含むサプリメントや食品を継続して摂ることで，肌の水分保持機能が改善され，コラーゲンを安定化させることもできる。コラーゲンやエラスチンの働きである，肌にハリを持たせ弾力性のある肌を保つ働きは，保湿作用などがあるセラミドやヒアルロン酸などを相乗することで生まれると考えられている。また，セラミドには肌の美白作用やメラニン生成抑制作用も報告されている。

セラミドには外部刺激に対するすぐれた肌バリア機能，水分保持機能，ターンオーバーの促進機能，シワを軽減する機能など異なる機能を持つ多様なセラミドが存在しており，現在 10 種類以上のセラミドの存在が確認されている。

セラミドは動物由来（天然セラミド），植物由来，バイオセラミド，合成セラミドに大別することができ，従来は牛をはじめとする動物由来のセラミドや化学合成されたセラミドが主流を占めていたが，狂牛病の流行後はコンニャク芋や小麦，米，大豆，ホウレン草などの植物から抽出する流れに変わってきている。

動物由来の天然セラミドの特色は，多くの種類のセラミドを含有していることにあり，肌に浸透しやすく親和性が高い特徴を持っている。また，使い続けることによってセラミドの産生量を増やす働きも期待できるといわれているが，価格が高いという欠点がある。

コメ，トウモロコシ，大豆，コンニャク芋などに由来する植物性セラミドでは，安価で大量生産でき，アレルゲンになりにくいコンニャク芋由来のセラミドが注目されている。

バイオセラミドは人の肌にあるセラミドを真似て酵母からつくられたセラミドである。肌にあるセラミドとまったく同じ構造をしており，天然セラミドに負けない保湿力と浸透力がある。また，価格的にも動物由来の天然セラミドより安価で，安全性も確認されている。

合成セラミドはセラミドに類似した物質を化学的に合成したもので，セラミドに似た分子構造をしている。安価であるが，セラミドとはまったく別物であり，疑似セラミドともいわれている。

セラミドは従来からコラーゲンとセットにして美容ドリンクやサプリメントで利用されてきた。

**<企業動向>**

2014 年 6 月，資生堂が「肌が乾燥しがちな方に適する」旨のトクホ表示許可を申請していたコンニャク芋由来グルコシルセラミドを配合した清涼飲料水「素肌ウォーター」について表示許可が認められた。同商品には 1 本（350 mL）に対して，1.8 mg のグルコシルセラミドが配合されている。同社では「素肌ウォーター」の継続的使用によってセラミドが体内に補給され，水分保持力が高まって，肌の乾燥を防止することを確認している。「素肌ウォーター」のトクホ表示許可とともに，セラミドの原料市場およびセラミド含有商品市場は活性化の様相を見せ始めており，サプリメント，ドリンク，ゼリーなどへの利用が増加している。

オリザ油化は米ぬかおよび米胚芽から抽出，精製された「オリザセラミド（米セラミド）」を上市している。同製品には米由来スフィンゴ糖脂質が多く含まれている。米由来スフィンゴ脂質は動物性スフィンゴ脂質同様，長鎖塩基スフィンゴシンに脂肪酸が酸アミド結合した疎水性セラミドが基本骨格となっており，長鎖塩基スフィンゴシンおよび脂肪酸の炭素数の違い，水酸基や二重結合の有無により分子種に多様性があり，少なくとも20種類以上のスフィンゴ脂質分子種が存在することが確認されている。同社では自社による研究で4種類のスフィンゴ糖脂質の化学構造を明らかにするとともに，北海道大学大学院との共同研究で，含量が多いと予想される米由来スフィンゴ糖脂質について化学構造の解析を行い，主スフィンゴ糖脂質の構造を決定している。「オリザセラミド」中のスフィンゴ糖脂質（米ぬかから得られたスフィンゴシン誘導体を主成分とする）は，唯一食品添加物の乳化剤としても登録されている。同社では粉末，乳化液タイプに複数のグレードを取り揃えて顧客企業のニーズに対応している。

ユニチカはコンニャク芋由来のセラミド（製品名：「こんにゃくセラミド」を美容食品，化粧品原料として開発，同原料は2013年には農林水産技術会議会長賞民間企業部門を受賞している。同社の生活健康事業は2015年3月末にセルロース原料の大手メーカーであるダイセルに事業譲渡され，現在はダイセルの一部門として事業が展開されている。ダイセルは2020年に向けた長期ビジョンにおける新事業ユニットの1つとしてメディカル・ヘルスケア領域の充実を図っており，大豆イソフラボンの一種であるダイゼインから腸内細菌により生成し，吸収されてイソフラボンの効能を示す「エクオール」をはじめとした健康食品，サプリメント向けの新規機能性食品素材の開発を行っている。同社ではユニチカが持つセラミド，ラクトビオン酸などの機能性原料やハナビラタケなどの健康食品素材や技術，販売チャンネルなどを併せて，新事業展開を加速していく。

明治フードマテリアは日本甜菜製糖と共同開発した北海道産のビート由来の「ビートセラミドEX-1」を販売している。日本甜菜製糖ではビートパルプ（ビートファイバー）中にセラミドが含まれており，その含量が他の農産物や農産加工副産物に比べて比較的多いことから，ビート由来の新素材として開発した。同製品は水分散性が高まるように1%に調整されており，飲料業界からの引き合いが多くなっている。

セラミドの生産量は15～18トンである。価格は原料の由来により異なるが，1kgあたり10万（トウモロコシ由来）～15万円（米由来）である（いずれも3%粉末）。

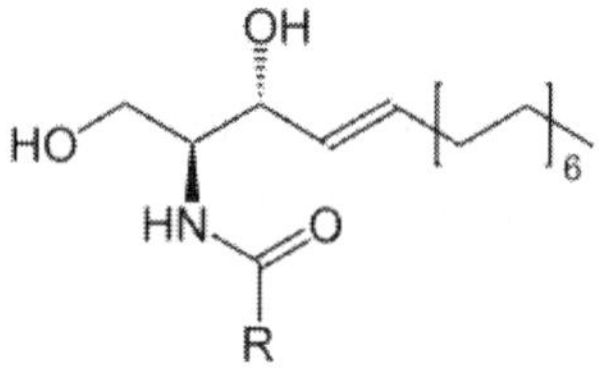


**セラミドの構造式**

### 1. 5　大豆イソフラボン／エクオール

大豆イソフラボンは，大豆の胚芽に多く含まれるフラボノイドの一種で，ゲニステイン，ダイゼイン，グリシテインの3種類の非配糖体（イソフラボンアグリコン）と，それぞれに3種類の配糖体（ゲニスチン，ダイジン，グリシチン），配糖体のアセチル化体，およびマロニル化体が存在している。大豆発酵食品中には大豆イソフラボンアグリコンが多く含まれているが，ほとんどの場合食品中では大豆イソフラボン配糖体として存在している。

大豆イソフラボンには植物エストロゲン様の作用があり，エストロゲン受容体に結合してさまざまな生体作用を発揮する。大豆イソフラボン配糖体はそのままではエストロゲン受容体に結合せず，体内で大豆イソフラボンアグリコンに変化して生体作用を発揮している。

生体作用の中では骨粗しょう症の予防作用や更年期障害の軽減作用が注目されているほか，大腸がん，歯周病の歯槽骨の溶解の原因である破骨細胞の活性化，などに対する有効性も確認され，多くの研究が進められている。

エクオールは大豆イソフラボンの一種であるダイゼインが，体内の腸内細菌によって還元生成される物質で，イソフラボンの効能の正体といわれており，美白，老化防止，発ガン抑制，更年期女性の骨量減少抑制，前立腺肥大予防などのアンチエイジング効果が期待されている。一方，エクオール生産菌を腸内に持つ人は限られており，日本人女性で50%，欧米人女性では30%程度と報告されている。世界の多くの研究機関でエクオールの機能性，効能に関する研究が進められているが，エクオールを生成する腸内細菌の取り扱いが非常に困難であるうえにその能力が低くエクオールの工業生産には困難が伴うが，化学メーカーのダイセルがバイオ技術を用いてエクオールの量産化技術の開発に成功，商品化している。

**<企業動向>**

フジッコは大豆イソフラボンのトップメーカー（製品名：「フジフラボン」）であり，豊富な研究実績を多数保有している。同社のイソフラボン研究は大豆製品の表面に付着した“えぐみ”の成分分析を契機としている。同社の研究者はえぐみの成分がイソフラボンであることを突きとめ，その後独自の分離技術を開発して大豆イソフラボンの12成分の単離に成功，高い純度が要求される研究用試薬として世界の研究者に提供してきた。

それまでのイソフラボン研究は，イソフラボンを含有する「粗抽出物」を使って実施する以外に方法がなく，同社の研究用試薬の開発により，世界的に単一成分の有効性を検討できるようになった。また，同社ではこの純粋成分を使って動物実験を行い，世界で初めて単一成分での有効性を確認している。また，同社は世界で初めてヒトに対する介入試験も実施している。

「骨からのカルシウムの溶出を抑制する」効果についての本格的な研究は，フジッコが日本で初めて証明したもので，同社ではWHO CARDIAC Studyにも参加するなど研究を積み重ね，それらの研究実績を背景に，国内初のイソフラボン含有特定保健食品「大豆芽茶」を開発した。また，国内では大豆イソフラボンを機能性関与成分とする10種類以上の特定保健用食品が表示許可を受けて販売されているが，商品のほとんどには同社の大豆イソフラボンが配合されている。

大豆イソフラボンはフジッコのほかにも不二製油（製品名：「ソヤフラボン HG／R-33／RS」），j-オイルミルズ（製品名：「イソフラボン-80（含量 80％）」），キッコーマンバイオケミファ（製品名：「イソフラボンアグリコン 30E（含量 30％以上）」，常盤植物化学研究所（製品名：「アイソマックス-10／20／40／80」）など，多くの企業から市場へ供給されている。

大豆イソフラボンの価格は，3％含有品で 10,000 円／kg，10％含有品で 26,000～28,000 円／kg，サポニン強化品（10％）で 10 万円／kg，アグリコン型で 20 万円以上／kg である。

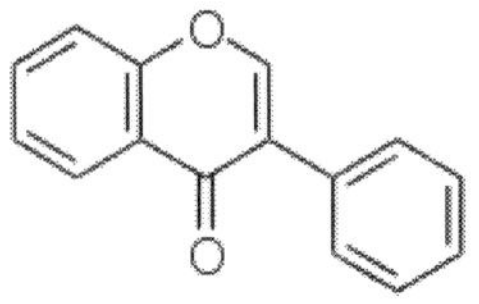

イソフラボンの構造式

### 1. 6　マカ抽出物

マカはダイコンやカブと同じアブラナ科の植物で，球根の部分にアミノ酸やミネラルなど多くの栄養を含んでいる。根の色が白，黄色，紫，ピンクなどさまざまな種類があり，中でも，濃い赤や紫のマカ・モラーダ種のマカは特に栄養分が豊富に含まれている。

マカにはタンパク質を構成するアミノ酸のうち，老化を予防するアルギニンをはじめ必須アミノ酸がバランスよく含まれているほか，食物繊維やビタミン・ミネラル，アントシアニンやサポニンなど多くの栄養成分が含まれている。アルギニンは成長ホルモンの分泌を促すことから，マカには肌の老化予防作用があるほか，紫外線によるメラニン産生の抑制や紫外線照射による皮膚のダメージを緩和などの作用も確認されている。

マカには更年期障害による症状を改善する効果があり，更年期障害であるうつ症状や不安症を和らげるほか，骨粗しょう症の予防にも役立つことが報告されている。

その他にもマカには血管の老化を防ぎ動脈硬化を予防する抗酸化作用や，精子の形成にアルギニンが必要なため男性の不妊症に対する効果が注目されている。

**＜企業動向＞**

輸出入商社の TOWA CORPORATION は，ペルー産ハーブの研究，開発，製造を通じた事業開発を推進している。同社では帝塚山学院大学，近畿大学，大阪府立大学と共同で，ペルー産ハーブの有効成分の特定，定量から機能性解明，安全性までを総合的に研究しているほか，ヒト臨床試験により効能や安全性の検証も行っている。同社では豊富な研究データをベースに高性能エキスパウダー「MACAXS マカ・エキスパウダー」をはじめ「MACAXS マカ・エキス液」，「マカ粉末」，「MACAXS マカックス（錠剤）」を開発，サプリメントや栄養ドリンク，カレー，ガム，お酒，チョコレート，栄養補給バースナックなどの一般食品，化粧品などの健康機能付加原料として国内で販売している。

## 2　骨／関節サポート素材，抗ロコモ素材

### 2. 1　ヒアルロン酸

ヒアルロン酸は関節，硝子体，皮膚，脳など生体内の細胞外マトリックスに広くみられる成分である。皮膚の真皮や関節液，関節軟骨などに多く含まれ，とりわけ関節軟骨ではアグリカン，リンクタンパク質と非共有結合し，超高分子複合体をつくって，軟骨の潤滑作用や緩衝作用の維持に重要な役割を果たしている。また，眼の硝子体では緩衝作用や組織形状の維持などの働きをしている。

そのため，医療用医薬品では高純度のヒアルロン酸が関節機能改善剤（ヒアルロン注射）として，変形性膝関節症と肩関節周囲炎，関節リウマチにおける膝関節痛への治療に使われ，抗炎症作用，疼痛抑制作用などが報告されている。また，白内障手術や全層角膜移植術の手術では，ヒアルロン酸は眼科手術補助剤として使われており，ヒアルロン酸の持つ粘弾性を生かし，手術空間の拡大と傷つきやすい細胞の保護を目的に使われている。

化粧品では保水性や粘弾性を生かして，皮膚の潤いを保つ化粧水，スキンクリーム，入浴剤などに使われているほか，洗口液，洗眼液などにも含有されている。

健康食品ではヒアルロン酸の経口摂取商品（飲むヒアルロン酸）などが存在する。経口摂取されたヒアルロン酸は全身に分散することから，関節液に有効量が移行する分量の摂取は不可能であり，経口摂取による変形性膝関節症へのヒトでの有効性は確認されていない。一方，経口摂取による皮膚の水分量増加が報告されているほか，腸管のTLR4受容体に結合して自己免疫疾患を抑制する可能性も指摘されている。

**＜企業動向＞**

ヒアルロン酸の原料にはトサカ由来品と乳酸菌や連鎖球菌から大量生産される発酵品がある。高純度品を安定供給できることから，最近では発酵品が大半を占めている。

キユーピーは食品用ヒアルロン酸の国内におけるトップメーカーで，発酵法とトサカ抽出による両方の製法でヒアルロン酸を製造している。同社は平均分子量約2,000にまで低分子化して吸収力を高めた「ヒアロナノ」，肌の保湿など美容向けの中核製品である「ヒアルロンサンHA-LF-P」，世界で初めて経口摂取試験で膝の痛みへの効果を確認した「ヒアベスト」などの食品用ヒアルロン酸および平均分子量1万以下の超低分子型ヒアルロン酸の「ヒアロオリゴ」，プラスに荷電させたヒアルロン酸の1％水溶液で，スキンケア＆ヘアケア用の「ヒアロベール」，親水性のヒアルロン酸ナトリウムの一部に，疎水基をつけたヒアルロン酸で，保湿力を持つヒアルロン酸にバリア機能を付与した加水分解ヒアルロン酸の「ヒアロリペア」など，複数のタイプの原

料を商品化している。これらの原料はいずれも発酵法で製造した純度95%以上の高純度ヒアルロン酸である。同社は機能性表示食品制度の導入にあたり，すでに自社サプリメントの「ヒアロモイスチャー240」を市場に投入しているほか，ヒアルロン酸HA-LF-P含有食品120 mg/dayを用いたヒト臨床試験を実施して，同商品の被験者における皮膚水分量の増加や皮膚状態改善の自覚を確認している。また，同試験の分析結果を査読付き論文として投稿している。

医薬品，機能食品の製造および販売を行う日本新薬は，ニュートラシューティカル分野での健康食品素材の開発を推進しているほか，現在では流動食，高タンパク食品，スポーツ栄養食などの「ニュートリション」（栄養食品）分野の素材開発にも力を入れている。同社では純度90%以上の中国製の原料（最終加工は日本国内）を用いて，「ヒアルロン酸LM/ST」，「ヒアルロン3000」を上市している。「ヒアルロン3000」は超低分子タイプの原料で，溶液中の粘度が低く，特に飲料などの用途に適している。機能性表示食品制度の導入にあたり，同社では「ヒアルロン3000」の肌状態に関するヒト臨床試験を通じて同製品の小腸膜透過性，線維芽細胞賦活作用，アクラポリン活性化作用を確認している。

キッコーマンバイオケミファは化粧品，食品添加剤，医薬品用途のヒアルロン酸を発酵法により製造している。同社製品の主要用途分野は化粧品市場であるが，食品添加剤としてはヒアルロン酸「FCH-A」を上市している。化粧品分野の主要製品である「ヒアルロン酸FCH」（ヒアルロン酸ナトリウム）は約200万～約10万までの6グレードをスタンダード規格として取り揃えており，幅広いニーズに対応している。また，剤形も粉末，水溶液を用意している。

資生堂は日本で初めて発酵法によるヒアルロン酸の製造に成功した企業で，医薬品，化粧品，食品用のヒアルロン酸を製造している。ヒアルロン酸は掛川工場で生産されており，特に化粧品用途では高いシェアを有している。化粧品用ヒアルロン酸は粉末タイプと1%水溶液タイプの2種類があり，さらに，ヒアルロン酸の誘導体であるアセチル化ヒアルロン酸も上市している。一方,食品用のヒアルロン酸である「バイオヒアルロン酸ナトリウム」は自社商品の「アペリオ」，「ザ・コラーゲン（ドリンク，錠剤）」，「綺麗のススメ」などに配合されているほか，サプリメント用途での販売を伸ばしている。

ヒアルロン酸の国内需要量は約30トンで，価格は，発酵法による国産の95%発酵品で1 kgあたり15万円，5%抽出品で25,000～30,000円である。

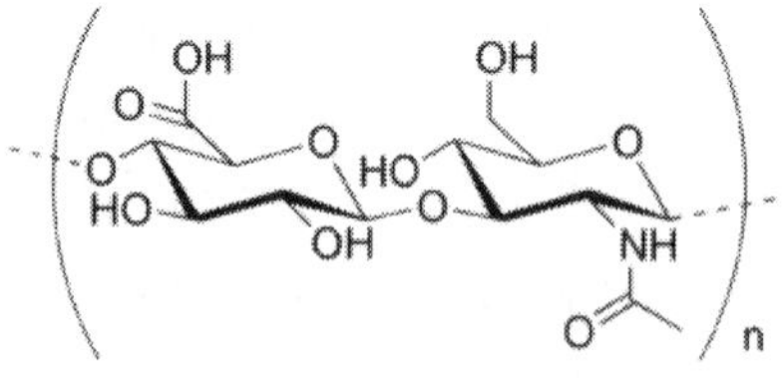

ヒアルロン酸の構造式

## 2. 2　グルコサミン／アセチルグルコサミン

グルコサミンは天然のアミノ糖であり，動物体内では軟骨や結合組織などのムコ多糖の構成成分，自然界ではカニやエビなどのキチン質の主要成分として多量に存在しているほか，クロコウジカビなどの一部の真菌にも存在している。加齢や過度の運動により起こる変形性膝関節症に対する有用性が確認されたことから，欧米では予防や治療用として使用されている。グルコサミンは動物ではアミノ基がアセチル化されたN-アセチルグルコサミンの形で，糖タンパク質，ヒアルロン酸などグリコサミノグリカン（ムコ多糖）の成分となっており，N-アセチルグルコサミンは乾燥肌や骨質の改善，変形性膝関節症への有効性のデータが発表されている。

機能性原料としてのグルコサミンは，欧州ではグルコサミン硫酸塩，国内では主にグルコサミン塩酸塩として使用されている。2012年にヒアルロン酸，ビルベリーエキスなどを含む11成分について消費者庁が行った「食品の機能性評価モデル事業」での評価結果では，総合A（適切な摂取によって効果が期待される）を獲得したEPA，DHAに次いで，グルコサミンは変形性膝関節症の症状改善で総合Bの評価を獲得している。

グルコサミンの機能性は関節，軟骨，骨に対する抗ロコモ作用に加えて，美肌作用，血管，循環器に対する抗メタボ作用などが指摘されており，単一成分，またはコンドロイチン（コンドロイチン硫酸）との混合物として，栄養補給サプリメントや健康食品として多くの企業から商品が販売されている。

グルコサミンの機能性に関しては，2014年3月，学術誌の「Cell」にグルコサミンが加齢に伴う病気の引き金になるタンパク質の劣化を防ぎ，線虫の寿命を延ばしたという研究が発表された。また，4月にはグルコサミンを投与されたマウスで寿命延長効果が確認されたという報告も続き，この研究ではグルコサミンを摂取することで，糖質摂取量を制限したときのような体内状態になり，糖代謝が改善したのではないかと考察されている。

一方，10件の臨床試験を解析して，膝関節，股関節の変形性関節症に伴う症状に対する効果を評価した報告では，痛みの緩和も関節摩耗の予防効果もみられなかったという指摘があるほか，2014年には慢性的な膝関節痛を訴える患者約200人に対する臨床試験で，グルコサミンを24週間摂取しても病変部位に変化は起こらなかったという結果が米国で発表されている。

### ＜企業動向＞

国内におけるグルコサミンのトップメーカーは甲陽ケミカルである。同社はキトサンの生産でもトップメーカーであり，甲殻類に含まれるキチン・キトサン，グルコサミン，N-アセチルグルコサミンやそのオリゴ糖類などを鳥取県境港市にある自社工場で製造している。また，同社はこれらの素材に関するエビデンスの蓄積にも力を入れており，公的研究機関や大学とも連携していち早く国内でグルコサミンの変形腰椎関節症や変形膝関節症に関する臨床研究を進め，エビデンスに基づきグルコサミン市場の拡大を図るとともに，機能性表示食品制度への対応も図っている。さらに，軟骨生成促進剤，ヒアルロン酸生成増強剤などの機能特許を取得しており，構造機能表示における他素材との差別化も期待できる。同社の商品は米国のcGMP基準に準拠した日本健康食品規格協会のGMP認証を取得した工場で製造されており顧客企業の信頼も大きい。

同社では東南アジア産のエビやカニの甲殻から抽出，精製した「コーヨーグルコサミン」のほかに境港をはじめ国内で水揚げされた国内産カニの甲殻を原料とする「コーヨーグルコサミンPG」など複数の食品向けの商品に加えて，一般医薬品，化粧品向け商品を上市している。また，N-アセチルグルコサミンも国内水揚げのカニの甲殻やイカの中味を原料とする食品向け製品や，国内外のエビ，カニの甲殻を原料とする化粧品向け商品など多様なラインアップを誇っている。

プロテインケミカルはグルコサミン，アミノ酸，医薬中間体，有機合成化学薬品などのメーカーで，増粘安定剤，製造用剤などの食品添加物としてのグルコサミンや発酵グルコサミン（微生物キチン由来）をはじめ，グルコサミン硫酸塩，N-アセチルグルコサミンを製造，販売している。

焼津水産化学工業はキトサン製造の上位メーカーであり，エビの甲殻を由来とするキチンを原料に高純度のグルコサミン「ナチュラルグルコサミン」を上市している。同商品は水溶性で，カプセル，錠剤などの健康食品，栄養補助食品のほか，清涼飲料，栄養ドリンク剤など広い分野の加工食品に配合されている。

扶桑化学工業は中国の100％子会社である青島扶桑精製加工有限公司で中国や東南アジア産エビやカニの甲殻を原料にグルコサミンを精製し，日本国内で最終商品に加工，販売している。国内品と変わらぬ品質を確保した「精製グルコサミンフソウ」，「高純度グルコサミン100MP」，「直打用グルコサミン」と3種類の商品を取り揃え，顧客ニーズに対応している。

日本通信販売協会サプリメント部会が2012年末に行った調査によると，グルコサミンは同協会に加盟するサプリメント販売企業200社のうち120社が販売しており，コラーゲン，ビタミンCを抑えて，取り扱い成分のトップになっている。需要は年々増えつつあり，2014年の国内需要量は1,300～1,400トンに達するものとみられている。また，グルコサミン塩酸塩の価格は，1 kgあたり国産で3,500～4,000円，中国産で3,500円，インド産1,500～2,500円である。一方，N-アセチルグルコサミンは1 kgあたり国産で15,000～20,000円，韓国産で18,000～25,000円，中国産で5,000～10,000円とみられる。

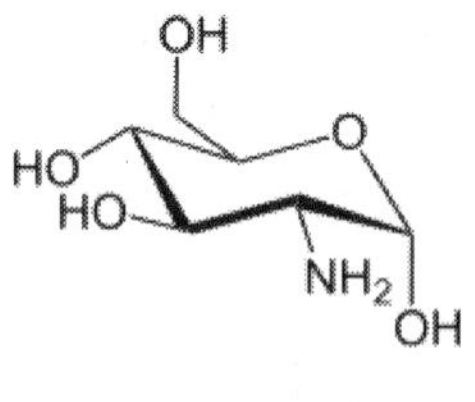


グルコサミンの構造式

### 2. 3　コンドロイチン（コンドロイチン硫酸塩）

コンドロイチン硫酸（以下コンドロイチン）は，タンパク質，核酸（DNA）に続く成分として生命科学分野で注目されている糖鎖化合物で，ムコ多糖を代表する物質である。生体内に広く分布しており，特に多く含まれている関節軟骨や骨などの硬組織のほかにも，脳神経組織などほとんどすべての臓器や組織に含まれ，重要な機能を担っている。

コンドロイチンは，構造的には結合している硫酸基の位置と数などから，現在までのところ5種類（A，B，C，D，E）が存在することがわかっている。関節軟骨に多く含まれているコンドロイチンはAとCである。コンドロイチンは人間が生きていくうえで必須の成分であるが，加齢に伴いコンドロイチンを合成する酵素のはたらきが弱まり，生体内における合成量は年々低下する。また，老化と関係の深い水分保持や痛みに対するすぐれた働きを持つことから高齢者にとっては特に重要な成分である。コンドロイチンは鶏の皮，牛・豚・鶏の軟骨，ナマコ，ウナギ，ハモ，ドジョウ，フカヒレ，スッポン，鯛やマグロの目玉，納豆，山芋，オクラ，なめこ，根コンブなどのネバネバ，ヌルヌル，ドロドロ，コリコリした食品に多く含まれている。

コンドロイチンは多くのヒト臨床試験において，炎症抑制減少作用が確認されているほか，軟骨細胞にコンドロイチンを加えることで関節軟骨を分解する酵素の活動が低下し，関節軟骨材料であるプロテオグリカンの生成量が増加することが確認されている。また，コンドロイチンには水分保持作用があり，関節にかかる圧力に応じて関節液をコントロールし，関節軟骨の柔軟性や緩衝性，表面の滑らかさを守っている。

1990年後半以降，さまざまな国際学会で変形性膝関節症に対するコンドロイチン，グルコサミンの治療効果が報告されたり，専門書が発売されたりしたことからブームに火がつき，コンドロイチン，グルコサミン複合剤は米国で販売量が多いサプリメントの1つとなっている。また，欧州のほとんどの国では医薬品として取り扱われており，スイス，ドイツ，オーストリア，スペインでは購入の際には医師の処方箋が必要な医薬品である。

変形関節症の中心的な治療薬は欧米ともに非ステロイド性抗炎症剤（NSAIDs）やCox-2阻害剤であるが，これらの医薬品には消化器系への負担や副作用などの問題があり，服用にはメリットとデメリットのバランスのコントロールが必要になる。それに対してコンドロイチンは副作用がなく安全性が高い。変形性関節症の症状に対してゆっくり作用するため効果の発現までに時間がかかるが，非ステロイド剤の使用の減少と痛みの軽減につながることからヒトにやさしい医薬品として認識されている。

#### ＜企業動向＞

マルハニチロはコンドロイチン硫酸を豊富に含むサメ軟骨抽出物（製品名：「コンドロイチン硫酸」）を販売している。同社では同原料の関節炎における炎症抑制作用，美肌作用を動物実験で確認しているほか，新しい研究として血中の尿酸値を下げる作用を確認しており，サメ軟膏抽出物に含まれるペプチドが尿酸の代謝系に作用することで尿酸値の低下作用を示すことを解明した。

焼津水産化学工業はコンドロイチン硫酸を含むムコ多糖を20%および40%含有しているサメ軟膏抽出物「マリンカーティリッジ」を上市している。同原料はサメの軟骨より抽出して得られる粉末であり，水溶性で，ドリンク，打錠，ソフトカプセル，ハードカプセルなど各種形体への加工が可能である。サプリメントをはじめ飲料，スープ類，冷菓子，麺類などあらゆる食品に使用できる。

日本バイオコンは酵素，天然色素，増粘剤などの食品添加物，健康食品 素材，医薬品・化粧品原料，レトルト殺菌機，各種乾燥機などを取り扱う商社で，「豚コンドロイチン40FD／20FD」を商品化している。同商品はブタの気管軟骨を切断，遠心分離／濾過，精製，濃縮，凍結乾燥して製品化したもので，メーカーはデンマークのZPD／ASZPD社である。ZPD／AS社はデンマーク健康医薬品局より局外規およびヨーロッパ局方（EP）におけるコンドロイチン硫酸ナトリウムの製造工場としてEU-GMP適合認定を取得しており，溶媒を使用しない独自製法により，安全性の 高い製品を安定的に供給している。

日本ハムはブタ軟骨由来の食品用コンドロイチン「P-コンドロイチン」を上市している。同商品はブタの軟骨を原料としてコンドロイチン硫酸を高濃度に抽出したブタ軟膏抽出物で，海洋性由来のコンドロイチンと比べて，コンドロイチン硫酸Aを多く含んでいる。加齢とともに減少するコンドロイチンの中でコンドロイチン硫酸Aは最も減少が顕著な成分であり，同社商品のセールスポイントとなっている。

その他，米国産のサメ由来のコンドロイチン硫酸（ムコ多糖タンパク質20%，40%含有品）を輸入している公知貿易，E型コンドロイチン硫酸を多く含むイカ軟骨由来の「インカ・カルティラーゴ」を販売している研光通商など，多くの企業が輸入，販売している。「インカ・カルティラーゴ」はペルー沖で捕れるアメリカオオアカイカの軟骨を原料としており，同社は日本国内で製造委託により精製して販売している。

コンドロイチンの市場は約250～270トン（20%品換算）で，価格は1 kgあたり8,000円（20%品）～15,000円（40%品）である。

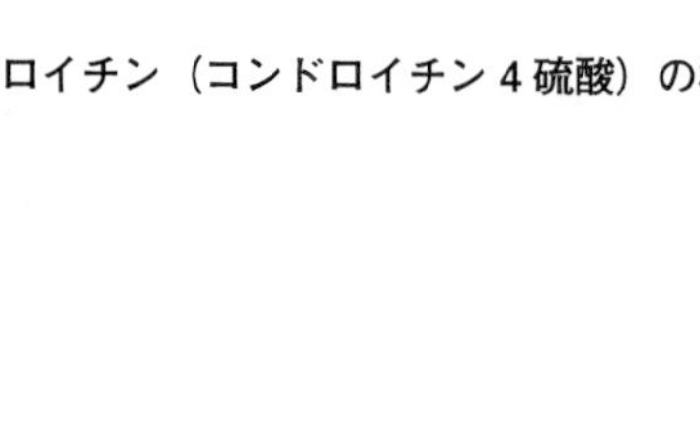


**コンドロイチン（コンドロイチン4硫酸）の構造式**

### 2. 4　クレアチン

クレアチンはタンパク質の一種で筋肉の中でエネルギーを貯蔵している物質の一つである。生体内では4-ホスホクレアチン（クレアチンリン酸）に変換され，エネルギー源として貯蔵されており，エネルギーは筋肉が瞬発力を要するスポーツなどを行う時に使われる。また，クレアチンを筋肉に補給することで，筋力を発揮しやすくなる，筋力の持続時間が長くなる，筋肉が太くなりやすくなるといった効果が生まれる。クレアチンはもともと筋肉の中に存在する物質であり，肉や魚などの食品にもごく少量含まれている。クレアチンは300以上の科学調査の実績を有し，スポーツ栄養剤の中では最も研究されているサプリメントであり，多くのメーカーによって製品化されている。

その他にもクレアチンには脳および記憶の機能を促進するほか，骨と軟骨の組成，身体の免疫機能および細胞を保護する機能を有することが学術調査によって証明されている。

**＜企業動向＞**

代表的なクレアチン原料である「クレアピュア」は，ドイツのAlzchem社が特許製法により化学合成している99.9％以上の純度の高品質なクレアチンで，厳選された原料と成熟した技術により製造されている。国内ではヘルシーナビ（総代理店），兼松（輸入元），ユニテックフーズ（販売元）の3社がクレアピュア事務局を設立して，「クレアピュア」の市場への普及啓蒙活動を展開している。3社の中ではヘルシーナビが国内におけるマーケティング活動を行い，原料販売は原則として兼松およびユニテックフーズを通じて行われている。

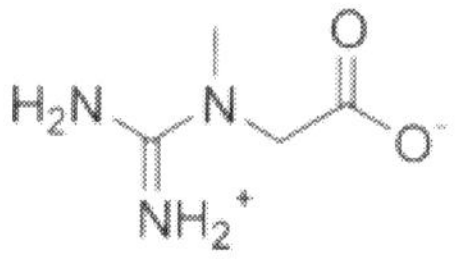


**クレアチンの構造式**

## 3　アイケア素材

### 3. 1　ルテイン／ゼアキサンチン

ルテインは強い抗酸化作用を持つキサントフィル系のカロテノイドで，マリーゴールドの花弁やホウレンソウ，ブロッコリーなどの緑黄色野菜に多く含まれている成分である。人間の体内器官や皮膚にも存在しており，特に眼の水晶体と黄斑部ではルテイン，ゼアキサンチンが目の老化を引き起こす活性酸素の抑制や，紫外線およびテレビや携帯電話などから発せられる青色光（ルーライト）の吸収などの機能を果たしており，目の機能維持に重要な働きを持つ成分である。

ゼアキサンチンはルテインの異性体で，活性酸素の中でも特に細胞に対する攻撃性が強い一重項酸素に対して，非常に強い抗酸化作用を持つ成分である。体内でルテインとともに黄斑部に存在することで，目の健康維持に深く関与している。ルテインが代謝されるとゼアキサンチンになり，一方，ゼアキサンチンからルテイン（Lutein）に代謝されることはない。ルテインのあるところにはわずか数%のゼアキサンチンが存在することが究明されている。

2009年にはルテインとDHAを両方摂取することで眼の抗酸化機能と脳の記憶機能の改善につながることが発表され，翌年米国でルテイン，DHAなどを複合して視機能と認知機能に対する有効性の検証を行うAREDS2と呼ばれる大規模臨床研究が実施されている。その結果，ルテインとの組み合わせ製品，およびゼアキサンチン単独あるいはEPAとDHAの組み合わせ投与によって加齢黄斑変性の発症率が減少することが確認された。また，機能性表示食品制度の導入を前に消費者庁が実施した機能性評価モデルの評価対象素材にも選ばれ，専門家から肯定的な評価を得ている。これらの研究をはじめとして，ルテインはエビデンスが充実しているため，機能性表示食品として取り扱いやすい素材となっている。

**＜企業動向＞**

ルテインは当初加齢黄斑変性で注目を集めた機能性素材であるが，最近はブルーライトによる眼のダメージの緩和作用により需要が増加している。また，流通ルートも通信販売からドラッグストア，メガネショップなどに拡大しており，サプリメントにととどまらず一般食品への採用も増加している。

国内のルテインの主なサプライヤーは，DSMグループのDSMニュートリションジャパンで，同社は米国のケミンヘルス社のマリーゴールド由来のフリー体ルテイン「FloraGLO」を市場に供給している。「FloraGLO」は，ケミンヘルス社の特許製法でつくられたマリーゴールドの花から抽出したままのマリーゴールド・オレオレジン（エステル体）を精製，結晶化した汎用性の高い機能性食品原料で，人間の体内に存在するルテインと同一のものである。

機能性原料の輸入，販売企業であるユニキスは，インドのオムニアクティブヘルステクノロジーズ社が独自の特許抽出製法により，ルテイン＆ゼアキサンチンの濃度比率をヒト血漿中に含有する濃度と同じ「5：1」に最適化したマリーゴールド由来のルテイン＆ゼアキサンチン（製品名：「ルテマックス2020」）を市場に供給している。同製品はルテイン20%以上，ゼアキサンチン4%以上に規格化されており，ゼアキサンチンを高濃度に摂取することが可能になっている。

バイオアクティブズジャパンはインドの契約農家で栽培されたマリーゴールド由来の「バイオルテイン」を市場に供給している。インドのISO認証取得工場で，発酵によりルテイン含量を高めて製造されたフリー体およびエステル体の粉末やソフトタイプの原料を国内に在庫を持って販売している。同社では独自の栽培プログラムを持ち栽培から製品梱包までを自社工場で一貫生産している。ブルーライト対策を含めアイケア素材としての需要の高まりに合わせ，同社では目の酸化ストレスとドライアイに関するヒト臨床試験を実施しており，「バイオルテイン」投与により両目涙液中の酸化ストレス物質である8-OHdGが低下すること確認，2015年6月に公表している。

ルテインの国内需要量は約 12～15 トン前後（20%品換算）とみられ，価格は 5～10 万円程度／kg である。

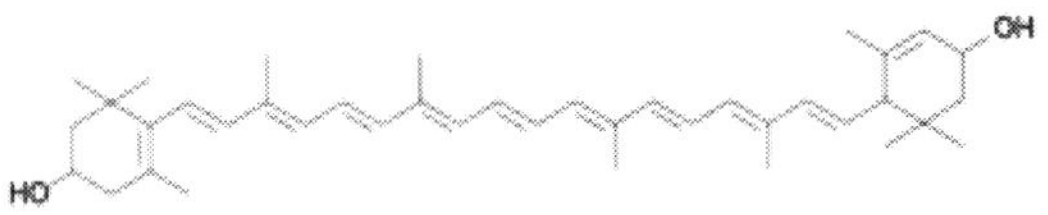


ルテインの構造式

## 3. 2　アスタキサンチン

アスタキサンチンは $\beta$-カロテンやリコピンなどと同じくカロテノイドの一種で，キサントフィル類に分類される。自然界に広く分布し，甲殻類の殻やそれらを餌とするマダイの体表，またサケ科魚類の筋肉の赤色部分などに多くみられる。生体内では多くは脂肪酸エステル型で，血漿リポタンパク質と結合した形で存在している。甲殻類ではタンパク質（オボルビン，クラスタシアニン）と結合し，カロテノプロテインとして存在している。アスタキサンチンは高い抗酸化作用を持ち，紫外線や脂質過酸化反応から生体を防御する因子として働いているほか，光障害から目を保護する機能を有している。そのため，アイケアサプリを主とし，スキンケア化粧品，美容サプリメントなどに利用されている。

**＜企業動向＞**

アスタキサンチンは米国で需要が急増したことにより，一時需給がひっ迫していたが，最近では落ち着きを取り戻している。国内では機能性食品や化粧品への採用が増加したことにより消費者への認知が浸透しつつあり，需要も増加傾向を示している。

富士化学工業は世界におけるアスタキサンチンのリーディングカンパニーであり，ヘマトコッカス藻由来の高純度アスタキサンチン「アスタリール」を世界の健康食品メーカー，化粧品メーカーに供給している。同社では原料のヘマトコッカス藻を米国とスウェーデンの 2 工場で培養している。「アスタリール」は医薬品 GMP 基準で製造され，米国の GRAS 認証や日本健康・栄養食品協会の「第三者認証」にも登録されている。剤形は粉末，オイル，水溶液と各種取り揃えており，2014 年にはアスタキサンチン含有量を 1.0%に高めた水溶性タイプを発売している。同社はアスタキサンチンに関する特許や機能性に関する豊富なエビデンスを保有している。白内障の術後炎症の抑制，抗筋肉疲労作用，美肌作用，抗糖尿作用，抗炎症，脂肪肝抑制など多方面にわたって機能を解明しており，発表論文も多い。同社には機能性表示食品制度へ向けて多くのエビデンスを保有しており，今後はサプリメントに加えて機能性食品への需要，また，色素としての需要にも幅広く対応していく。

東洋酵素化学は米国ハワイ州のサイアノテック社の世界初の海洋深層水・オーガニック培養ス

ピルリナを国内販売している企業で，アスタキサンチンについても国内販売を行っている。サイアノテック社のアスタキサンチンは，藻体から溶媒を使わず，完全な超臨界ガスのみによって抽出されており，同社ではオイル状の製品（製品名：「BioAstin」（アスタキサンチン含有量7～10％含有））を国内に輸入，販売しているほか，35％前後を含有したオイルを原料に国内で粉末タイプ（2％含有），透明水溶液タイプ（1％含有），水分散タイプ（0.15％含有）に加工し，各種の用途に販売している。サイアノテック社のアスタキサンチンは，ヘマトコッカス藻を閉鎖循環式でバイオ油脂，最終工程の流路式屋外装置で直接太陽光を照射して含量を高めており，GRAS認証を取得している。

中国のBGG社の国内法人であるBGGジャパンは，ヘマトコッカス藻色素オイル「AstaZine」およびヘマトコッカス藻色素パウダー1％「AstaZine」を販売している。「AstaZine」はアスタキサンチンの含有量が異なる3種類の製品タイプ（5％／10％／20％以上）があり，20％の高濃度タイプは日本国内で製造している。

BGG社は植物科学分野におけるすぐれた研究開発能力を持つ中国のトップメーカーで，中国全土に，ISO9001，ISO22000，医薬GMP，ハラル，コーシャおよびIP non GMOの認証を取得した6つの自社工場を有しており，世界中の食品，製薬メーカーとの取引実績を持っている。

アスタキサンチンの需要量は約30～35トン（5％換算品）とみられ，価格は1 kgあたり15万円程度と推測される。

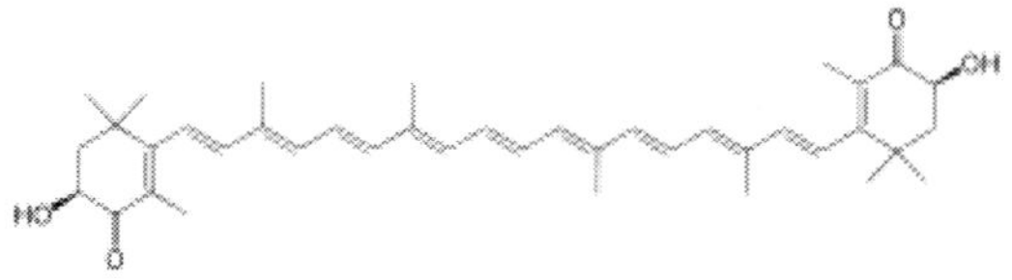


**アスタキサンチンの構造式**

### 3. 3 ビルベリー

ビルベリーは，視機能を改善する働きや非常に強い抗酸化力を持つ青紫色の色素アントシアニンの量が最も豊富に含まれるブルーベリーの一種である。アントシアニン以外にも整腸作用を持つ食物繊維が豊富に含まれている。アントシアニンは網膜に存在するタンパク質のロドプシンの疲れや加齢による再合成能力の低下による眼のしょぼつきやかすみ，ぼやけの予防，改善作用を有しているほか，青色光によるダメージの抑制，糖尿病性網膜症の予防効果，血流改善効果，メタボリックシンドロームの予防効果，腸内環境を整える効果，花粉症の予防効果，コラーゲン分解酵素（コラゲナーゼ）の働きの抑制，抗炎症，循環器機能の改善，美肌などの作用が報告されており，欧州ではビルベリーを原料とした血管障害，糖尿病，循環器病の医薬品や眼科で使用するための医薬品も開発されている。

一方，ビルベリーに含まれるアントシアニンの抗酸化作用は，さまざまな野菜や果物の中でもトップクラスで，特に強い抗酸化作用を持つといわれているデルフィニジン系やシアニジン系のアントシアニンを豊富に含んでいる。

現在では超微細化技術により吸収量を高めたナノビルベリーエキスという特許成分も開発されている。ナノビルベリーエキスは，アントシアニンが豊富に含まれるビルベリーエキスをナノ化し，健康成分を壊すことなく体内への吸収量をビルベリーエキスの約2倍に高めた成分で，体内への吸収時間も半減することとから，アントシアニンの健康効果を短時間で実感できる素材として期待されている。

＜企業動向＞

ビルベリーは従来からよく知られている機能性素材であり，アイケア素材として高い認知度を有している。ここ数年は北欧におけるビルベリーの生産が不作であることに加えて円高の影響もあり，国内市場は横這いの状況にある。年間80～90トン程度の需要量があり，販売高も380～450億円に達しているものとみられる。上位の原料供給メーカーはインデナジャパン，BGGジャパン，タマ生化学，常磐植物化学研究所などである。

インデナジャパンの親会社であるイタリア企業のインデナ社は，医薬品，健康食品，化粧品業界で使用される植物由来の有効成分を発見，開発，生産している世界有数の企業である。イタリア・セッターラに所有する研究所では，世界の有名大学や民間研究所と共同で，新有効成分を使用する医薬品の安全性と有効性に関する第Ⅰ相，第Ⅱ相臨床試験を実施して生物学的影響を評価しているほか，研究結果の健康食品や化粧品への活用を図っている。

インデナ社では健康食品に利用される植物抽出物の工業生産にも力を入れており，伝統的に薬用効果があるとされてきた食用植物や薬理効果に関するエビデンスのある植物から標準化された抽出物を生産している。インデナジャパンでは医薬品としても実績があり，豊富な機能性原料としてのエビデンスを持つビルベリー乾燥エキス「ミルトセレクト（アントシアニジン含有量25％以上）」について，酸化ストレスや眼精疲労に対するヒト試験データなどのエビデンスを用意し，日本国内における拡販に力を入れている。同素材は日本における同社の主力製品となっており，ユニキスが国内独占販売権を保有して市場に供給している。

タマ生化学は医薬品，健康食品および食品添加物などを製造，販売する企業で，天然物から抽出，精製した多くの製品を取り揃えている。ブルーベリーエキス（製品名：「ビルベリー」）はフィンランド，スウェーデン産の野生種ビルベリーの新鮮果実を原料に，抽出，精製したアントシアニン高含有エキス製剤である。エーザイ，エーザイ・フードケミカルを主要取引先に持ち，すべての工場で医薬品GMPに基づく医薬品原料や機能性原料を製造している。

常磐植物化学研究所は植物化学の専門企業として，千葉県内の4万$m^2$の広大な敷地に研究所，抽出・精製工場などを設けて事業を展開している。同社はビルベリーエキスやイチョウ葉エキスなど今日広く使われている機能性食品素材を国内で最初に開発した企業である。機能性食品原料，化粧品原料，食品添加物等の原料製造から医薬品原薬製造，高度な分取技術を要する研究用試薬製造まで，あらゆる顧客ニーズに対応できる体制を構築しており，精度の高い分析技術と科学的エビデンスに基づく製品開発力で支持されている。

ビルベリー製品では，アントシアニジンを25％以上，アントシアニンを36％以上含有する「ビルベロン-25」，アントシアニジンを2％以上含有する「ビルベロン-7」を上市している。日本健康食品規格協会のGMP認証だけでなく，コーシャ食品認証やハラル食品認証を取得した工場で製造されており，海外輸出も可能な体制で構築されている。

同社では1992年に日本初のビルベリー抽出物の製造を開始して以来，ビルベロンに関する基礎研究に取り組んでおり，大阪市立大学大学院医学研究科との共同研究で，「ビルベロン」が光照射による眼精および全身免疫力の低下を抑制することを確認しているほか，「ビルベロン」を毎日摂取させたマウスでは，太陽光を1時間眼に照射した後に，網膜中の免疫細胞であるナチュラルキラー（NK）細胞やランゲルハンス細胞（LC）および脳中の$\beta$-エンドルフィンの減少が抑制されることを確認するなど豊富なエビデンスを有しており，機能性表示食品制度への十分なサポート体制を構築している。

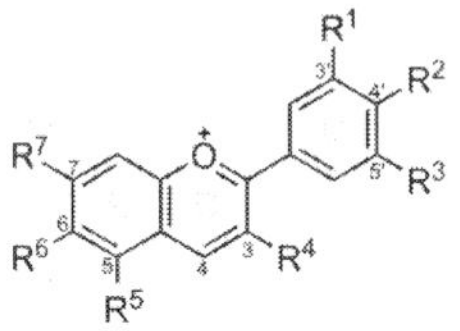

**アントシアニンの構造式**

### 3. 4 カシス

カシスはクロスグリ，ブラックカラントとも呼ばれる植物で，世界最大の産地のポーランドでは毎年10万トンから14万5,000トンの収穫高があり，世界全体の収穫高の約半分を占めている。カシスは世界中に広く分布しており，特に日本の約7倍もの紫外線量があるニュージーランド産のカシスは，アントシアニンを豊富に含んでいることで有名である。日本では主に青森で栽培されており，国内生産量の90％を占めている。

カシスアントシアニンはポリフェノールの一種で，4種類の成分のうちD3R，C3Rの2種類の成分はブルーベリーに含まれない特有の成分である。また，ポリフェノール以外にもビタミンCが他の果物よりも豊富に含まれ，$\beta$-カロテンなどのビタミン類もバランスよく含まれているほか，食物繊維も多く含まれている。さらに，カシスはカルシウムとマグネシウムのバランスが2：1で，人間にとって理想的な摂取バランスとなっている。

カシスには緑内障進行抑制効果をはじめ多くの機能性が発見されている。札幌医科大学の研究グループが実施した「カシスアントシアニンの緑内障性視神経障害に対する効果」の臨床試験では，カシスアントシアニン摂取による「目の血流の増加」，「眼圧上昇の抑制」，「視野障害進行の軽減」が認められ，カシスが緑内障の進行を抑制するサプリメントとして有用なことが確認された。最近では新たな知見として顔面の血流改善効果，目の下のくまの改善効果も認められている。

<企業動向>

国内では明治フードマテリア（製品名：「明治カシスポリフェノール」），新日本薬業，NZBG ジャパンなどが取り扱っており，日本カシス協会を組織して普及にあたっている。

国内需要量は約 25 トン（10％換算）とみられる。市場規模は約 35 億円で，価格は 1 kg あたり 3,000～40,000 円である。

## 4　健脳サポート素材

### 4. 1　イチョウ葉エキス

イチョウ葉エキスはイチョウの青葉を乾燥させてアルコールで抽出した成分で，ポリフェノールの一種であるフラボノイドと強力な抗酸化作用を持つテルペンラクトン（ギンコライド）を含んでいる。フラボノイドは色素や苦みのもとである健康成分の総称で，植物の発芽や成長に関与しており，世界中で 4,000 種類以上が知られている。フラボノイドはビタミン P とも呼ばれ，毛細血管を強化するという特徴的な働きを持つため，血行促進の効果があるといわれており，イチョウ葉エキスが注目される契機となった。イチョウ葉に関する研究は 1950 年代から行われ，400 を超える研究論文と信頼できる臨床実験が 50 例以上あることから機能性表示食品候補として注目されている。

イチョウ葉エキスには 30 種類ものフラボノイドが含まれており，その中でも血液循環の効果が特に高いといわれている二重フラボンが特有成分として 6 種類存在している。二重フラボンは，2 つのフラボノイドが重なった成分で，その血液循環効果は他のフラボノイドと比べて約 3 倍高いといわれている。また，フラボノイドは血管の材料であるコラーゲンやエラスチンの酸化を抑制する作用を持ち，末梢の血管を広げて，全身の血行を促進する作用を果たしている。

一方，テルペンラクトンに含まれるギンコライドは，イチョウ葉エキスのみに含まれるファイトケミカルと呼ばれる健康成分の一種で，強力な抗酸化作用を持っており，脳細胞を活性酸素から守る働きがあることが認められている。1996 年にドイツ国内の 41 の研究センターで行われた軽・中度のアルツハイマー病タイプの痴呆症患者と脳血管型痴呆症患者にイチョウ葉エキスを投与する臨床試験で，どちらのタイプの痴呆症患者に対しても効果が確認されたことからイチョウ葉エキスの脳機能のサポート作用に注目が集まり，機能性素材としての認識が深まった。

イチョウ葉エキスにはドイツを中心に機能性に関する数多くのエビデンスが存在している。実際に効果があり，副作用がないことが認められた健康成分を医薬品として扱うことができるヨーロッパでは，すでに医薬品として使用されている。一方，日本では，医薬品には認可対象の健康成分に含まれるすべての成分の解明と特定の症状に対する働きを治験証明する必要があり，有効性は知られていてもすべての解明が終わっていないイチョウ葉エキスは食品として扱われている。

また，最近ではイチョウ葉エキスに含まれるテルペンラクトンの抗アレルギー作用も注目されている。

### ＜企業動向＞

イチョウ葉エキスは国内では脳機能改善作用および血流改善作用での需要が増加傾向にあり，調剤薬局など商品を説明できる流通チャネルで主に販売されている。イチョウ葉エキスを使用したサプリメントは，DNA やアスタキサンチンなどとともに配合される商品も現れている。

常盤植物研究所は国内で最初にイチョウ葉エキスを製造，販売した企業で，豊富なエビデンスと実績を持っている。同社のエビデンスはイチョウ葉エキスが持つさまざまな機能性にわたっており，抗うつ剤としては国内特許も取得している。同社以外ではタマ生化学工業，バイオアクティブズジャパンなどが総フラボン配糖体 24％以上，総テルペンラクトン 6％以上，ギンコール酸 1 ppm 以下に規格化した原料を取り扱っている。

国内需要量は約 30～40 トンとみられ，価格は 1 kg あたり 5～10 万円である。

## 4．2 DHA

DHA（ドコサヘキサエン酸）は不飽和脂肪酸の 1 つで，生体にとって重要な $\omega$-3 脂肪酸である。魚油に多く含まれており，ヒトでは体内で合成できない $\alpha$-リノレン酸から体内で DHA を合成する。ヒトでは DHA は食品から摂取される以外に，EHA（エイコサペンタエン酸）から代謝されて生産されている。

DHA は脳や網膜のリン脂質に含まれる脂肪酸の主要な成分である。脳内では最も豊富に存在する長鎖不飽和脂肪酸である。DHA には血中の中性脂肪量低減作用があり，心臓病の危険を低減する。また，DHA が不足すると脳内セロトニンの量が減少し，多動性障害を引き起こす可能性が高まる。そのため，DHA の摂取はアルツハイマー型痴呆症やうつ病などに対して有用である。

### ＜企業動向＞

DHA を取り扱っている企業は数多くあるが，マルハニチロや日本水産などの水産メーカーの取り扱いが大きい。マルハニチロは国内における DHA のトップメーカーで，日本で初めて DHA を関与成分とする特定保健用食品「DHA 入りリサーラソーセージ」を開発した。同社ではマグロ由来の DHA を機能性素材として販売しているほか，自社ブランドのサプリメントとしても製品化して販売している。同社は島根大学医学部，島根県立大学，社会医療法人仁寿会加藤病院と共同で，2008 年 11 月から 2 年間，食品を利用した DHA の認知機能など健康・長寿に及ぼす影響を調査する臨床試験を実施し，DHA の高齢者に対する脳機能改善作用を実証するエビデンスを保有している。

イクラに多く含まれているレシチンにはDHAが含まれている。魚卵油に含まれるDHAは，リン脂質一種であるホスファチジルコリンにDHA（ドコサヘキサエン酸）が結合したPC-DHAであり，摂取により脳内のアセチルコリン代謝をスムーズにする作用があり，魚油由来のDHAよりも学習能を向上させることがわかっている。また，アセチルコリン濃度の上昇によって，レム睡眠の発現を促すことも知られている。日油はPC-DHAを機能性素材として製造，販売しており，「サンオメガ」ブランドで各種グレードの素材を供給している。

備前化成（岡山県）は医薬品，栄養機能食品，サプリメント，食品添加物，化粧品の製造，販売および機能性食品素材の研究，受託製造などを手がけるメーカーである。同社では，マグロやカツオに多く含まれるDHAを鶏の飼料に配合し，DHA含量を高めた鶏卵の卵黄から抽出した卵黄油「アクティブDHA-O」を製造，販売している。卵黄油は日本に古くからある健康食品で，滋養強壮や心臓病，血流改善といった効能を持つとされている。同社では一般的な健康食品の卵黄油と異なり，卵黄からエタノール抽出で脂質成分を抽出しているほか，製造過程では過度の加熱処理を行っていないため，色合いが鮮やかで熱による成分の変性も少ない卵黄油となっている。

DHAの国内需要量は年間約1,000～1,100トンとみられ，平均的な価格は1kgあたり8,000～10,000円，マイクロカプセル状，粉末状の製品は10,000～12,000円である。

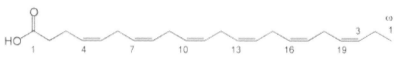

DHAの構造式

## 4. 3　ナットウキナーゼ

ナットウキナーゼは日本食の納豆から抽出され精製される酵素である。納豆は発酵した大豆からつくられる食品で，煮た大豆を納豆菌で発酵させてつくられるが，納豆菌が煮た大豆に作用するときにナットウキナーゼが産生される。

ナットウキナーゼは血栓の主成分であるフィブリンの分解（溶解）作用，血栓溶解酵素であるウロキナーゼの前駆体プロウロキナーゼの活性化作用，血栓溶解酵素プラスミンをつくり出す組織プラスミノーゲンアクチベーター（t-PA）量の増大作用を有している。また，血栓を溶けにくくする血栓溶解阻害物質PAI-1を分解する作用やオイグロブリン溶解時間の短縮作用により血栓溶解活性の増強作用があることも発見されている。さらに，現在ではアルツハイマーにかかわる有害なアミロイド繊維の異性化に効果があるということも証明されている。

納豆には血栓溶解を促す成分であるナットウキナーゼが含まれる一方で，血液凝固を促進するビタミンK2も含まれている。そのため，機能性素材としてのナットウキナーゼは，ビタミン

K2を除去して製品化されている。

**<企業動向>**

日本生物.科学研究所はナットウキナーゼを高含有する納豆菌培養エキス（製品名：「NSF-SD」）の製造方法を世界で初めて確立し，販売を開始したメーカーである。同社では国内にとどまらず，米国，韓国，台湾，中国へ同原料を輸出しており，トップメーカーとしての地位を確立している。同社ではビタミン$K_2$除去の製法特許および物質特許を取得しており，販売開始以来エビデンスを積み重ねている。

ナットウキナーゼの市場規模は12～15トン前後で，価格は1 kgあたり15～20万円と機能性素材としては高価な原料である。

## 5　ダイエット素材

### 5. 1　L-カルニチン

L-カルニチンはアミノ酸の一種で，体内では必須アミノ酸のリジンとメチオニンを材料に肝臓で合成される。体内ではタンパク質の形をとらない遊離アミノ酸の1つである。羊肉，牛肉などの肉類（赤身肉）に多く含まれている。

成人の体には1人あたり約20 gのL-カルニチンが含まれており，骨格筋を中心に肝臓，腎臓，心臓，脳などに分布しており，エネルギーを生み出す原動力となっている。1980年のモスクワオリンピックで，L-カルニチンのサプリメントを摂取したイタリアのチームが好成績を上げたことから，スポーツ選手向けの成分として注目を集め，その後スポーツ選手だけでなく，肥満者の運動をサポートする成分として広まった。日本では医薬品として扱われていたが，2003年に食品として認可されて以来，スポーツドリンクやエナジードリンクなどに配合され，徐々に認知度を上げている。

L-カルニチンには脂肪燃焼作用や疲労回復作用がある。L-カルニチンは脂肪を燃焼するミトコンドリアへ脂肪を運ぶ役割を果たしており，これによりヒトは脂肪をエネルギーとして利用することができる。L-カルニチンを十分に摂取することにより体に溜まっている脂肪をエネルギーとして効率よく燃焼することができ，脂肪がつきにくい体をつくることができる。また，L-カルニチンの不足は日常的，慢性的な疲労感につながることが確認されている。

**<企業動向>**

ロンザ社（スイス）は製薬，機能性食品素材，殺菌剤をはじめとするライフサイエンス分野に技術，設備，原料で世界有数の実績と経験を有している企業で，世界的なバイオ医薬品の受託製造企業としてもよく知られている。ロンザジャパンは同社の日本法人で，2003年のL-カルニチンの食品認可は同社の働きかけによって実現している。

ロンザ社はL-カルニチンの世界における最大手サプライヤーで，独自製法により高純度L-カルニチンを製造している（ブランド名：「カルニピュア」)。同社の「L-カルニチン結晶性粉末」はL-カルニチンの100％品であり，ロンザ社のL-カルニチン製品すべての出発物質でもある。非常に水溶性が高く，特にシロップ，スポーツドリンク，新生児用調合乳，乳清飲料，臨床用栄養剤，アンプルなどすべての液状処方に適している。「L-カルニチンL-酒石酸塩」はロンザ社が開発した，市場で最も人気がある形態でL-カルニチン（68％）と天然のGRAS L-酒石酸（32％）を含んでいる。「L-カルニチンL-酒石酸塩」は，吸湿性がなくほどよい酸味がある原料で，カプセル，錠剤，バーなどあらゆる固形製品に使用されている。

同原料は利用可能なすべてのL-カルニチン塩の中で，重量換算で最も高いレベルのL-カルニチン濃度を有しており，L-カルニチン成分を高含量に調整した打錠やカプセルタイプの製品製造が可能となる。同社では顧客への積極的なデータ提供，マーケティングサポートを実施しているほか，日本人の体に合わせた実証データの蓄積にも力を入れている。

大塚化学グループのILSはペプチド事業，医薬品事業，機能性食品事業を展開している。機能性食品事業ではL-カルニチン，ヘム鉄，肝臓エキス（レバーペプチド）を開発し，原料レベルからの品質管理体制を確保して供給している。同社では「L-カルニチン」，「L-カルニチンフマル酸塩」，「L-カルニチンL-酒石酸塩」の3種類の製品を上市している。「L-カルニチンフマル酸塩」は「L-カルニチン」の吸湿性の高さを改善したタイプで，錠剤，カプセル，顆粒，粉末などあらゆる剤形の商品に適応させやすい。まろやかな酸味を有しており，ゼリーや飲料などにも利用できる。同社ではイタリアのsigma-tau社の製品を取り扱っている。sigma-tau社は世界で初めてカルニチンを製造し，医薬品としても販売している会社で，医薬品からスタートしていることから豊富なエビデンスを保有している。

L-カルニチンの国内需要量は，年間130～140トンで，価格はフリー体で1 kgあたり12,000～16,000円，フマル酸塩，酒石酸塩で15,000～25,000円である。

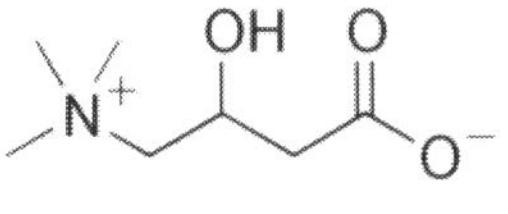


カルニチンの構造式

## 5. 2　カプサイシン（トウガラシ抽出物）／カプシエイト

カプサイシンはトウガラシの辛味をもたらす主成分で，トウガラシ粉末を使ったキムチやカレー，トウガラシを油に漬け込んだラー油をはじめとする液体調味料などに含まれる成分である。一方，同じトウガラシの仲間であるピーマンにはほとんどカプサイシンは含まれていない。日本で一般的に販売されているトウガラシの一種である鷹の爪1本（平均重量は約1 g）には，約1 mgのカプサイシンが含まれている。

カプサイシンを摂取すると受容体活性化チャネルの１つであるTRPV1を刺激し，メントールによる冷刺激と同様の機構で，激しい灼熱感を引き起こすことが知られている。また，痛覚神経を刺激し，局所刺激作用あるいは辛味を感じさせる。体内に吸収されたカプサイシンは，脳に運ばれて内臓感覚神経に働き，副腎のアドレナリンの分泌を活発にさせ，発汗および強心作用を促している。

カプサイシンは，単体では問題ないが他の物質と同時に摂取するとがん発生を促進することが明らかにされている。また，カプサイシンやその加工品の過剰摂取は，流涙症や鼻液漏，排尿障害，胃食道逆流症などの症状を発生させることが確認されている。

カプサイシンには体脂肪を燃やすなどのダイエット効果，健康増進効果があるといわれており，米国ではスポーツサプリメントとして大手メーカーに採用されており，脂肪燃焼や血流改善素材として機能訴求されている。また，誤嚥性肺炎の防止に高齢者の嚥下反射の障害を改善させる方法の１つとして，カプサイシン（唐辛子成分）入りトローチを用いることがある。

## ＜企業動向＞

アルプス薬品工業（岐阜県飛騨市）はトウガラシの成熟果実を乾燥し，抽出したエキスや抽出物（製品名：「トウガラシエキス」／「トウガラシ抽出物」）を上市しており，エネルギー代謝を活発化し，体脂肪の分解を促進する働きを利用してダイエット効果を期待する製品に多く利用されている。また，トウガラシは血行を促進する効果が期待されることから，冷え性や肩こり，胃液の分泌を調整するため胃潰瘍向けの製品にも多く利用されている。

ユニキスはインドのオムニアクティブヘルステクノロジー社のトウガラシ抽出物「カプシマックス」を輸入，販売している。同素材の特徴は，カプサイシンのビーズレット設計にあり，カプサイシン層を露出せず，溶出条件をコントロールした非刺激性コーティングを施すことにより，刺激の強いカプサイシンが胃で溶出されることなく，腸でのみ溶出するように設計されている。

味の素は辛くない新種のトウガラシ（品種名：「CH-19甘（アマ）」）から新素材のカプシエイト類を同定している。カプシエイト類は通常のトウガラシに含まれる辛味成分カプサイシンと似た成分ながら，辛さが約1,000分の１と刺激の少ない成分である。トウガラシ１トンから約100 gしか抽出できない希少成分で，原料となるトウガラシはタイにある同社の管理農場で栽培され，育苗から収穫まですべてを同社によりコントロールされている。同社ではカプシエイトの成分の１つである新規機能成分ジヒドロカプシエイトに関して，米国でGRAS認証を取得しているほか，欧州委員会でもノベルフードとして認可を取得している。ジヒドロカプシエイトはエネルギー代謝の亢進作用があるとされており，肥満への効果が期待されている。同社では京都大学や北海道大学，北米の大学や研究機関などとの共同研究で，カプシエイト類にエネルギー消費の指標である酸素消費量の増加や体脂肪量の減少を確認している。

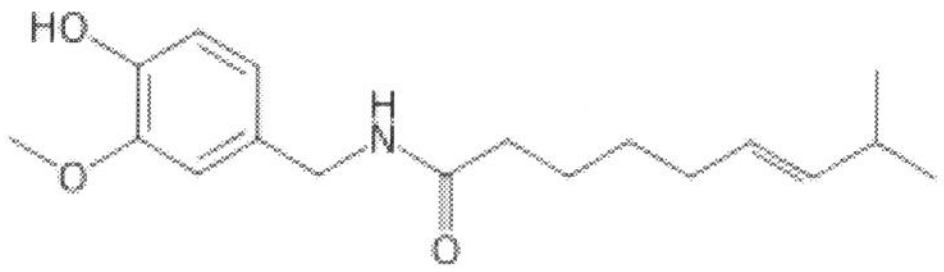

カプサイシンの構造式

### 5. 3　黒ショウガ（黒ウコン）

黒ショウガは黒ウコンとも呼ばれ，タイやラオスの山間部に自生するショウガ科バンウコン属の植物である。現地ではお茶やリキュールなどにして飲まれ，滋養強壮に効果があるとして約1000年も前から扱われているハーブの一種である。黒ウコンと呼ばれるのは，ウコンの成分であるクルクミンが少量含まれていることに由来している。

黒ショウガはアントシアニンを豊富に含むほか，メトキシフラボン，セレン，アミノ酸を含み強力な抗酸化作用があるほか，最近の研究成果により褐色脂肪組織を増加させダイエット作用があることが解明されて市場で注目を集めている。主成分のアントシアニンは視細胞の再生改善作用でよく知られているが，脂肪細胞の再生改善作用も有している。脂肪細胞の核内受容体に作用し，インシュリン抵抗性改善（糖尿病予防）と中性脂肪の低下作用が確認されており，メタボマウスに黒ショウガを1～3%加えた試験では内臓脂肪の減少が認められている。また，メトキシフラボンは女性ホルモンの産生を調整し脂質代謝を改善するほか，乳がんの発生を予防する。また，男性ホルモンの増強（筋肉増強），ウイルス増殖酵素防止作用も有している。現在では世界中の大学で研究が進められており，抗糖化作用，抗酸化作用，抗炎作用など，すでに多くの機能性が確認されている。

**<企業動向>**

東洋新薬は臨床試験により黒ショウガの摂取でエネルギー消費量が増加することを確認している。同社は黒ショウガの摂取によるエネルギー消費量増加作用に関する臨床試験を実施し，そのメカニズムの1つとして褐色脂肪組織を刺激し熱産生を促進させる可能性があることを解明している。同社と斉藤昌之北海道大学名誉教授との共同研究による成果であり，2013年の日本肥満学会で発表された。

褐色脂肪組織は脂肪を燃やして熱を産生する役割を持ち，その発熱能力は骨格筋の70～100倍ほどといわれている。ヒトの褐色脂肪組織は加齢とともに減少し，中年太りの原因の1つとされている。同研究グループでは，グルコースを積極的に細胞内に取り込む組織を評価するための方法「FDG-PET/CT」を用いて，褐色脂肪組織の高活性者（BAT＋群）5名および低活性者（BAT-群）5名の計10名を選択し，黒ショウガ100 mgを含有するカプセル，またはプラセボカプセルを単回摂取させ，摂取前，摂取30分後，60分後，90分後および120分後に，呼気ガス分析にてエネルギー消費量を測定する二重盲検クロスオーバー試験を実施した。その結果，

BAT＋群では，黒ショウガ摂取60分後にエネルギー消費量が有意に増加した一方，プラセボ摂取時には有意な変動は認められなかったほか，BAT-群では黒ショウガ摂取時およびプラセボ摂取時ともに有意な変動は認められないことが確認された。研究グループでは，この成果から黒ショウガの摂取がエネルギー消費量の増加するメカニズムの１つとして黒ショウガが褐色脂肪組織を刺激することにより熱産生を促す可能性が示唆されたとしており，継続的な摂取により褐色脂肪組織を増加させる可能性が期待できると推測している。

丸善製薬はポリメトキシフラボン含量を5％以上で規格化した「ブラックジンジャー抽出物」（製品名）を製造，販売している。同社ではタイでの契約栽培により，原料の安定供給を確保しており，水溶性タイプも揃えることでドリンク需要にも対応している。同社では「ブラックジンジャー抽出物」の研究を通じて，cAMP-PDE阻害活性を確認し，脂肪分解作用を確認している。黒ショウガ（ブラックジンジャー）およびコントロール（プラセボ）摂取１時間後より，エルゴメーターを使って運動し，呼気ガスの測定を行い，脂肪燃焼量を算出したところ，ブラックジンジャーを服用した方がコントロール（プラセボ）よりも脂肪燃焼が増えていることを確認できた。マウスでの肥満に対する効果試験は，同社のほかにもオリザ油化（製品名：「黒ショウガエキス」）が自社製品を使用して実施している。

丸善製薬やオリザ油化に加えて，常磐植物化学研究所（製品名：「サートマックス」），サントレック（製品名「クラチャイダム粉末」）などが黒ショウガを機能性原料として販売している。

黒ウコンジャパン（京都府亀山市）は世界で初めての黒ウコンの植物工場による水耕栽培に成功した。黒ウコンはタネができないため実生苗の生産が不可能なことに加えて，根茎の年間増殖率は10倍程度しかなく，種苗の大量生産が困難な作物である。また，低温に弱いため，栽培適地が沖縄県以南に限定されている。その他にも露地栽培では栽培期間が8ヵ月に及ぶことや，土耕栽培では連作障害が起こって収量が大きく減少するなど，国内生産には多くの課題が存在している。同社では組織培養苗生産技術および場所や季節に影響されない施設栽培技術を開発することで，国内における黒ウコンの安定生産を目指している。すでに黒ウコンを温室および閉鎖型植物工場で生産する栽培技術の確立したほか，根茎の苗増殖率を年間400倍と飛躍的に高めるとともに，従来8ヵ月要する露地での栽培期間を閉鎖型植物工場での環境制御において4ヵ月に短縮する技術なども実現している。閉鎖型植物工場における設備投資などのイニシャルコストや需要確保などの問題が残っているが，同社では一般的なハウス栽培にも成功しており，地域の耕作放棄地の利活用とビニールハウスの設置など植物工場に比べて大幅な初期投資の軽減の実現により普及を行っていく。

### 5. 4　キトサン

エビ，カニをはじめとして，昆虫，貝，キノコにいたるまで，極めて多くの生物に含まれているキチンは天然の素材である。年間1,000億トンのキチンが地球上で合成されていると推測されている豊富な生物資源であるが，普通の溶媒には溶けないためにほとんど利用されていまない。

キチンの構造はセルロースに似ており，N-アセチル-D-グルコサミンが鎖状に長く（数百から数千）つながったアミノ多糖である。

国内でのキトサン製造は主に紅ズワイガニの甲殻を原料に製造されている。乾燥紅ズワイガニ甲殻の組成は概略キチンが 25%，タンパク質が 25%，その他が炭酸カルシウム，水分である。キチンを溶解できる汎用の溶剤がないために工業的に紅ズワイガニ甲殻からキチンのみを溶解抽出することはできない。そのため，キチン以外の成分である炭酸カルシウムに塩酸を加えて塩化カルシウムに変えて水洗除去するとともに，タンパク質を希水酸化ナトリウム水溶液中で加熱し，分解しながら可溶化して水洗除去し，キチンを単離している。

キトサンはキチンの脱アセチル化処理によりアセチル基が除かれ，主として D-グルコサミン単位からなる成分である。単離したキチンを 40% 以上の水酸化ナトリウム水溶液の中に浸漬して膨潤させ，加熱することによってキチンを 75% 以上脱アセチル化する。生成したキトサンを 40% 以上の水酸化ナトリウム水溶液からロ別し，十分に水洗をして水酸化ナトリウムを除いた後，乾燥してキトサン製品とする。D-グルコサミン単位に変換されたキトサンは酸の水溶液に溶解する性質を持っている。

キチン，キトサンは従来ほとんど利用されていなかったバイオマス資源であるが，重要な性質が相次いで見出されつつあり，生物学，農学，化学，生化学，物理化学，材料科学，医学，歯学，薬学など多くの分野で基礎から応用までの幅広い研究が行われている。複数の分野にまたがる境界的領域の研究も多く，大きな成果が生まれつつある。

キトサンは特定保健用食品の機能性成分として利用されている。許可表示は「コレステロールの体内への吸収をしにくくする食品」という，コレステロールの吸収に関与して，血中コレステロールを低下させることを目的としたものが多い。

また，キチン，キトサンを処理する過程でできるキチンオリゴ糖，キトサンオリゴ糖には，免疫を活性化させる作用が報告されており，キチンオリゴ糖には動物実験で抗がん作用が認められている。キトサンは代表的なダイエット素材であるが，免疫賦活作用に注目した商品化の可能性もある。

**＜企業動向＞**

片倉チッカリン，キミカ，甲陽ケミカル，大日精化工業，日本化薬フードテクノ，日本水産，北海道曹達，焼津水産化学工業，ヤエガキ醗酵技研の 9 社が任意団体のキトサン工業会を組織して，キトサンの安全な利用，普及拡大などさまざまな活動を行っている。キトサンの工業的な生産では，キトサン工業会に所属している甲陽ケミカル，日本水産，片倉チッカリン，大日精化工業，焼津水産化学工業などが主力メーカーである。

甲陽ケミカルは鳥取県境港市の自社工場でキトサンを生産している。同社では食品向けおよび一般工業向けキトサンを広範に製造しており，キトサン原料およびサプリメント（製品名：「コーヨーキトサン（粉末，カプセル）」）および OEM 製品の製造，販売を行っている。同社では

LDLコレステロール低下作用に関するデータを大学との共同研究で取得しており，メタボリック素材としての提案を行っている。

日本水産はグループ会社（現在は日本水産に経営統合）が世界で初めてキトサンの量産に成功した実績を持ち，現在は境港工場でキトサンやアセチルグルコサミンの製造を行っている。

片倉チッカリンは肥料，飼料，育苗培土事業などを展開しているが，天然素材にこだわった化粧品原料，健康食品原料を開発している。キトサンをはじめ海洋性コラーゲンなど機能性が高く，品質のよい原料の開発，製造，販売に取り組んでいる。

大日精化工業（製品名：「ダイキトサン」）はカニ殻からキトサンまで一貫生産をしており，大ロット規模で製品を市場に供給できる生産能力を保有している。また，キトサンとの反応性のよい官能基を化学修飾して各種誘導体の開発に力を入れている。

日本化薬フードテクノは特定保健用食品向けのサポートで市場をリードしてきた企業で，キトサンに関する豊富なエビデンスを保有している。また，同社のキトサンは嵩密度が高く打錠適性にすぐれており，GMP認証を取得した高崎工場で製造されている。

第一製鋼は熊本大学大学院，熊本県産業技術センター，西日本長瀬との共同研究で，「キトサン微粒子分散液」を開発した。同製品はキトサンを1～2ミクロンの微粒子にした弱酸性の安定した液状の製品で，消臭，抗菌においてすぐれた性能を示す。通常のキトサンよりもすぐれた消臭効果（ノネナール，アンモニア，イソ吉草酸，酢酸など），抗菌効果（黄色ブドウ球菌），保湿効果を持っており，医療，化粧品，衛生用品，医薬部外品，食品，健康食品など広範な分野で利用できる。

キトサンは過去には工場排水を処理するための凝集剤としての利用が最も多かったが，現在では健康食品素材としての販売量が最も多い。健康食品素材として年間需要量は150～200トンと推測され，価格は1 kgあたり5,000～10,000円である。

### 5. 5　明日葉

明日葉は日本原産で房総半島から紀伊半島と伊豆諸島の太平洋岸に自生するセリ科の植物である。β-カロテンやビタミンB群，ビタミンC，ビタミンEをはじめ，カルシウムやカリウム，鉄などのミネラル類や食物繊維など，すぐれた働きを持つ栄養素が豊富に含まれている。

β-カロテンは体内で必要な分のみビタミンAに変換されるため，過剰摂取の心配がない成分である。また，ビタミンBはビタミン$B_{12}$以外のほぼすべてのビタミンB群を含んでおり，中でも細胞の再生に関わり，健康な皮膚や爪をつくるために欠かせないビタミン$B_2$が特に多く含まれている。明日葉の葉や茎を切ったときに出てくる淡い黄色の汁には，明日葉特有のポリフェノールの一種であるフラボノイドのカルコンやクマリンが豊富に含まれている。カルコンは非常に強い抗酸化力を持つだけでなく，動脈硬化の予防や糖尿病の予防など，さまざまな有効性が認められている。さらに，明日葉に含まれるルテオリンは利尿剤としてよく知られており，利尿作用によるむくみの改善作用がある。

**<企業動向>**

トップメーカーのタカラバイオは，明日葉に関する研究を進め，さまざまな機能性を解明している。同社では培養細胞実験を通じて明日葉のインスリン様作用（成熟脂肪細胞への分化誘導作用，グルコース取り込み促進作用），NGF 産生促進作用，BMP-2 産生促進作用を明らかにしている。インスリン様作用はインスリンの分泌の不足が原因である糖尿病の予防作用が期待されるほか，神経細胞の生と死に密接に関わるタンパク質で，脳神経細胞の樹状突起の機能低下を防ぐために重要な働きを担っている神経成長因子（NGF）の成長を促す NGF 産生促進作用にはアルツハイマー型認知症の予防作用，骨髄中の未分化細胞に働きかけ，骨芽細胞への分化を促進する骨形成タンパク質である BMP-2 の産生を促す BMP-2 産生促進作用には，骨粗しょう症の予防作用がある。また，同社では動物実験，ヒト試験を通じて血糖値上昇抑制作用，抗メタボリックシンドローム作用を確認しているほか，抗肥満作用，脂肪肝抑制作用についても効果があることを確認している。

一方，脂肪細胞から分泌される抗メタボリックシンドロームホルモンであるアディポネクチンには，血糖値の低下作用，脂肪燃焼作用，血管拡張による血圧降下作用，動脈硬化の予防作用などが確認されている。最近の研究で内臓脂肪の蓄積に伴うアディポネクチンの減少がメタボリックシンドロームの発症につながることが明らかとなっており，メタボリックシンドロームの予防にはアディポネクチンの量を増やすことが重要であるとされている。タカラバイオでは明日葉に含まれるカルコンが脂肪細胞に作用しアディポネクチン産生を高めることを解明し，さらに，その作用が大豆イソフラボンのダイゼインにより増強されることも解明している。

ミナト製薬は製薬会社として蓄積した技術力をベースに健康関連商品の開発を行い，高レベルの製品を提供している。同社の主力の青汁などの緑製品の原料は，国内でも有数な自然環境が保たれている農場で有機栽培している。国内栽培地は，熊本県をはじめとする全国で，東京ドーム約 20 個分の農場を自主管理のもとで栽培生産し，原料の安定供給に努めている。

同社では根に根粒菌を持つハンの木の下で生育し，カルコン誘導体やビタミンやミネラルを含む伊豆大島産の明日葉のうちでも，新芽のとれる 5 月～7 月に自然な露地栽培で収穫される明日葉のみを原料として，栃木県那須塩原市の自社工場で製品化している。那須工場は日本健康・栄養食品協会 GMP および ISO9001 を取得しており，同社では有機 JAS 認定された食品を製造している。

日本生物 . 科学研究所は 1999 年に日本で初めて明日葉の粉末化に成功した企業である。同社はインドネシアで明日葉の栽培の取り組みを開始し，インドネシアの気候にあわせた独自の栽培方法を開発した。現在ではジャワ島東部のスラバヤ，ロンボク島の 2 拠点に有機 JAS 認定契約農場と加工工場を設けており，上質な明日葉を安定供給している。また，同社ではカルコンのピロリ菌に対する抗菌作用，アポトーシス誘導作用，アディポネクチン産生促進作用，内臓脂肪低減作用などについて独自研究を進めており，豊富なエビデンスを有している，

医薬品，健康食品などの受託製造企業であるシェフコは，自社栽培原料として八丈島とインド

ネシアの農場で有機JAS認定の明日葉を栽培している。同社では国産，インドネシアの農場で自社栽培した明日葉を栃木市の工場で製品化して出荷している。

明日葉はインドネシアの火山噴火による影響で生産量が不足気味であり，需給はひっ迫気味である。国内需要量は約200トンで，価格は国産粉末で1 kgあたり5,000～10,000円，海外産粉末で2,500～3,500円，明日葉カルコン（10％換算）で10～14万円である。

## 6 免疫サポート素材

### 6. 1 アガリクス（ヒメマツタケ）

アガリクス（学名：アガリクス・ブラゼイ・ムリル，和名：ヒメマツタケ）はブラジルに起源を持つキノコの一種である。日本では1975年に人工栽培に成功し，1990年代初めより原料として安定的に流通するようになった。いくつかの研究機関から抗腫瘍効果（免疫療法）や血糖値降下作用などが報告され，注目が高まったこともあって，一時は300億円以上の巨大市場を形成したこともある。

環境の変化などに伴い，現在ではほとんど自生しておらず，ブラジルでも人工的な栽培によって収穫されている。また，日本におけるアガリクス・ブラゼイの流通量，研究開発の進捗状況は世界で最も進捗しているともいわれている。

アガリクスはメーカー1社の製品から発がんプロモーター物質が発見され，回収騒ぎが発生したことから風評被害が蔓延したが，その他の商品には現在でも問題が発生していない。回収事件後，国内の業界は「アガリクス・ブラゼイ協議会」を設立し，原料と個別製品に安全ガイドラインを制定して，安全性への確認に努めるとともにアガリクスの普及に努めている。

アガリクスには免疫の働きを活発にする作用が確認されており，がんの発生予防作用や増殖抑制作用が期待されている。また，がん治療に伴う副作用の軽減，免疫賦活作用による薬剤治療の効果の向上も期待されている。これらの機能性に関する実験結果は世界各国で発表されているが，国立健康・栄養研究所は，免疫の活性化を含めヒトでの有効性と安全性については信頼できるデータは見当たらないとしている。一方で，2013年に厚生労働省のがん研究助成金を用いて実施された帝京大学医学部臨床研究医学講座特任講師大野智氏らによる「がんの代替療法の科学的検証と臨床応用に関する研究」では，治療後経過観察中のがん患者に対するアガリクス・ブラゼイのQOL改善効果が確認されている。

また，アガリクスには抗腫瘍作用のほかにも，花粉症などのアレルギー改善作用，糖尿病予防作用などの機能も確認されている。

**＜企業動向＞**

アガリクス・ブラゼイの回収騒ぎ後の2006年には，アガリクスの健康食品素材としての活用のための研究，普及活動と業界の基準づくりを目的として国内のメーカーにより「アガリクス・

ブラゼイ協議会」が組織されている。同協議会は2015年6月時点で，アイ・エム・ビー，アトラスワールド，エス・エス・アイ，たるほ産業，パワフル健康食品，ビーエイチエヌ，ホクトの6社の正会員と磐田化学工業，クラトン，小林製薬，サプライズファミリー，ネオラ，ノエビアの6社の賛助会員で構成されている。

機能性原料としてのアガリクスは，子実体あるいは菌糸体を原料として酵素処理法または熱水抽出法のどちらかの製法で抽出，精製されている。

アイ・エム・ビーはアガリクスの生産販売を中心に，きのこや微生物の有効利用方法の研究開発，各種健康補助食品の販売を行っている。アガリクスについてはヒトの食経験がない菌糸体や栽培条件がわからない輸入原料を使用せず，自社の培地で菌床栽培した食経験のある子実体だけを使って製品化している。同社では自社栽培した高品質のアガリクスを乾燥し，最先端のバイオ特許技術で発酵させ，可溶性$\beta$-グルカンを発酵前の約7倍（同社比）まで増やした「醗酵アガリクス」や超微粉砕したアガリクスを添加物を加えずに粒状にした「アガリクス100」などの商品を上市している。

たるほ産業はアガリクスを中心に霊芝，ヤマブシタケ，キクラゲなど各種キノコ原料およびOEM商品の供給を事業とする企業である。同社はブラジルに自社専属アガリクス栽培農場を有しており，同農場から日本へ向けて出荷されたアガリクス原料を国内で加工委託して製品化して販売している。同社では製品化において，すべて子実体アガリクス抽出物＝エキスを使用している。重金属を吸収する性質を持つキノコを煎じることで，金属の8～9割を煎じカスとして除去し，エキスの重金属含有量を粉末に比べて5分の1～10分の1に低減するとともに，体内での吸収力を高めている。

エリンギ，ブナシメジの生産量および売上げにおけるトップメーカーであるホクトは，通信販売事業で国内の自社工場で生産したアガリクス茸（生鮮品），乾燥アガリクス（乾燥品），「梅かおるアガリクスエキス」などのサプリメントを販売している。健康食品は従来子会社のホクトメディカルが事業展開していたが，2013年2月親会社のホクトが吸収合併している。同社ではアガリクスやヤマブシタケを長野市の郊外の自社工場で栽培している。また，同社は東北大学との共同研究により，マイタケとアガリクスが花粉症などのアレルギー症状を改善させる可能性があることを確認している。

アトラスワールドはアガリクスの輸入，製造，販売を中心に事業を展開している。同社は米国のシルバン社と共同開発し，シルバン社が人工栽培するアガリクスを原料として顧客企業に販売すると同時に，アガリクスの天然エキスを独自の製法で抽出し，真空パックで一般消費者に販売している。シルバン社はマッシュルーム生産のリーディングカンパニーとして知られており，世界の7カ国に生産施設，16カ国に配送，菌糸類リサーチ施設を有している。シルバン社のアガリクスは米国USDAによるオーガニック認定と国内の有機JAS認定の両方を取得している。

一時は300億円を超える市場であったアガリクスであるが，現在では需要が低迷しており原料の国内需要量は30トン前後とみられる。価格は1 kgあたり，国産の子実体で2～4万円，ブラジル産で2～3万円，中国産で5,000～8,000円，菌糸体で5～7万円である。

### 6. 2　植物性乳酸菌

植物性乳酸菌は野菜や豆，米や麦などの植物素材を発酵させる乳酸菌で，日本では漬物，味噌，米の発酵食品などさまざまな食品に生育している。発酵乳に生育する動物性乳酸菌の種類が約20種類ほどであるの対して，植物性乳酸菌は約10倍の種類があるといわれている。植物性乳酸菌は動物性乳酸菌に比べてより過酷な環境下で生き抜いているため，動物性乳酸菌よりも高い活性を持つものと期待されている。

植物性乳酸菌の一種である「ラブレ菌」(ラクトバチルス・ブレビス（*Lactobacillus brevis*）KB290）は，ルイ・パストゥール医学研究センターの岸田綱太郎博士が京都の漬物の「すぐき」から発見した乳酸菌で，体内に摂取されるとインターフェロンの一種で感染症やがんから体を守るNK細胞を活性化するインターフェロン$\alpha$を生み出す力を強化することが知られている。インターフェロン$\alpha$自体にも，抗ウイルス作用，抗がん作用などの働きがあるため，同菌を摂取することで免疫力の向上が期待できる。

腸管粘膜には細菌やアレルゲンなどに対する抗体が多く存在するが，植物性乳酸菌は腸管免疫系を活性化することが確認されている。植物性乳酸菌は人間の胃酸や消化液に強く，生きて腸まで届く確率が高い。

その他機能性素材として流通している植物性乳酸菌には，ラクトバチルス・プランタラム（*Lactobacillus plantarum*），ラクトバチルス・パラカゼイ（*Lactobacillus paracasei*），ラクトバチルス・ブフネリ（*Lactobacillus buchneri*）などがある。

**<企業動向>**

ラブレ菌を自社保有し，最終製品を発売しているカゴメは，ラクトバチルス・ブレビスKB290のインフルエンザ罹患率の低減作用，更年期症状改善作用などを次々と確認しており，エビデンスの充実を通じた自社製品の拡販に努めている。

カネカは日東薬品工業との間に植物由来の乳酸菌であるラブレ菌の特許，商標，ノウハウおよび菌株に関する独占的通常実施権許諾契約を締結し，ラブレ菌生菌粉末（製品名：「カネカ・ラブレ」）を製造，販売しており，機能性食品素材としてサプリメントメーカーや食品メーカーなどに幅広く供給されている。

日本ハムはアレルギーの研究を行う中で選抜したザワークラウトから単離された植物性乳酸菌，HSK201（*Lactobacillus plantarum* HSK201）株を販売している。同菌株は酸に強く，胃液に対しても強い耐性を持つことから生きて腸まで届き働くことが確認され，花粉症などに対する抗アレルギー抑制機能が期待されている。加熱菌であるため，加熱加工食品への配合も可能な機能性素材である。

亀田製菓は米から単離した乳酸菌「K-1」(ラクトバチルス・パラカゼイ），酒かすから単離した乳酸菌「K-2」を上市している。「K-1」菌は整腸作用と変異原物質（細胞の遺伝子を損傷させ突然変異を引き起こす物質）の除去作用にすぐれた機能を持ち，米や米の発酵食品から 300 株以上の乳酸菌を分離し，機能性試験を行うことで選抜された。また，「K-2」菌は花粉症やアトピー性皮膚炎などのアレルギー症状を緩和する作用が，同社と新潟大学が共同で実施したヒト臨床試験で確認されている。

オリジン生化学研究所は，古来より人々の健康によいとされる「ふなずし」を発酵させる乳酸菌に着目し，乳酸菌研究の第一人者である光岡知足東京大学名誉教授が選び出した植物性の乳酸菌「SU-6」（ラクトバチルス・ブフネリ，*Lactobacillus buchneri*）を大阪府立大学との共同研究により古代米で培養することに成功している。同菌は胃酸で壊れることなくほぼ 100％腸まで届くことが確認されている。

### 6. 3　プロポリス

プロポリスは，ミツバチが樹脂に蜜ロウや唾液などの自らの分泌物を混合して生成する物質である。プロポリスの含有成分は原産地の樹木やミツバチの種類によって異なるが，主にフラボノイドやアミノ酸，ビタミン，ミネラルなどの天然成分である。中でもフラボノイドは 40 種類以上も含まれている。

プロポリスには免疫機能を司る細胞を活発にし，免疫力を高める免疫賦活作用がある。プロポリスを経口摂取することで体内の免疫力が高まり，風邪やインフルエンザにかかりにくい強い体を生み出すことができる。また，プロポリスが持つ抗菌作用によって，ブドウ球菌，大腸菌などの増殖が抑えられ，食品に対しては防腐剤のような働きをする。このような作用を持つことから，プロポリスは「天然の抗酸化物質」といわれている。

その他，プロポリスには痛みや腫れ，熱をともなう炎症を抑制する効果がある。プロポリスをうがいで用いると痛みや炎症を抑える効果があり，口腔内の形成手術後の治癒に有効だといわれている。プロポリスの抗菌作用による口内炎の予防が期待されている。また，プロポリスには花粉症の原因となるヒスタミンなどの物質の放出を抑制し，花粉症を予防する作用がある。軽度のスギ花粉症と診断された人に花粉が飛散する前の 1 月から 12 週間にわたりプロポリスを摂取させ，摂取していないグループと比較した試験では，プロポリスを摂取したグループに花粉症の治療薬を使用した人が少なかったことが確認されたうえ，花粉症の治療薬を使用した人でも使用頻度が軽減したことも確認されている。

その他にもプロポリスには糖尿病予防作用，美肌作用，抜け毛予防作用，口臭予防作用などが確認されている。

**<企業動向>**

医薬品，健康食品などの受託製造企業として顧客企業の支持を集めているアピは，ブラジル産の最高品質のグリーンプロポリスを原料として機能性原料を製造，販売している。同社では

「EEP-B20／B20E／B20G」,「プロポリスエキス A-02」,「プロポリス E$W」,「フラッピーB」などの製品を取り揃えている。「EEP-B20／B20E／B20G」は，いずれもエタノール抽出物20%含有のエキスで，B20E／G は水分散性を高めている。サポニンの種類により 2 タイプ（キラヤササポニン，高麗人参）の製品がある。「プロポリスエキス A-02」はエタノール抽出物 2%含有の乳化シロップで，清涼飲料水等に処方しやすくするため，あらかじめ乳化させている。「プロポリス E&W」はエタノール抽出物と水抽出物を合わせた 2%含有の乳化シロップであり，「フラッピーB」は水抽出物 1%含有のエキスである，エタノール抽出に比べ，マイルドな味香りでヤニが出にくい特徴がある。「EEP-B10P」は粉末混合や練りこみに適するように粉末加工した，エタノール抽出物を 10%含有する粉末である。

秋田屋本店（岐阜市）は蜂産品の製造・販売，種蜂の販売，食品製造および製造受託，健康食品の製造，販売など養蜂に関連する事業全般を行っている企業である。同社はプロポリスでは「プロポリスエキス末」,「プロポリス抽出液」,「プロポリス濃縮エキス」を上市している。「プロポリスエキス末」はブラジル産，中国産の原料を日本国内で加工したもので，プロポリス原塊をアルコール抽出したエキスに賦形剤（デンプン）を加えて粉末状にした製品である。水に不溶であり，錠剤，カプセルなどの原材料として利用されている。中国産のプロポリスはエコサートという国際オーガニック認定機関による厳しい基準を満たしたものを使用している。

「プロポリス抽出液」は主にブラジル産のアレクリン（キク科）からとれたプロポリスをアルコールで抽出し，エキスにした製品である。特有の香りがあり，プロポリスの含有量は約 20%である。また,「プロポリス抽出液」と同原料を使用している「プロポリス濃縮エキス」は，プロポリスをアルコールで抽出し，固形分が 70%になるように濃縮したエキスで，水に不溶である。

プロポリスの需要量はここ数年約 150～160 トンと安定した動きを見せているが，東アジア各地での需要増大傾向を受けて価格面で高騰しつつあり，1 kg あたり 10,000～30,000 円となっている。

## 7　その他の機能性素材

### 7. 1　ウコン（ターメリック）抽出物／クルクミン

ウコン（ターメリック）はインドが原産地で，クルクミンと呼ばれる黄色い色素を主成分とし，ミネラルや食物繊維を豊富に含んでいる。

インドでは紀元前から栽培されており，アーユルヴェーダやインド料理に使われているほか,根茎に含まれるクルクミンは黄色い染料の原料としても広く用いられている。東南アジア諸国には，インドネシア原産でクルクミンの含有量が多く薬効が強い変種があり，クスリウコンという呼び名で日本でも流通している。

日本で栽培されているウコンには，春ウコン，秋ウコン，紫ウコン，黒ウコンがある。春ウコンは春から初夏にかけて赤い花を咲かせるウコンで，生薬名を姜黄（キョウオウ）といい，沖縄の西表島に自生している。クルクミンを少量含み，精油成分やミネラルを多く含んでいる。豊富な食物繊維とミネラル，精油の働きによる整腸作用で知られている。

秋ウコンは初夏から秋にかけて白い花を咲かせるウコンで，沖縄で広く栽培されている。根茎の断面がオレンジ色をしているのが特徴で，沖縄では鬱金（ウッチン）の愛称として親しまれている。着物の染料やカレー粉，たくあんの色づけなどに利用されており，色素成分であるクルクミンを豊富に含んでいる。強い抗酸化力を持ち，肝機能向上作用や胆汁分泌促進作用がある。

紫ウコンは初夏にピンク色の花を咲かせるウコンで，沖縄や屋久島で栽培されている。生薬名を莪朮（ガジュツ）といい，根茎の断面が紫色をしていることから紫ウコンと呼ばれている。クルクミンを含有していないことが特徴で，精油成分やミネラル，アントシアニンを多く含んでおり，血行を良くする働きが知られている。

黒ウコンは沖縄で栽培されており，初夏に薄いピンク色の花を咲かせる。ショウガ科バンウコン属の植物で，根茎の断面は濃い紫色をしており，クルクミンを少量含んでいる。ミネラルの一種であるセレンやポリフェノールの一種のアントシアニンも含んでおり，滋養強壮作用が注目されている。

肝機能向上作用，胆汁分泌促進作用，血流改善作用などに加えて，ウコンには食欲増進作用がある。また，胃液分泌を高め，胃粘膜を保護する働きもあるといわれている。その他にもウコンには免疫力向上作用（炎症抑制，抗菌），脳機能活性化作用（クルクミン），アルツハイマー型認知症予防作用などが確認されている。

**＜企業動向＞**

生薬・漢方製剤素材，健康食品原料，化粧品素材の製造，販売をしている日本粉末薬品は，ウコン抽出物のトップメーカーで，粉末（製品名：「ウコン末」），抽出液（製品名：「ウコン抽出液」），エキス，エキスパウダー（製品名：「ウコンエキスパウダー」）など多くの剤形の商品を上市している。同社では原料にいずれも中国産のウコンを使用しており，医薬品GMP適合の工場から高品質な製品を提供している。

丸善製薬（製品名：「ウコンエキス」）は自社で肝機能改善効果動物実験を実施し，エビデンスとともに，商品を販売している。同社ではウコンセスキテルペン，クルクミンの肝機能改善効果を確認するため，ラットを用いたガラクトサミン誘発肝障害に対するウコンセスキテルペン，クルクミンの効果を調べることで，ウコンはクルクミンだけでなく，セスキテルペンも合わせて摂取することで，より効果的に肝臓の健康維持が期待できることを明らかにした。

バイオアクティブズジャパンは *in vivo* 試験で自社のウコンエキス（製品名：「ウコンマックス（クルクミノイド95％規格品）」の抗肥満作用を確認している。さらに，遺伝子解析を行うことで，PPAR$\gamma$（ペルオキシソーム増殖剤応答性受容体）が脂肪酸蓄積およびグルコース代謝を調整していることも確認している。同社ではインドで栽培されたウコンを原料にインドの自社工場で製品化し，厳密なトレーサビリティのもとで日本国内に輸入，供給している。

横浜油脂工業の水溶性クルクミン（製品名：「クルクミン水分散液20％」）は，同社の技術力で開発した水に安定して分散する液体製剤である。水に不溶なことから使用できる用途が限られていたクルクミンのドリンクなど多様な食品への配合が可能になり，用途範囲を拡大している。

ウコンの需要は通年化して安定した市場を構成しており，健康食品用途の国内需要は約300～350トン程度で長年推移している。価格は粉末で1 kgあたり900～1,500円，エキスで22,000円，クルクミノイド高含有エキス末で22,000～23,000円である。

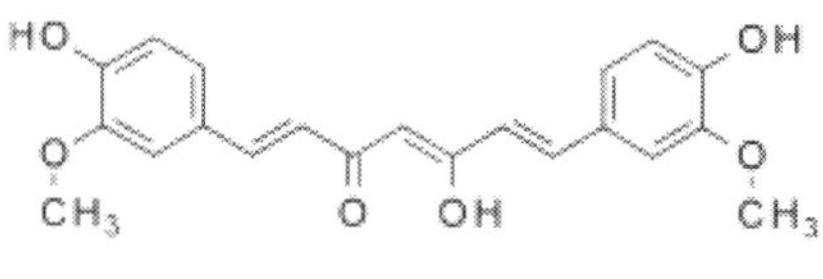


クルクミンの構造式

### 7. 2　核酸（DNA-Na）

核酸はサケの白子（精巣）を分離，精製した粉末状の機能性食品素材で，古くからフランス，中国をはじめ多くの国で健康食品，化粧品，医薬品等に使用されている。サケの白子には何億というサケの精子が蓄えられており，それら1つずつの精子の頭部に核タンパクが収納されている。この核タンパクはDNA（核酸）と塩基性たんぱく質（ヒストンおよびプロタミン）が結合した物質で，遺伝情報の調節に関与している。白子の核タンパクからはDNA（核酸）と塩基性たんぱく質（ヒストンおよびプロタミン）が取り出されて，機能性素材として使用されている。

ヌクレオプロテインはサケ精巣に10～20％程度存在する精子核の主成分で，DNAおよびプロタミン（塩基性たんぱく質）で構成されている。また，プロタミンは構成アミノ酸の3分の2以上をアルギニンによって占められている特異なたんぱく質で，精子核中に核酸DNAと複合体を形成しており，DNAを保護する機能を持つといわれている。

核酸は機能性素材として肝機能改善作用や肌質改善作用を持っている。核酸メーカーの1つであるマルハニチロでは，飲酒に対するDNAの効果をウコンと比較する試験を通じて，核酸摂取者ではウコン摂取者よりも血中アセトアルデヒド濃度の上昇が抑制され，血中酢酸濃度が低下傾向にあることを確認している。また，30～50代の男性に，DNAを3%配合したクリームと無配合のクリームを12週間塗布して肌への効果を検証した試験では，DNA配合クリームを塗布した男性では4週目から肌の弾力性が有意にアップし，12週目には水分蒸散量の低下と肌の保水率が増加する傾向が認められたことから，DNAには肌の保湿性を高め，うるおいを与える作用があることが確認された。

一方，プロタミンは脂肪を分解する消化酵素であるすい臓のリパーゼに対してその働きを阻害する作用を示すことが確認されており，プロタミン摂取することで高脂肪食摂取後に脂肪吸収抑制作用が働くことから，メタボリックシンドローム予防に対して有効な素材であると考えられている。

**＜企業動向＞**

バイオケムはサケ白子から抽出した医薬品原薬（プロタミン硫酸塩，プロタミン塩酸塩）や健康食品原料（DNA，DNA-Na，DNA-K，ヌクレオプロテイン）など，従来未利用資源の有効利用をテーマに事業を展開し，それらの原料を食品，化粧品メーカーに供給している。同社では，長年にわたる研究成果を背景に数多くの核酸関連商品を取り揃えており，同社の製品は医薬品，食品，化粧品など多くのメーカーに利用されている。同社ではアンチエイジング需要の増大を見越して，酵母リボ核酸（RNA）の供給を本格化させており，徐々に市場に浸透している。三陸産サケの白子を原料に使用することで，品質の高さを誇っており，食品向け「白子核タンパク（白子ヌクレオプロテイン，DNA40%以上含有）」，飲料向け「DNA-NA（F）」が主力商品である。「DNA-NA（F）」は独自技術により低分子化したDNA-Naで，酸性側でも沈殿しにくく，3%程度の高配合が可能であるという特徴を有している。

マルハニチロは「DNA-Na」，「プロタミン」を上市している。いずれもサケの白子から抽出，精製したもので，「DNA-Na」では水への溶解性を高めた製品の開発にも成功しており，飲料用途への展開を進めている。プロタミンは微生物に対する抗菌性を有しており，天然物由来の安全な食品保存料として従来から広く食品に利用されてきた原料であるが，カビや酵母といった真菌に対しては抗菌力が弱いことが難点として存在していた。

同社はプロテアーゼで処理した「プロタミン酵素分解物」が酵母の一種であるカンジダ菌に対する抗真菌活性が増大することを発見，プロタミン酵素分解物中に存在する種々のペプチドの中から，抗菌力を強く示す14個のアミノ酸からなる新規のペプチドを同定した。さらに，義歯床素材ポリメチルメタクリレート（PMMA）上でのプロタミンおよびプロタミン酵素分解物の抗カンジダ活性の評価を通じて，プロタミン酵素分解物が義歯床上で抗カンジダ活性を示すことを確認している。プロタミン分解物はカンジダ菌だけではなく，歯周病原菌に対しても抗菌活性が認められることから，同社ではオーラルケア素材としての開発を進めている。

エル・エスコーポレーションは日産化学工業が製造するサケ白子由来の各種核酸原料を販売している。同社は核酸（DNA，RNA），ヒアロコラーゲン等を補給するサプリメントの企画，開発，OEM供給を中心に企画開発型受託製造事業を展開するとともに，核酸等の機能性素材の販売などを行っている。同社の「ヌクレオプロテイン」は高分子DNAを27%以上含有する高品質品で，脂質を取り除く安定性にすぐれている。同社では核酸原料に関する豊富なエビデンスを有しており，これまで皮膚状態の改善作用，持久力増強作用，更年期障害抑制作用などを確認している。また，ラット試験で運動との併用で関節を支える筋肉の増強を促すことも確認しており，抗ロコモ素材としての展開も視野に入れていく。また，「DNA-Na」はサケの白子水分と脂質を除去した，DNA-Na86%を含有する粉末で，錠剤，カプセルなどの用途に使用されている。

核酸の国内需要量は約 70 トン程度とみられる。価格は 1 kg あたり 10,000～20,000 円である。

### 7. 3　乳酸菌

乳酸菌は特定の菌種の名称ではなく，代謝により乳酸を生産する細菌類の性状に対して名づけられたもので，発酵によってブドウ糖，乳糖などの糖類を分解に利用して多量の乳酸を産生し，かつ腐敗物質をつくらず人体に有益に作用する細菌の総称である。ビフィズス菌をはじめとする乳酸菌は，宿主と強い共生関係にあり，外部より侵入してくる病原菌を排除したり，宿主の免疫機能を強めたりする機能が確認されている。

ヨーグルトやチーズなどの発酵食品は古くから健康維持に役立つことで知られている。プロバイオティクスは「宿主に有利に働く細菌（＝有用菌）によって構成される生菌添加物」と定義され，ラクトバチルス属に代表される乳酸菌，ビフィドバクテリア属（ビフィズス菌），バチラス属細菌（ナットウ菌）などの生菌製剤や発酵乳（ヨーグルト），乳酸菌飲料，キムチ，納豆などが代表的なものである。

プロバイオティクスでは整腸作用のほか，発がんリスク低減作用，免疫賦活作用，血中コレステロール低減作用，血圧降下作用，ピロリ菌抑制作用などが発見されている。プロバイオティクスの機能は，科学的に証明されている健康表示もある一方で，ヒト試験が求められるものも多く存在している。現在ではさまざまな疾患と腸内細菌の関係，それらを予防，改善するプロバイオティクスの機能解明が期待されている。

一方，プレバイオティクスは「ヒトの健康に寄与する有用な腸内菌（＝プロバイオティクス）を増殖させる餌となり得るもの」で，代表的なプレバイオティクスとしてオリゴ糖，食物繊維，グルコン酸，ラクタチールなどがある。

また，最近では健康食品などをはじめとしてプロバイオティクスとプレバイオティクスの効能を併せ持つシンバイオティクスの製品開発も盛んになっており，特定保健用食品の多くはシンバイオティクスになっている。さらに腸内フローラを介してヒトの健康改善に寄与し，免疫賦活作用などから疾病予防につなげるという考え方（バイオジェニックス）も進んでおり，乳酸菌の加熱処理菌体などの開発が行われている。

現在明らかになっている乳酸菌は 300～400 余種類といわれるが，形態，発酵様式，用途，腸内での分布などによって分類されている。

乳酸菌は形態により，ラクトバチルス（*Lactobacillus*）属，ラクトコッカス（*Lactococcus*）属，ロイコノストック（*Leuconostoc*）属，ペディオコッカス（*Pediococcus*）属，ビフィドバクテリウム（*Bifidobacterium*，ビフィズス菌）属，ストレプトコッカス（*Streptococcus*）属，エンテロコッカス（*Enterococcus*）属などに分類される。

ラクトバチルスは代表的な乳酸菌で，70 以上の菌種が存在する。耐酸性にすぐれており，乳酸など多くの有機酸を産生する。植物，乳製品，発酵食品，ヒトや動物の腸管などに生息している。ラクトコッカスは牛乳や乳製品に多く見られ，Lc. ラクティスをはじめとして 5 つの菌種が存在する。ロイコノストックはグラム陽性の球菌で，ザワークラフトなどの発酵植物製品や腐敗した食品などに含まれている。それに対してペディオコッカスはグラム陽性の球菌で，ピクルスなどの発酵植物製品や発酵ソーセージなどに含まれる乳酸菌である。ビール，醤油，味噌などの穀類発酵物の中にも生息している。ビフィドバクテリウムは一般にはビフィズス菌と呼ばれ，乳酸菌と同類と見なされているが，偏性嫌気性桿菌で乳酸と酢酸を産生する。空気のほとんどない大腸や口腔，膣などに生息しており，短桿状，球状，Y字状，湾曲状，分岐上などの多様な形態をもっている。母乳を飲む乳児の便の中から発見され，乳児の腸内ではほとんどがビフィズス菌で占められている。ビフィズス菌はヒトの成長とともに減少し，壮年期にはアンモニア，アミン，インドール，フェノール，硫化水素などの有害物質を生産する大腸菌やクロストリジウムなどの細菌が増加して，生活習慣病を引き起こす原因となる。

乳酸菌には整腸作用をはじめ，ビタミンB群の合成作用（老化防止作用），発がんリスクの低減作用，内因性感染の抑制作用，血中コレステロールの低減作用，免疫賦活作用など多くの生理機能がある。

乳酸菌の機能性の研究は腸内環境改善や免疫賦活作用分野にとどまらず，過敏性腸症候群や全身性炎症反応，発がん抑制効果などの応用分野に拡大してきており，「ラクトバチルスカゼイシロタ株（ヤクルト株）」の乳がん発症リスク低減作用，サントリー健康科学研究所とサントリー乳酸菌研究所が共同で確認したしば漬けに含まれる「プロテクト乳酸菌（S-PT84株）」の免疫賦活作用，「ストレプトコッカスフェカリスBIO-3B株」の虫歯形成に関する阻害作用をなど，すでに多くの研究成果が発表されている。

2015年に，アサヒグループホールディングスのカルピスは久留米大学との共同研究で，「乳酸菌と酵母」で発酵した乳酸菌飲料の香りが副交感神経活動を活性化させ，不安感の軽減につながることを確認している。また，ストレスを強く感じている人では，この香りが心拍数の上昇も抑制した。乳酸菌飲料の効果が不安感の軽減のみならず，自律神経活動を反映する心拍数などの客観的な生理学的指標からも明らかになったことでエビデンスが強化された。

ヤクルト本社は同社独自のビフィズス菌「B.ビフィダムY株」を含む乳酸菌飲料に一般成人の胃の不快症状を改善作用があることを確認した。同菌株はこれまでもピロリ菌活性抑制作用，胃粘膜傷害抑制作用，ピロリ菌陽性者および機能性消化肝障害患者に対する不定愁訴改善作用が認められていたが，患者だけでなく健常者の胃の健康維持に広く役立っていることが実証された。

### ＜企業動向＞

乳酸菌市場は長年健康商材として定着している安心感・信頼感に加え，腸内環境の改善が健康全般に有用との認識が広まるとともに伸長を続けている。整腸作用以外でも花粉症，美肌，免疫増強，血圧低下などの多様な機能が認識され，応用分野の裾野が広がりつつある。また，発酵乳，乳酸菌飲料だけにとどまらず，タブレット，錠剤，粉末など提供される形態も多様化しており，食品のみにとどまらず，化粧品に使用されるケースも現れている。

また，乳酸菌は応用製品として一般消費者に提供されるほか，医療機関を通じて医薬品として提供されている。多くの応用製品メーカーは業務用乳酸菌を外部調達して自社製品に使用している。業務用原料メーカーは自社独自の菌株を応用製品メーカーに販売しているほか，自社でも製品化して主に通販チャネルを通して一般消費者に販売している。代表的な業務用乳酸菌原料メーカーには，シェアトップのヤクルト本社をはじめとして森永乳業，明治乳業などの乳業系メーカー，カゴメ，MC フードスペシャリティーズなどの食品系メーカー，ニチニチ製薬などの製薬メーカー，三菱化学フーズ，松谷化学工業などの化学系メーカーなどがあげられる（表 1）。

乳酸菌の末端市場規模は特定保健用食品も含めると約 5,000 億円で，非殺菌の乳酸菌が 4,500 億円，殺菌した乳酸菌が 500 億円程度である。主に免疫訴求サプリメントなどの商品を中心に需要が増加しており，価格は菌株により 1 kg あたり 20,000～50,000 円と幅広い。

**表 1　主な乳酸菌原料の供給企業**

| 菌種 | | 主な供給メーカー |
|---|---|---|
| *Lactobacillus* | *acidophilus* | MC フードスペシャリティーズ（旧キリン協和フーズ，製造：ビオフェルミン製薬），ダニスコジャパン，森永乳業，わかもと製薬，DSM ニュートリションジャパン，天野エンザイム　など |
| | *helivaticus* | セティ（製造：ラルマン社（カナダ）） |
| | *rhamnosus* | セティ（製造：ラルマン社（カナダ）），ダニスコジャパン |
| | *plantarum* | ダニスコジャパン，東亜薬品工業，日本ハム<br>※植物由来乳酸菌 |
| | *gasseri* | 森永乳業，明治乳業 |
| | *casei* | 東亜薬品工業，ダニスコジャパン |
| | *paracasei* | ダニスコジャパン |
| | *brevis* | セティ（THT 社（ベルギー）），カゴメ<br>※植物由来乳酸菌 |
| | *reuteri* | バイオガイア |
| *Bcillus* | *coaglans*<br>*mesentericus*<br>など | 三菱化学フーズ，東亜薬品工業　※有胞子性乳酸菌 |
| *Lactococcus* | *lactis*<br>*cremoris* など | ダニスコジャパン |
| *Enterococcus* | *lactis*<br>*faecalis*<br>*faecium* など | ニチニチ製薬，コンビファンクショナルフーズ事業部，ダイヤ製薬 |
| *Streptococcus* | *thermophilus*<br>*faecalis*　など | セティ（製造：THT 社（ベルギー）），わかもと製薬，東亜薬品工業，DJ ジャパン（セルバイオテック社（韓国）），天野エンザイム，MC フードスペシャリティーズ（製造：ビオフェルミン製薬） |

（つづく）

**表1　つづき**

| 菌 | 種 | 主な供給メーカー |
|---|---|---|
| *Bifidobacterium* | *bifidum* | MC フードスペシャリティーズ（製造：ビオフェルミン製薬），わかもと製薬 |
| | *infantis* | 森永乳業 |
| | *breve* | 森永乳業 |
| | *longum* | 明治乳業<br>セティ（製造：ラルマン社（カナダ）），森永乳業，わかもと製薬，東亜薬品工業 |
| | *lactis* | ダニスコジャパン |

（シーエムシー出版）

内外美容成分《普及版》—食べる化粧品の素材研究— (B1441)

2017年10月26日　初　版　第1刷発行
2024年 9月10日　普及版　第1刷発行

監　修　島田邦男　Printed in Japan
発行者　辻　賢司
発行所　株式会社シーエムシー出版
東京都千代田区神田錦町 1-17-1
電話 03（3293）2065
大阪市中央区内平野町 1-3-12
電話 06（4794）8234
https://www.cmcbooks.co.jp/

〔印刷　柴川美術印刷株式会社〕


ISBN978-4-7813-1777-9 C3047 ¥4100E